A. B. Imhoff (Hrsg.) Fortbildung Orthopädie – Die ASG-Kurse der DGOT

Band 2: **Wirbelsäule**

A. B. Imhoff (Hrsg.)

Fortbildung Orthopädie
Die ASG-Kurse der DGOT

Band 2: **Wirbelsäule**

Mit 72 Abbildungen in 120 Teilabbildungen

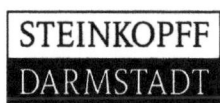

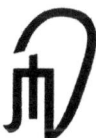

Prof. Dr. med. Andreas B. Imhoff
Abteilung und Poliklinik für Sportorthopädie
TU München
Connollystraße 32, 80809 München

Die Deutsche Bibliothek – CIP-Einheitsaufnahme
Fortbildung Orthopädie: die ASG-Kurse der DGOT /
A. B. Imhoff (Hrsg.). – Darmstadt: Steinkopff
  Bd. 2. Wirbelsäule. – 1999
  ISBN 978-3-7985-1149-1   ISBN 978-3-642-58705-4 (eBook)
  DOI 10.1007/978-3-642-58705-4

© Springer-Verlag Berlin Heidelberg 1999
Ursprünglich erschienen bei Steinkopff-Verlag, Darmstadt 1999

Herstellung: Klemens Schwind
Umschlaggestaltung: Erich Kirchner, Heidelberg
Satz: K+V Fotosatz GmbH, Beerfelden

SPIN 10706365   105/7231-5 4 3 2 1 0 – Gedruckt auf säurefreiem Papier

Vorwort

Die Fort- und Weiterbildungskurse der ASG-Fellows sind 1988 als Fortbildungs-
programm nach dem Vorbild der „Instructional Courses" der AAOS (American
Academy of Orthopaedic Surgeons) entstanden und bilden heute einen festen Bestandteil der Deutschen Orthopädenkongresse.

Diese Fortbildungskurse richten sich an angehende Fachärzte für Orthopädie
und orthopädische Chirurgie, aber auch an erfahrene Orthopäden in Praxis und
Klinik, die von bestausgewiesenen Wissenschaftlern eine kompetente Übersicht
über Neues zu aktuellen und modernen Krankheitsbildern erfahren.

ASG-Kursbücher erschienen bereits von 1990 bis 1996 unter dem Titel „Aktuelle Schwerpunkte der Orthopädie" (herausgegeben von H. W. Springorum und
B.-D. Katthagen im Georg Thieme Verlag). Nachdem diese Reihe dort nicht mehr
fortgeführt wurde, ist die jetzige ASG-Kurskommission dem Steinkopff Verlag
und vor allem Frau Dr. Gertrud Volkert sehr dankbar, daß dieser Verlag die be-
deutungsvolle Aufgabe mit neuem Engagement übernommen hat. Zusammen mit
der Fragensammlung für die Durchführung der Fachgespräche in Orthopädie,
wie sie von der Prüfungskommission der DGOT und des BVO zusammengestellt
wurde, sollen die Kursbücher die erweiterte Grundlage und Ergänzung bieten.

Die neue Serie der ASG-Kursbücher, die nach topographischen Gesichtspunkten gegliedert ist, wird über 3 Jahre in 6 Bänden die gesamte Thematik der
Orthopädie anbieten. Der erste neue Band mit den Schwerpunkten „Schulter, Ell-
bogen, Hüfte und Stoßwelle" konnte bereits im April 1999 erscheinen. Die ASG-
Kurskommission freut sich, daß zum Othopädenkongreß 1999 der zweite Band
mit der Thematik „Wirbelsäule" vorgelegt werden kann. Strategien in Diagnostik
und konservativer und operativer Therapie der gesamten Wirbelsäulenerkran-
kungen werden didaktisch einfach erläutert und mit vielen Tabellen und Abbildungen präsentiert.

Wir danken allen Referenten, die mit ihren Beiträgen zum Gelingen des
zweiten Kursbuches beigetragen haben. Unser Dank gilt auch insbesondere Frau
Dr. Gertrud Volkert für die unermüdliche Unterstützung bei der Herausgabe dieses Bandes.

Für die ASG-Kurskommission 1999   Andreas B. Imhoff

Inhaltsverzeichnis

Wirbelsäule

Verzeichnis der erstgenannten Beitragsautoren

Dr. med. H.-P. Bischoff
Chefarzt der Argentalklinik
Waldburg-Zeil Kliniken
Dengeltshofer Str. 290
88316 Isny

Prof. Dr. med. C. Carstens
Stiftung Orthopädische Universitätsklinik
Heidelberg, Abt. Orthopädie I
Schlierbacher Landstraße 200 a
69118 Heidelberg

Dr. sportwiss. A. Denner
Forschungs- und Präventionszentrum
(FPZ), WDR Arkaden
Auf der Ruhr 2
50667 Köln

Dr. med. P. Edelmann
Seehospital Sahlenburg
der Nordheimstiftung
II Orthopädische Klinik
27476 Cuxhaven

Priv.-Doz. Dr. med. J. Giehl
Universitätsklinikum Tübingen
Orthopädische Klinik und Poliklinik
Hoppe-Seyler-Straße 3
72076 Tübingen

Dr. med. H. Halm
Klinik und Poliklinik
für Allgemeine Orthopädie
Westfälische Wilhelms-Universität
Albert-Schweitzer-Str. 33
48149 Münster

Prof. Dr. med. J. Heisel
Fachkliniken Hohenurach
Immanuel-Kant-Straße 21
72574 Bad Urach

Prof. Dr. med. C. Hopf
Lubinus-Klinik Kiel
Wirbelsäulenchirurgie, Kinder-
und Onkologische Orthopädie
Steebeker Weg 25
24106 Kiel

Prim. Dr. H.G. Kollmann
St.-Barbara-Klinik Vigaun
A-5400 Vigaun/Salzburg

Prof. Dr. med. A. Krödel
Alfried-Krupp-Krankenhaus
Alfried-Krupp-Str. 21
45117 Essen

Dr. med. F. Landauer
Universitätsklinik für Orthopädie
Anichstraße 35
A-6020 Innsbruck

Priv.-Doz. Dr. med. Hj. Leu
Orthopädie PRISMA
Spital Neumünster
CH-8125 Zollikerberg/Zürich

Dr. med. C. Plafki
Orthopädische Universitätsklinik
St.-Josef-Hospital
Gudrunstraße 56
44791 Bochum

Priv.-Doz. Dr. med. U. Quint
Universitätsklinikum Essen
Orthopädische Klinik und Poliklinik
Hufelandstraße 55
45122 Essen

Prof. Dr. med. W. Siebert
Orthopädische Klinik Kassel
Wilhelmshöher Allee 345
34131 Kassel

Dr. med. H.R. Weiß
Asklepios Katharina-Schroth-Klinik
Bad Sobernheim
Korczakstraße 2
55566 Bad Sobernheim

Dr. med. G. Vogl
Edith-Stein-Weg 2
A-6020 Innsbruck

KAPITEL 1

Training der wirbelsäulenstabilisierenden Muskulatur

A. Denner, H. Uhlig

Unter den biologischen Komponenten des Rückenschmerzes kommt der wirbelsäulenstabilisierenden Muskulatur eine zentrale Bedeutung zu. Defizite und Dysbalancen der Rumpf-, Nacken- und Halsmuskulatur gelten als *somatische Risikofaktoren für Rückenschmerzen* (pathogenetisches Prinzip der Dekonditionierung).

Der vorliegende Beitrag widmet sich dem Problemkreis *Dekonditionierung versus Rekonditionierung* subakuter und chronischer Rückenpatienten. In 9jähriger universitärer und anwendungsorientierter Forschungs- und Entwicklungsarbeit wurde hierfür ein *eigener methodischer Ansatz* zur Quantifizierung und Optimierung der wirbelsäulenstabilisierenden Muskulatur entwickelt. Dieser beinhaltet:

- eine standardisierte biomechanische Funktionsanalyse der Wirbelsäule,
- alters- und geschlechtsspezifische Referenzdaten für die Kraft und Leistungsfähigkeit der Rumpf-, Nacken- und Halsmuskulatur von beschwerdefreien Personen, Rückenschmerzpatienten sowie hochtrainierten Athleten,
- Aufbauprogramme zur ambulanten Rekonditionierung von Rückenschmerzpatienten mit unterschiedlichen Dekonditionierungsstadien, sowie darauf aufbauend
- ein langfristiges Trainingsprogramm zur weiterführenden Prävention.

Analytischer Ansatz

Im Mittelpunkt der Analyse stehen *standardisierte, apparativ gestützte biomechanische Analysen der Extensoren, Flexoren, Lateralflexoren und Rotatoren von Rumpf und Halswirbelsäule.* Dabei werden die Funktions- und Leistungsfähigkeit der komplexen wirbelsäulenstabilisierenden Muskulatur unter qualitativ und quantitativ exakt definierten Belastungsbedingungen anhand von *neuromuskulären Meßparametern*

(u. a. Maximalkraft, Kraftanstiegsverhalten, statische und dynamische Muskelleistungsfähigkeit) objektiviert und quantifiziert. Systematisch aufeinander aufbauende Einzelanalysen differenzieren die Dimensionen des Kraftverhaltens und ermöglichen in Verbindung mit alters- und geschlechtsspezifischen Referenzdaten die sukzessive *Erstellung eines muskulären Profils der Wirbelsäule* sowie die *mathematische Bestimmung des Dekonditionierungsstadiums.*

Trainings-/Therapiekonzept

Eine *kombinierte funktionelle und strukturelle Atrophie* verursacht bei Rückenschmerzpatienten die hochsignifikante Reduktion der Maximalkraft und Leistungsfähigkeit im Bereich der gesamten wirbelsäulenstabilisierenden Muskulatur (komplexes Dekonditionierungssyndrom).

Das *Primärziel des Trainings* ist daher prinzipiell die Rekonditionierung des Patienten mittels Verbesserung und Harmonisierung der Kraft und Leistungsfähigkeit von Rumpf-, Nacken- und Halsmuskulatur auf der Basis des individuellen muskulären Profils der Wirbelsäule. Harmonisierung ist dabei definiert als „Beseitigung bzw. Reduktion (neuro)muskulärer Dysbalancen".

Im Mittelpunkt des langfristig orientierten Trainings steht die *intensive körperliche Aktivierung des Patienten.* Ein *systematischer Maßnahmenmix* aus progressivem dynamischem Krafttraining, funktionsgymnastischen Dehnungsübungen sowie Übungen zur mechanischen Entlastung der Wirbelsäule und Entspannung der Rumpf-, Nacken- und Halsmuskulatur soll dabei die Rekonditionierung des Patienten ermöglichen (funktionsorientierte Therapie).

Grundlage aller Trainingsmaßnahmen sind die von der Trainingswissenschaft definierten wissenschaftlichen Trainingsprinzipien. Die systematische Ansteuerung der Trainingsziele erfolgt unter *Einsatz standardisierter Trainings- und Behandlungsprogramme*. Diese wurden im Rahmen der 9jährigen Konzeptentwicklung mit mehr als 3000 subakuten und chronischen Rükkenpatienten erprobt, evaluiert und kontinuierlich weiterentwickelt. Sie ermöglichen im Einzelfall die Maximierung der Adaptationskapazität bei gleichzeitiger Minimierung des Trainings- und Verletzungsrisikos.

In Abhängigkeit vom Analyseergebnis und dem dabei mathematisch bestimmten Dekonditionierungsstadium werden *Umfang, Dauer und Häufigkeit des initialen (Aufbau)Trainings* bestimmt. Ein Dekonditionierungsstadium 1 bzw. 2 indiziert dabei ein Aufbauprogramm mit 10 Trainingseinheiten, ein Dekonditionierungsstadium 3 bzw. 4 ein Aufbauprogramm mit 24 Trainingseinheiten. Die *nachfolgende weiterführende Prävention* wird in Abhängigkeit vom erreichten Trainingszustand, der Motivation des Trainierenden sowie den finanziellen Rahmenbedingungen mit dem Ziel der Erhaltung oder aber der weiteren Steigerung von Kraft und Leistungsfähigkeit mit jeweils minimaler Trainingshäufigkeit durchgeführt.

Eine Trainingsstherapie kann erst dann in Erwägung gezogen werden, wenn mindestens Übungsstabilität besteht. *Übungsstabilität* liegt prinzipiell vor, wenn sich das Krankheits- bzw. Beschwerdebild in einer schmerzfreien oder schmerzarmen Phase befindet und der Patient im Bereich der Wirbelsäule über eine ausreichende Mobilität sowie Kraft und Leistungsfähigkeit verfügt, um die initialen Minimalbelastungen eines progressiven dynamischen Krafttrainingsprogramms tolerieren zu können. Der behandelnde Arzt prüft danach, ob eine *definierte relative bzw. absolute Kontraindikation* für die Trainingsteilnahme vorliegt. Hierbei sind insbesondere folgende orthopädisch definierten, strukturell begründeten Kontraindikationen auszuschließen:
1. deutliche Gefügestörungen/Instabilitäten,
2. schwere, erst recht schwere multisegmentale degenerative Veränderungen (einschließlich Spondylarthrosen mit der Neigung zu Aktivierungen),
3. beschwerderelevante Spinalstenosen,
4. beschwerderelevante Protrusionen, Prolapse, Foramenstenosen, instraspinale Adhäsionen, (epidurale) Fibrosierungen nach Bandscheibenoperation bzw. Postnukleotomiesyndrome.

Können Kontraindikationen ärztlicherseits ausgeschlossen werden, wird die biomechanische Funktionsanalyse der Wirbelsäule inkl. präanalytischer Befragung durchgeführt. *Voraussetzungen für eine Trainingsteilnahme* sind danach:
- das Vorliegen einer Dekonditionierung,
- eine positive Kontrollüberzeugungskonstellation,
- ein positiver Index zur Prädiktion des Trainingserfolgs,
- die ausreichende Beherrschung der deutschen Sprache,
- Freiwilligkeit,
- die Selbstverpflichtung zur regelmäßigen und vollständigen Programmteilnahme.

Effizienz, Nutzen und Wirtschaftlichkeit

Effizienz, Nutzen und Wirtschaftlichkeit des neu geschaffenen Trainings-/Therapiekonzepts wurden in den Jahren 1990–1998 *mit unterschiedlichen homogenen und heterogenen Experimentalgruppen* (Gesamtzahl der Probanden: 3105, Alter: 13–81 Jahre) systematisch und weitgehendst lückenlos untersucht. Multiple eigene Längsschnittstudien evaluierten und quantifizierten dabei die Effekte des Trainings *unter sorgfältig standardisierten Bedingungen universitärer trainingswissenschaftlicher Forschung sowie unter den Rahmenbedingungen orthopädischer Praxen und multizentrischen Einsatzes* sowohl patienten- als auch kostenträgerorientiert.

Für folgende *Populationen* liegen gesicherte Erkenntnisse vor:
- arbeitsfähige subakute und chronische Rückenpatienten mit Chronifizierungsstadium I und II,
- Personen mit überwiegend im Sitzen ausgeübter Berufstätigkeit,
- Kameramänner und Cutterinnen,
- ältere und alte Menschen.

Eine *multidimensionale edv-gestützte Erfolgsanalyse* ermöglicht die Objektivierung und Quantifizierung der Haupt- und Nebeneffekte des Trainings auf physiologisch-organischer Ebene (motorische Parameter), kognitiv-emotionaler Ebene (Schmerz- und Kontrollüberzeugungsparameter), behavioraler Ebene (Lebensqualitäts- inkl. Alltagsbewältigungsparameter) sowie sozial-volkswirtschaftlicher Ebene (Wirtschaftlichkeits- und Qualitätskontrollparameter). Folgende *Erkenntnisse* können als *gesichert* betrachtet werden:

Zur Wirksamkeit des initialen Aufbauprogramms

- die Rumpf- und HWS-*Mobilität* vergrößert sich in allen Bewegungsebenen um im Durchschnitt 7 bis 8 Grad
- die *isometrische Maximalkraft* der Rumpf-, Nacken- und Halsmuskulatur erhöht sich um durchschnittlich 1 bis 2 Prozent pro Trainingseinheit ($+\geq 30$ Prozent in 3 Monaten)
- die *dynamische Leistungsfähigkeit* der wirbelsäulenstabilisierenden Muskulatur erhöht sich um im Durchschnitt 2 bis 2,5 Prozent pro Trainingseinheit ($+ > 50$ Prozent in 3 Monaten)
- 91 Prozent aller *muskulären Dysbalancen und Asymmetrien* lassen sich während eines bis zu 6monatigen Trainingszeitraums vollständig beseitigen
- die Extensoren, Flexoren, Lateralflexoren und Rotatoren von Rumpf und HWS sind in gleicher Weise trainierbar
- die *Trainierbarkeit der wirbelsäulenstabilisierenden Muskulatur* hängt weder vom Geschlecht, noch vom Alter, noch von der Diagnose, noch vom Chronifizierungsgrad des Beschwerde- bzw. Krankheitsbilds ab
- das *Beschwerdebild* von Rumpf und HWS verbessert sich bei 93 Prozent aller am Training teilnehmenden Rückenschmerzpatienten
- die *Realisierbarkeit von Beschwerdefreiheit* nach Beendigung des Aufbauprogramms hängt primär vom Chronifizierungsstadium der Beschwerden sowie vom Beschwerdealter ab
- die *drop-out-Rate* aus medizinischen Gründen beträgt unter den Rahmenbedingungen einer orthopädischen Praxis 0,7 Prozent, unter kontrollierten Laborbedingungen 3,5 Prozent sowie unter den Rahmenbedingungen multizentrischen Einsatzes 4,8 Prozent
- die *Lebensqualität* steigert sich bei 49 bis 54% der Teilnehmer um im Durchschnitt 22 bis 23%
- die Teilnahme am Aufbauprogramm resultiert in einer *breitbandspektralen Kostenreduktion* (Arztbesuche: −54,5%, Medikamentengebrauch: −55,4%, physikalische Maßnahmen: −65,3%).

Zur Wirksamkeit des Trainingsprogramms zur weiterführenden Prävention

- *mittelfristig*, d.h. über einen Zeitraum von bis zu 6 Monaten, können die im Rahmen des Aufbauprogramms erzielten objektiven und subjektiven Verbesserungen mit einer Trainingshäufigkeit von einer Einheit pro 14–30 Tage bei 64 bis 80 Prozent der Trainierenden vollständig erhalten werden
- regelmäßiges Training zur weiterführenden Prävention mit einer Häufigkeit von einer Einheit pro 10 Tage ermöglicht durchschnittlich 80 Prozent der Trainingsteilnehmer die *Stabilisierung der* im Aufbauprogramm erzielten *Adaptationen* über einen Zeitraum von bis zu 12 Monaten
- *langfristig*, d.h. über einen Zeitraum von mehr als 12 und bisher bis zu 75 Monaten betrachtet, ist für die dauerhafte Stabilisierung der Trainingseffekte häufigeres Training erforderlich; 95 Prozent aller Teilnehmer können mit einer Trainingshäufigkeit von einer Einheit pro 7 Tage sämtliche objektiven und subjektiven Parameter auf hohem individuellen Niveau erhalten, das *Minimalkriterium für die weiterführende Prävention* sind daher 50 Trainingseinheiten pro Kalenderjahr
- mit einer Trainingshäufigkeit von einer Einheit pro 5 Tage kann der dauerhafte Erhalt der Trainingserfolge bei 100% aller Trainierenden gewährleistet werden
- im Rahmen eines 1jährigen Trainingsprogramms werden *pro Teilnehmer durchschnittlich 4,3 AU-Tage wegen Rückenbeschwerden eingespart*, die Kosten für die Trainingsteilnahme werden dadurch in voller Höhe refinanziert.

Literatur

Denner A (1998) Analyse und Training der wirbelsäulenstabilisierenden Muskulatur. Springer, Berlin Heidelberg New York

Daniels K (1999) Analysegestützte medizinische Trainingstherapie für die Wirbelsäule. Manuelle Medizin 3:160–168

Uhlig H, Denner A, Jäger K (1997) Die Rekonditionierbarkeit chronischer Rückenpatienten mit muskulärer Insuffizienz unter den Rahmenbedingungen einer orthopädischen Praxis. Orthopädische Praxis 6:411–416

KAPITEL 2

Diagnostik und Behandlungsstrategien beim Fibromyalgie-Syndrom

J. Heisel

Einleitende Vorbemerkungen

Definitionsgemäß handelt es sich bei dem *Fibromyalgie-Syndrom*, auch als generalisierte Tendomyopathie (GTM), Weichteilrheumatismus bzw. Fibrositis-Syndrom bezeichnet, um eine anhaltende sensomotorische Schmerzstörung. Hierbei kommt es aufgrund zentraler endokrinologischer, zentral-nervöser, aber auch peripherer muskel- und neurophysiologischer Dysregulationen zur Ausbildung muskulo-skeletaler Schmerzen, vor allem stammnah, aber auch periartikulär im Sehnenansatzbereich großer Gelenke. Die Schmerzschwelle ist typischerweise herabgesetzt, charakteristisch sind spezielle tender points im periostalen Sehneneinstrahlungsgebiet. Begleitende funktionelle vegetative und psychische Störungen sind häufig, entzündlich morphologische Komponenten fehlen.

Die *Pathogenese der Fibromyalgie* ist multifaktoriell, sie ist auch heute im einzelnen noch nicht geklärt. Nicht selten kommt es zum Ausbruch im Rahmen einer psychosozialen Dauerbelastung, psychischer Streßreaktionen (sog. life events). Metabolische Störungen im Schmerzregulationszentrum werden vermutet mit fakultativem Mangel an HVL-Hormonen wie STH, Mangel an Serotonin und L-Tryptophan; andererseits wird auf die Möglichkeit der Ausbildung von Serotonin-Antikörpern hingewiesen. Belegt zu sein scheint eine Erhöhung einer Transmittersubstanz der Synapsen im Bereich sensorischer Nervenfasern mit Schwellenerniedrigung für nozizeptive Reize.

Diagnostik

Die Fibromyalgie ist eine im wesentlichen *klinische Diagnose*. Obligat sind in diesem Zusammenhang anhaltende Schmerzen unterschiedlicher Stärke über einen Zeitraum von mehr als drei Monaten an definierten Körperstellen (sog. tender points bei einem lokalen Druck von mehr als $4 \, kp/cm^2$). Diese tender points werden auf vier Körperregionen aufgeteilt (Kopf/Hals/Nacken; Schulter/Arme; vordere/hintere Rumpfseite; Becken/Hüfte/Beine; s. Abb. 1 und 2).

Gefordert werden zumindest 12 positive Druckpunkte von insgesamt 24, das Betroffensein von mindestens 3 der vier Körperregionen bei jeweils regelrechtem Muskel- und Gelenkstatus.

Die tender points unterscheiden sich bezüglich der Lokalisation von den Trigger-Punkten beim sogenannten myofaszialen Schmerzsyndrom (s. Abb. 3). Zur Objektivierung sollten die Kontrollpunkte nach Genth negativ sein (s. Abb. 1).

Fakultative klinische Begleitsymptomatiken bei diesem Krankheitsbild sind Abfall der körperlichen Leistungsfähigkeit, Auftreten von Schlafstörungen, eine schnelle Ermüdbarkeit mit schmerzbedingter Abnahme der Muskelkraft (vor allem Ausdauer und Maximalkraft), Auftreten von Kopfschmerzen sowie Kälteempfindlichkeit, hier in erster Linie im Bereich der Akren. Im Bereich der Gelenke besteht nicht selten ein Spannungs- bzw. Schwellungsgefühl; es kann zum Auftreten von Herz- und Atembeschwerden kommen, auch von orthostatischen Störungen sowie Schwindel; ein Colon irritabile, eine Dysmenorrhoe, eine Dysurie, eine Hyperhidrosis sowie das Auftreten eines Tremors sind ebenfalls nicht seltene vegetative Begleitstörungen.

Die *Laborbefunde* (Entzündungsparameter, Muskelenzyme, Elektrophorese, Stoffwechselwerte, Elektrolyte) sind im allgemeinen unauffällig; wesentliche Veränderungen im *Röntgenbild*, über die Altersnormalität hinausgehende degenerative Auffälligkeiten werden im allgemeinen nicht beobachtet.

Wichtig erscheint der Hinweis, daß ein *morphologisches Substrat* im Sinne einer entzündlichen Muskelerkrankung nicht nachweisbar ist.

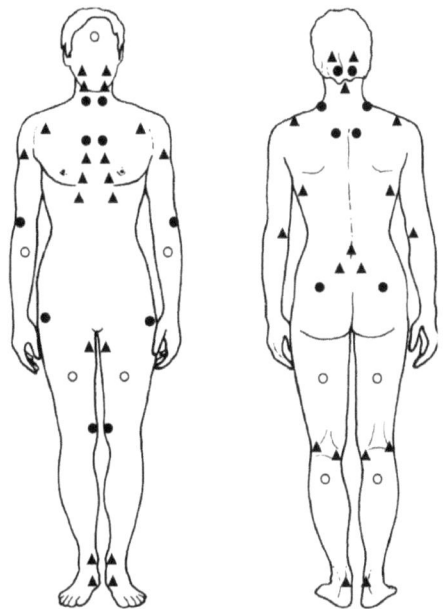

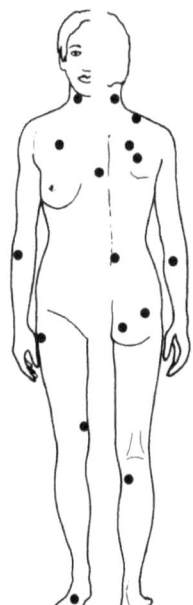

Abb. 1. ● Tender points (Referenzpunkte) [Multicenter Fibromyalgia Criteria Committee 1990]; ▲ andere häufige Tender points; ○ Kontrollpunkte [nach Genth]

Abb. 3. Häufige Lokalisationen von „trigger points" beim myofaszialen Schmerzsyndrom

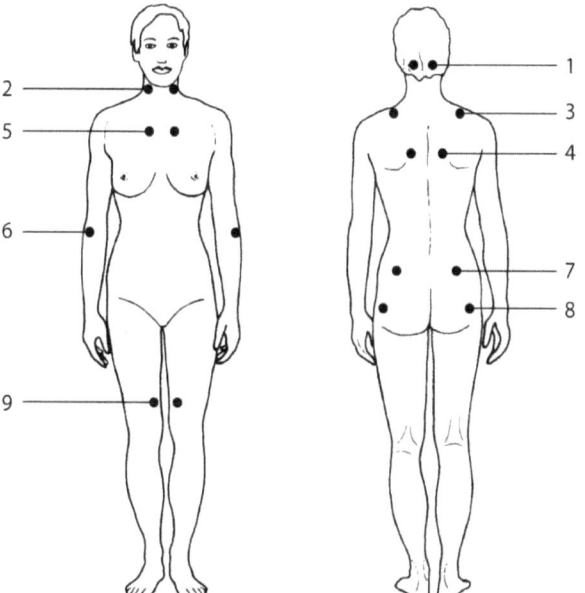

Abb. 2. Lokalisation der „tender points" nach den Fibromyalgie-Klassifikationskriterien des American College of Rheumatology

Eine, allerdings unspezifische, Veränderung der mitochondrialen DNA wird vermutet.

Behandlungsstrategien

Aufgrund noch fehlender Kenntnis einer eindeutigen Ätiologie ist die Behandlung des Fibromyalgie-Syndroms ausschließlich symptomatisch.

Die *Pharmakotherapie* bei Fibromyalgie ist sicherlich problematisch. Peripher wirkende Analgetika sind oft unwirksam. Zentral wirkende Analgetika sowie tri- und tetrazyklische Antidepressiva, aber auch Lokalanästhetika sowie Muskelrelaxantien zeigen teilweise einen durchaus befriedigenden Erfolg. In klinischer Erprobung sind Präparate wie Hydroxytryptophan, Rezeptorantagonisten sowie Wachstumshormon.

Im *Rahmen einer Physiotherapie* scheint ein individuell dosiertes aerobes Ausdauertraining (Jogging, Walking, Radfahren) empfehlenswert; Übungs- und Bewegungstherapie, hier in erster Linie in Gruppen einschließlich Balneotherapie, Haltungsschulung, ein leistungsgesteuertes Muskeltraining sowie ein gezielter Ausgleich muskulärer Dysbalancen sind sinnvoll, z.B. eine passive Dehnung der oft verkürzten Muskulatur, eine Tonisierung der hypotonen Muskulatur, eine manuelle segmentale Mobilisierung, vor allem im Bereich der Wirbelsäule. Außerdem werden im Rahmen der physikalischen Therapie milde Verfahren wie CO_2-Bäder, hydrogalvanisierende Bäder, milde manuelle oder Unterwassermassagen, auch Wickel und Streichungen empfohlen.

Aufgrund der oft begleitenden psychischen Störungen erscheint zur psychosomatischen Streßkompensation eine *Mitbetreuung durch einen Psychologen* empfehlenswert.

Im Rahmen der *Psychotherapie* scheint ein kausaler Behandlungsweg möglich im Rahmen der Konfliktsuche und Konfliktlösung; zusätzlich empfohlen wird ein therapeutisches Schmerzbewältigungstraining, eine Schulung der Selbstverantwortung, weiterhin ein psychologisches Entspannungstraining (progressive Muskelentspannung, autogenes Training u. ä.).

Eigene Erfahrungen

Im Rahmen einer einjährigen prospektiv angelegten Studie wurde das Krankengut der orthopädischen Abteilung der Fachkliniken Hohenurach in Bad Urach im Hinblick auf die *Häufigkeit sowie die klinische Symptomatik eines Fibromyalgie-Syndroms* untersucht. Insgesamt wurde ein Screening bei 6717 Patienten durchgeführt (Heisel et al. 1997).

Auffällige *anamnestische Störungen* hatten hier 33 Patienten. Im Rahmen der Vorgaben von Müller und Lautenschläger (1990) waren die Kriterien einer Fibromyalgie bei 22 Patienten (0,33%) erfüllt; es handelte sich hier ausschließlich um Frauen, die bei Erkrankungsbeginn immer über 35 Jahre alt waren. 13 hatten keinen erlernten Beruf; 16 Deutsche standen 6 ausländischen Kranken gegenüber. Nur in einem einzigen Fall war die Diagnose einer Fibromyalgie bereits vor Einweisung gestellt worden; bei den übrigen Patienten standen unspezifische Diagnosen eines Wirbelsäulensyndroms bzw. einer vegetativen Dystonie im Vordergrund. Bei 14 Patienten war der Schmerzbeginn monolokulär im Halswirbelsäulenbereich, in einigen Fällen aber auch im LWS-Bereich, ein multilokulärer Schmerzbeginn wurde nur in Ausnahmefällen vorgebracht. Alle Patienten hatten eine Odyssee an ärztlichen Konsultationen hinter sich (doctor's shopping).

Im Rahmen der klinischen Befunderhebung waren in nahezu allen Fällen zumindest 22 der 24 tender points positiv. Bezüglich der fakultativen Zusatzkriterien wurde in sämtlichen Fällen über eine schnelle Ermüdbarkeit berichtet, weiterhin über eine polytope schmerzhafte Wetterfühligkeit.

Auffällige *Labor- und Röntgenbefunde* wurden nicht festgestellt.

Im Rahmen der psychologischen Diagnostik bestand bei allen Patienten eine depressive Grundstimmung, 16mal im Rahmen einer Niedergeschlagenheit, 12mal mit Hilflosigkeit und Kontrollverlust. Begleitende psychovegetative Störungen lagen 21mal vor, wobei Schlafstörungen, innere Unruhe sowie eine Streßintoleranz

im Vordergrund standen. Alle Patienten wiesen ein *auffälliges Persönlichkeitsprofil* auf: 12mal lag eine Tendenz zum angepaßten Verhalten mit hohem Leistungsanspruch bei relativ geringer Selbstbehauptung vor. 11mal bestand ein Hang zum Perfektionismus mit erhöhtem Anspruch an die Erfüllung der sozialen Rollen (Fehlervermeidung); 10mal wurde ein ausgeprägter Gerechtigkeitssinn mit übergroßer Fixation an sozialen Normen festgehalten. Besonders kritische negative Lebensereignisse im Sinne eines life events lagen 11mal vor (Tod eines nahen Verwandten, ungewollte Scheidung, Verlust des Arbeitsplatzes).

Schlußfolgerungen

Die *Einheitlichkeit des Krankheitsbildes* der Fibromyalgie scheint gesichert, wenngleich eindeutige morphologische Kriterien bisher nicht zu objektivieren waren. Die *Diagnosestellung* erfolgt unverändert ausschließlich unter klinischen Gesichtspunkten, wobei den sogenannten tender points eine entscheidende Rolle zukommt. Beim *therapeutischen Ansatz* sind eine reine analgetische Abdeckung kontraproduktiv, ebenso wie die Vermeidung jeder körperlichen Beanspruchung z. B. im Rahmen einer beruflichen Tätigkeit. Eine gleichmäßig dosierte körperliche Belastung, milde physikalische Behandlungsstrategien, eine antidepressive Medikation sowie eine psychologische Führung erscheinen im Hinblick auf die Krankheitsbewältigung von grundlegender Bedeutung.

Literatur

Brückle W, Lautenschläger J (1995) Die Therapie der generalisierten Tendomyopathie (Fibromyalgie-Syndrom). Akt Rheumatol 20:13–19

Fassbender HG, Martens KD (1992) Kritische Überlegungen zur Pathogenese des „Weichteilrheumatismus" (Fibromyalgie) und ihre therapeutischen Konsequenzen. Z Orthop 130:99–103

Heisel J, Weber J, Baum M (1997) Diagnostische Kriterien bei Fibromyalgie. In: Moorahrend U (Hrsg) Problemdiagnose „Fibromyalgie". Spitta, Balingen, 77–84

Lautenschläger J, Brückle W, Zeidler H (1995) Klinische und technische Untersuchungsverfahren bei der generalisierten Tendomyopathie (Fibromyalgie-Syndrom). Akt Rheumatol 20:4–12

Müller W, Lautenschläger J (1990) Die generalisierte Tendomyopathie (GTM). Teil I: Klinik, Verlauf und Differentialdiagnose. Z Rheumatol 49:11–21

Müller W, Lautenschläger J (1990) Die generalisierte Tendomyopathie (GTM). Teil II: Pathogenese und Therapie. Z Rheumatol 49:22–29

Ströbel G, Köhler A (1995) Diagnostische Kriterien der generalisierten Tendomyopathie (Fibromyalgie). Teil 1: Validierung der anamnestischen Angaben. Präv-Rehab 7:188–192

Wolffe F (1988) Fibrositis, Fibromyalgia and Musculoskeletal Disease: The Current Status of the Fibrositis Syndrome. Arch Phys Med Rehabil 69:527–531

KAPITEL 3

Konservative Skoliosebehandlung

P. Edelmann

Im Laufe der letzten 15 Jahre wurden einige Behandlungsverfahren aufgegeben. Das betrifft vor allem das Milwaukee-Korsett. Es wurde 1958 von Blount angegeben und von uns jahrelang für die konservative Skoliosebehandlung benutzt. Nach der Langzeitstudie der an der orthopädischen Universitätsklinik in Münster behandelten Patienten, die von Heine und Götze im Jahr 1985 veröffentlicht wurde, hat sich trotz sehr gründlicher Behandlung gezeigt, daß die Langzeitergebnisse unbefriedigend waren.

1983 ließen die Veröffentlichungen von Axelgaard und Brown wegen der Elektrotherapie aufhorchen. Spätestens seit den Untersuchungen von O'Donnell, Bunnell, Betz und Tipping aus dem Jahr 1987 wissen wir, daß die Elektrotherapie unwirksam ist. Dieses hat sich auch wieder bei der Prospektivstudie der SRS-Korsettgruppe bestätigt. Peterson und Nachemson haben 1991 darüber berichtet, daß sich die Elektrotherapiegruppe nicht von der Überwachungsgruppe unterschied. Daher wurde die Elektrotherapiegruppe in dieser Studie aufgegeben.

Die ausschließliche Krankengymnastikbehandlung wird seit Jahrzehnten auf breiter Front abgelehnt. Frau Thomaschewski, die die krankengymnastische Frühmobilisation ohne Korsett empfiehlt, hat in ihrer Publikation mitgeteilt, daß selbst in der Gruppe der 4–8jährigen mit Winkelwerten unter 20° Cobb 39% der Patienten eine Krümmungsprogredienz zeigten.

Als einzig wirksame Behandlung hat sich die Derotationsorthese erwiesen. Darüber berichten übereinstimmend Winter 1986, Emans und Mitarbeiter 1986, Edelmann 1990 und 1992, Oleneg 1993 und die SRS-Prospektivstudie unter Leitung von Nachemson 1994. Es gibt aber auch Gegenstimmen. So haben 1993 Goldberg, Dowling, Hall und Emans eine Arbeit in „Spine" veröffentlicht, wonach man auf den ersten Blick glauben möchte, daß tatsächlich die Korsett-Behandlung und die Spontanentwicklung bei einer Untersuchung aus einer Hand gar nicht unterschiedlich seien. Sieht man sich die Studie aber genauer an, so stellt sich heraus, daß die beiden Patientenkollektive Mädchen nach der Menarche mit einem Durchschnittskrümmungswinkel von nur 22° in der Korsettgruppe oder gar 20° in der Kontrollgruppe enthalten. Nach den Untersuchungen über die Spontanentwicklung der Skoliose (Weinstein 1986 und Lonstein und Carlson 1984) ist hier ohnehin nicht mit einer wesentlichen Progredienz der Skoliose zu rechnen. Die penible Fehlerberechnung schafft eine Scheingenauigkeit, die gar nicht nötig gewesen wäre.

Focarile und Mitarbeiter haben 1991 eine Literaturstudie über 11 Publikationen zum Thema Korsett-Behandlung veröffentlicht. Die Autoren kommen zum Ende ihrer Untersuchung zu dem Ergebnis, daß der Prozentsatz progredienter zu nicht progredienten Skoliosen bei der konservativ behandelten und unbehandelten Skoliose gleich groß sei. Als Erklärung halten sie für am wahrscheinlichsten, daß die konservative Therapie die Skolioseausbildung nicht aufhält, sondern lediglich die Verschlechterung verlangsamt. Sie stellen aber das Ergebnis ihrer Überlegung gleich wieder in Frage, indem sie alle gelesenen Arbeiten als nicht zuverlässig genug werten.

Insgesamt werden also die positiven Eindrücke über den Wert der Derotationsorthese nicht erschüttert.

Wenn man seinen Feind besser kennt, kann man ihn gezielter bekämpfen. Wie also heißt die Aufgabe, die sich für die konservative Skoliose-Behandlung stellt?

Im wesentlichen ist es die von Mark Asher als „Translation der Wirbelsäule" angesprochene Wirbelsäulenverkrümmung im Wachstumsalter. Dabei stehen die idiopathischen Skoliosen wieder zu 80% im Mittelpunkt des Interesses. Es werden aber auch die Skoliosen bei Wirbelsäulenfehlbildungen verschiedenster Art, frühkindlichen Skoliosen mit Winkelwerten über der Indikationsgrenze, Skoliosen bei Neurofibromatose und Marfan-Syndrom konservativ behandelt, sofern diese Therapie mindestens noch eine aufschiebende Wirkung hat.

Charakteristisch für das häufigste Skoliosebild, nämlich die idiopathische Skoliose, ist die teilfixierte Seitverkrümmung mit Rotation und der Flachrücken. Was sich bei der Wirbelsäule bei dreidimensionaler Betrachtung abspielt, soll in einer Abbildung erläutert werden.

In Abbildung 1 ist links die Wirbelsäule in zwei Ebenen vor Beginn der Skoliose zu sehen. In der Mitte der Abbildung sieht man die anfängliche Ausbildung der Skoliose mit Abflachung der Sagittalkrümmung und beginnender Seitversetzung oder Translation der Wirbelkörperreihe. Auf der rechten Seite ist das Vollbild der Skoliose mit dem Flachrücken bei noch erhaltenen sagittalen Schwingungen dargestellt, die allerdings nur durch das seitliche Ausweichen der Wirbelkörperreihe bzw. die Translation vorgetäuscht sind. Es sind projizierte Krümmungen. Würde man die Wirbelkörper mit Gewalt nach vorne drehen, entstünde in der seitlichen Projektion sogar eine Totallordose.

Sommerville nannte die Skoliose bereits 1952 eine „rotational lordosis". Dieses Geschehen wurde von Duthie 1972 und Dickson 1985 bestätigt. Auf die Ergebnisse unserer eigenen Studie komme ich später zu sprechen.

Als Ursache wird vermutet, daß die Wirbelkörperreihe schneller wächst als die Wirbelbogenreihe und daß dadurch eigentlich die idiopathische Skoliose entsteht. Über die auslösende Ursache bestehen nur Vermutungen.

Nach den bisherigen Erfahrungen über experimentell ausgelöste Skoliosen ist es am Wahrscheinlichsten, daß die idiopathische Skoliose neurogener Ursache ist. Experimentell wurden der idiopathischen Skoliose ähnliche Skoliosen sowohl durch einseitige Störungen der Afferenzen als auch durch den Entzug eines Neurotransmitters erzeugt.

Die zur Zeit hauptsächlich benutzte Derotationsorthese könnte man den Ausführungen gemäß auch als Antitranslationsorthese bezeichnen. Sie hat nämlich den Zweck, dem Wachstumsdruck der seitlich ausbrechenden Wirbelkörperreihe entgegenzuwirken und somit die Verkrümmung der Wirbelsäule zur Seite zu verhindern.

An der Lendenwirbelsäule geschieht das über die sogenannten Derotationspelotten, die durch Druck auf den Lendenwulst über die Querfortsätze die Wirbelkörper in der Mittellinie halten. An der Brustwirbelsäule dagegen geschieht die Krafteinleitung weiter von dorsolateral über die Rippen. Wenn man sich das Costotransversalgelenk als Drehpunkt vorstellt, bildet die Rippe einen langen Kraftarm, während der Rippenhals als kurzer Lastarm den Druck auf den Wirbelkörper weitergibt (Abb. 2). Der Winkelhebel wirkt aber nicht genauso wie es die Formel sagt, denn die Rippen sind verformbar, so daß ein Teil der Kraft durch die Verformung der Rippen verloren geht. Die Aufgabe, die sich uns für die Therapie stellt, ist also klar umrissen. Wie sieht nun aber die Wirklichkeit aus?

Es ist außer Zweifel, daß es schlimm ist, wenn man eine progrediente idiopathische Skoliose nicht behandelt. Noch schlimmer ist es, wenn man eine Behandlung anwendet, die unwirksam ist! Damit betrügt man noch zusätzlich den Patienten und die Eltern! So etwas wird nicht absichtlich gemacht, sondern es ge-

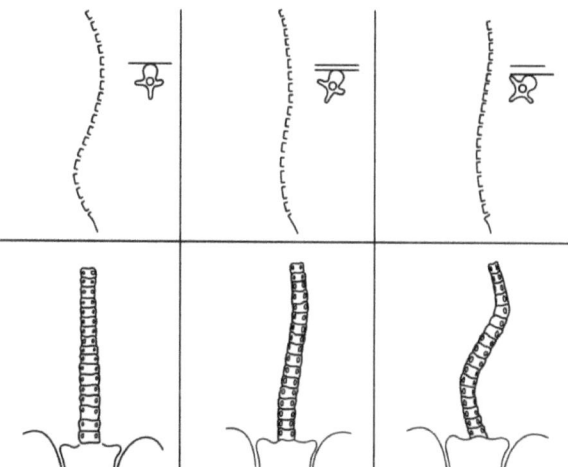

Abb. 1. Sagittales Profil mit Horizontalschnitt der Wirbelsäule am Scheitelpunkt der Skoliose sowie Darstellung der Wirbelsäule im ap-Strahlengang bei Entstehung einer dorsal rechtskonvexen idiopathischen Skoliose

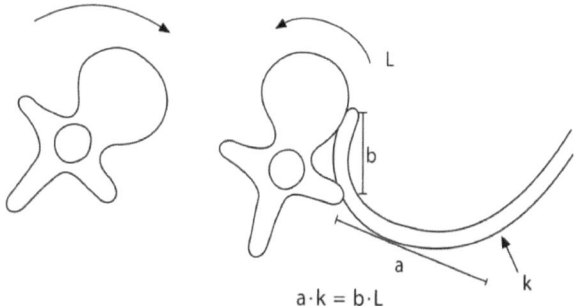

$$a \cdot k = b \cdot L$$

Abb. 2. Der rotiert stehende Scheitelwirbel einer Skoliosekrümmung (Translation) wird über die als Doppelhebel wirkende Rippe in die Mittelstellung zurückgedrückt (Anti-Translation)

schieht aus Unwissenheit oder aus Fahrlässigkeit. Was ist gemeint?

In der Vorsorgeuntersuchung wird durch einen Kinderarzt eine Skoliose festgestellt. Der Facharzt für Orthopädie, dem das Kind überwiesen wird, bestätigt die Diagnose und verordnet Krankengymnastik. Der Fortgang der Behandlung gestaltet sich recht unterschiedlich. Die einzelnen Formen möchte ich im Folgenden aufzeigen:

Im einfachsten Fall wird die Krankengymnastik-Behandlung durchgeführt, aber es findet keine ärztliche Kontrolle mehr statt. – Alternativ wird Krankengymnastik durchgeführt und auch eine Befundkontrolle vorgenommen, aber diese hat keine Konsequenzen. – Eine Röntgenkontrolle nach einem halben Jahr zum Progredienznachweis bleibt aus. Alternativ wird nach der Krankengymnastik-Behandlung eine Elektrotherapie angesetzt und die Skoliose-Behandlung endet in einer Operation.

Günstiger wäre es da schon, wenn statt der Elektrotherapie eine Korsettversorgung veranlaßt würde. Beispiel Nr. 1 wäre eine Korsettversorgung ohne Röntgenkontrolle. Man glaubt es nicht, aber verhängnisvollerweise kommt es immer wieder vor. Im günstigeren Fall würde die Korsettversorgung mit einer Röntgenkontrolle überprüft.

Das Röntgenbild wird aber nicht bewertet, denn wie wäre es sonst zu verstehen, daß man einen Patienten ein Korsett tragen läßt, wo doch das Korsett gar keine Änderung bewirkt oder die Skoliose im Korsett noch schlechter eingestellt ist als ohne Korsett.

Als dritte Möglichkeit bei der Korsettversorgung käme die Röntgenkontrolle in Frage, ohne daß allerdings eine Verlaufskontrolle folgt. Die Patienteneltern bleiben dann sich selbst überlassen, und schließlich wird das Korsett irgendwann weggelassen. Das Endergebnis ist wieder die Operation.

Die vierte Möglichkeit wäre eine Röntgenkontrolle im Korsett und auch eine Verlaufskontrolle. Die Verlaufskontrolle zeigt trotz Korsett eine Progredienz über 40 bis 50 bis 60° Cobb im Wachstumsalter an, aber immer wieder nur heißt die Behandlungsanweisung des Arztes Korsett- und Krankengymnastik-Behandlung.

Solche Verläufe haben wir in den letzten Jahren gehäuft erlebt. Mehr als die Hälfte unserer operativ zu behandelnden Patienten haben eine derartige Vorgeschichte und das ist nicht neu!

Es war schon vor 10 Jahren so und daran hat sich nichts geändert!

Und glauben Sie ja nicht, heute sei es anders. Man sieht es nur nicht so deutlich, weil das Korsett geschlossen ist. Aber das Röntgenbild im Korsett zeigt leider viel zu oft, daß gar keine Erstkorrektur erreicht ist. Und da sagt kürzlich ein Fachkollege am Telefon: „Darf ich mal eine Frage stellen? Es ist doch richtig, daß die Skoliosekorrektur im Korsett erst nach mehreren Monaten eintritt, oder?"

So sieht die Wirklichkeit aus und deswegen steht das Thema immer wieder auf dem Kongreßprogramm.

Wie soll nun eine gute Derotationsorthese wirken? Wie gesagt, ist allen Orthesen, die mit dem Derotationsprinzip arbeiten gemeinsam, daß durch Druckpelotten, die lumbal den Querfortsätzen anliegen sollen, die Rotations- oder Translationszunahme verhindert werden soll. Etwas Ähnliches hatten wir schon im Milwaukee-Korsett, aber die Pelotten wurden in dem Korsett nicht so gezielt eingesetzt und es wurde kein alternierender Gegenhalt von ventral gegeben.

Unterschiedlich bei den einzelnen Derotationsorthesen wird die Einstellung der Sagittalkrümmung der Lendenwirbelsäule gehandhabt. Bei unserem Cuxhaven-Korsett wird entsprechend den Ergebnissen von Margaretha Lindh die Lendenwirbelsäule entlordosiert. Durch Entfaltung der Wirbelbogenreihe verlängert sich diese und wirkt somit korrigierend auf die lumbale Krümmung. Die Kyphosierung im Lumbalbereich verstärkt zudem noch den Anpreßdruck an der Derotationspelotte (Abb. 3 und 4).

Zum Verhalten der Lendenwirbelsäule nach mehrjähriger Lordosierung kann ich folgendes berichten:

Im Rahmen einer mehr als 13jährigen Studie über die Ergebnisse der Korsett-Behandlung mit dem Boston-Korsett mit Aufbau bzw. dem Cuxhaven-Korsett wurde von 123 nachuntersuchten Langzeitverläufen 81 mal die Sagittalkrümmung vor der Korsettbehandlung und 5 Jahre nach Ablegen des Korsettes geprüft.

Auf die Studie wurde bereits hingewiesen. Wir fanden Abflachungen der thorakalen Kyphose bei den Skoliosen Typ King 1–5 zwischen 5 und 9° oder durchschnittlich von 30 auf 23°, während die Lordosen, trotz der jahrelangen kyphosierten Einstellung, von 44 auf 52° vertieft wurden. Da es keine Vergleichsgruppe von Wirbelsäulengesunden nach mehrjähriger Korsett-

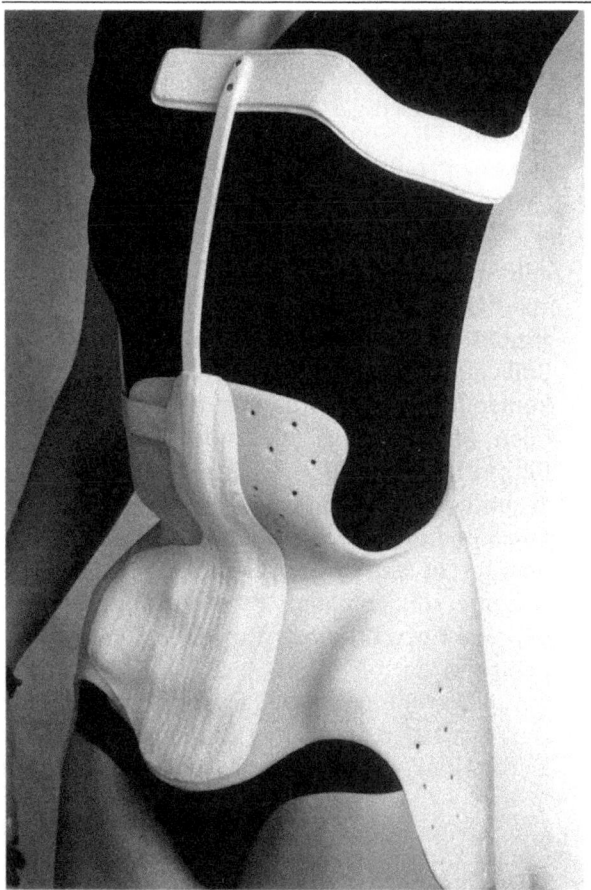

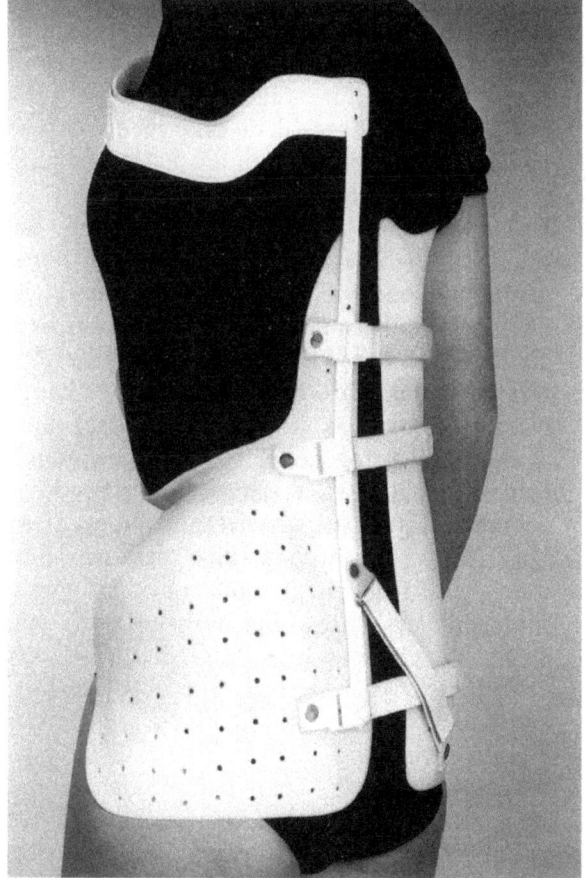

Abb. 3. Kompression des Bauchraumes im Cuxhaven-Korsett mit entlordosierter Einstellung der Lendenwirbelsäule im sagittalen Profil

Abb. 4. Darstellung der Rückfläche des Cuxhaven-Korsettes mit thorakalem Aufbau und schrägem Klettverschlußband zur Neutralisation der Verwringungskräfte im Korsett

behandlung gibt, läßt sich leider nicht feststellen, ob die Profiländerungen Folge der Korsettversorgung oder Folge der Grundkrankheit sind. Man kann aber soviel sagen, daß es keine Relation zwischen der Dauer der Korsett-Tragezeit und der Kyphoseabflachung gibt. Bei der dorsal rechtskonvexen idiopathischen Skoliose – also dem Typ King 3 – ist die Kyphoseabflachung mit am stärksten. Das Ausmaß der Skolioseaufrichtung steht aber nicht im Verhältnis zu der Kyphoseabflachung. Es besteht auch keine Beziehung zwischen der Lockerheit der Skoliose, dem Ausmaß der Skolioseaufrichtung, der Lage des Scheitelwirbels, der Rotation des Scheitelwirbels oder dem Korrekturverlust nach dem Ablegen des Korsettes und der Ausbildung der Sagittalkrümmungen. Wichtig bei dieser Studie ist mir die Tatsache, daß die entlordosierte Einstellung keine dauernde Störung an der Lendenwirbelsäule zur Folge zu haben scheint.

Der Vorstellung, man könne im Korsett eine Kyphosierung auch der Brustwirbelsäule errei-

chen, möchte ich an dieser Stelle eine klare Absage erteilen. Wer weiß, wieviel Kraft es erfordert, um bei der operativen Skoliosekorrektur über Haken und Schrauben, die sogar direkt am Knochen angreifen, eine Kyphosierung der Brustwirbelsäule zu erzielen, kann leicht ermessen, daß die Korrekturdrucke eines Korsettes für eine derartige Korrektur nicht ausreichen.

Die Derotationsorthese muß selbstverständlich zur Muskelpflege von stabilisierender Krankengymnastik-Behandlung begleitet werden. Die Krankengymnastin hat zusätzlich die wichtige Aufgabe, die Patienten zu führen und zu motivieren, selber etwas zur Verbesserung ihres Skoliosebefundes beizutragen.

Wir glauben zur Zeit zu wissen, wie wir eine konservative Skoliose-Behandlung praktisch durchführen können und haben dieses in Standards für die konservative Skoliose-Behandlung festgehalten. Darin heißt es:

- Die konservative Skoliosebehandlung sollte nur derjenige Facharzt für Orthopädie übernehmen, der sich im Rahmen seiner Tätigkeit intensiv mit der Korsettversorgung beschäftigt hat, sich darin weitergebildet hat und mit ihr vertraut ist. Eine regelmäßige Versorgung mit einem im Korsettbau erfahrenen Orthopädietechniker gemeinsam am Patienten muß gewährleistet sein.

- Die Indikation zur Korsettversorgung bei idiopathischen Skoliosen ist außer vom Röntgenbefund von vielen anderen Faktoren abhängig, wie beispielsweise Rotationszeichen, Teilfixierung der Wirbelsäule, knöcherne Reifezeichen, familiäre Skoliosebelastung, Bandlockerheit sowie Skoliosetyp (Prognose). Eine Korsettversorgung sollte bei nachgewiesener oder begründet zu erwartender Progredienz erfolgen. Unter nachgewiesener Progredienz wird ein Fortschreiten der Skoliosekrümmung von mehr als 5° Cobb innerhalb von 6 Monaten verstanden. Bei Winkelwerten von 30 bis 39° Cobb ist kein Progredienznachweis erforderlich. Hier besteht eine absolute Korsettindikation. Der Indikationsbereich der Korsettversorgung liegt in jedem Falle zwischen 20 und 40° Cobb bei mindestens einem Jahr noch zu erwartender Zeit bis zur endgültigen Skelettreife. Auch bei Skoliosekrümmungswinkeln über 40° Cobb ist in Einzelfällen eine Korsettversorgung sinnvoll. Dieses gilt besonders für infantile und juvenile idiopathische Skoliosen, bei denen noch relativ viel Längenwachstum zu erwarten ist.
- Kongenitale und neuromuskuläre Skoliosen sollten in Zusammenarbeit mit einer Spezialabteilung oder Klinik behandelt werden.
- Bei hochthorakalen idiopathischen Skoliosen ist in Höhe des Schultergürtels die Skoliosekrümmung einer konservativen Korsettbehandlung nicht direkt zugänglich. Mit dem Korsett kann aber die Progredienz der Ausgleichskrümmung verhindert werden, die oftmals stärker ist als die der Krümmung.
- Bei der Korsetteingewöhnung sind die Überwachung der Haut, die Hautpflege und das Erlernen der Krankengymnastikübungen von großer Wichtigkeit. Die Korsetteingewöhnung in Gesellschaft anderer Skoliosepatienten mit Korsetten, führt zum Aufbau einer guten Tragemoral der Jugendlichen. Die Eltern müssen fachkundig über die Hautpflege, Korsettpflege, das KG-Programm sowie Schul- und Freizeitsport informiert sein. Es ist günstig, wenn auch die Eltern der korsetttragenden Kinder ihre Erfahrungen im Gespräch austauschen. Eine stationäre Krankenhausbehandlung in ei-

ner Spezialabteilung für Wirbelsäulenorthopädie ist bei der Erstversorgung mit einem Korsett nicht zwingend geboten. Sie bietet aber Vorteile, insbesondere wenn eine nicht ausreichende Erfahrung bei der Korsettversorgung vorliegt.

- Vor einer Korsettversorgung sollten Röntgenaufnahmen im Stehen in zwei Ebenen in standardisierter Röntgentechnik und in besonderen Fällen Zusatzaufnahmen angefertigt und ausgewertet werden. Weitere Röntgenkontrollen brauchen dann nur noch im sagittalen Strahlengang (a.p. oder p.a.) auf ein Filmformat von 60 × 30 cm evtl. in low-dose-Technik durchgeführt zu werden.
- Das Ergebnis der Korsettversorgung muß unbedingt in einer Röntgenaufnahme der Wirbelsäule im sagittalen Strahlengang im Stehen mit Korsett bei markierten Pelotten überprüft werden.
- Bei einer idiopathischen Skoliose sollte die Korrektur der Skoliosekrümmungen in einer Derotationsorthese innerhalb von 3 Monaten 30 bis 50% Besserung gegenüber dem Ausgangskrümmungswinkel erreichen.
- In maximal sechsmonatigen Abständen muß der korsetterfahrene Facharzt für Orthopädie sich mit dem Patienten unterhalten können und etwa angefallene Problemfragen beantworten. Der Sitz des Korsettes und der Zustand der Haut am Rumpf müssen überwacht werden.
- In halbjährlichen Zeitabständen ist eine Röntgenaufnahme der Wirbelsäule (a.p.) im Korsett anzufertigen. Aus etwaigen Befundveränderungen müssen sofort Konsequenzen, beispielsweise in Form einer Änderung der Korsettes, erwogen werden.
- Korsettfreie Zeiten bei orthopädietechnischen Änderungen sollten die in der Therapie übliche korsettfreie Zeit nicht wesentlich überschreiten, dies bedeutet, daß Korsettänderungen an einem Tag innerhalb von Stunden erfolgen müssen.
- Für Problemfragen, wie Hautrötungen, Druckstellen, Leistendruckschmerz im Sitzen, Druckschmerz am Thoraxrand und technische Mängel am Korsett, aber auch Sportprobleme, Urlaubsfragen und Fragen zu etwaigen Auslandsaufenthalten muß der korsetterfahrene Arzt kurzfristig erreichbar sein.
- Die korsettfreien Zeiten während der Eingewöhnungszeit, Korrekturzeit Stabilisierungszeit und Abschulung sind unterschiedlich.

Während in der Zeit der Skoliosekorrektur das Korsett möglichst nur 1 Std. am Tag zur Haut- und Körperpflege abgelegt werden sollte, kann nach Stabilisierung der Skoliosekrümmung die korsettfreie Zeit zugunsten von Schulsport, Freizeitsport oder Tanzstunde erweitert werden. Eine Röntgenkontrolle der Skolioseeinstellung bei Verlängerung der korsettfreien Zeit wird empfohlen.

* Entsprechend kann Sport mit und ohne Korsett betrieben werden. Eine Befreiung vom Schulsport sollte möglichst nicht ausgesprochen werden (Empfehlung des Arbeitskreises Skoliose der DGOT).

* Schul- und Freizeitsport sind erforderlich für die zusätzliche Muskelkräftigung. Noch günstiger ist, wenn zusätzlich die regelmäßigen täglichen krankengymnastischen Übungen durchgeführt werden.

* Die krankengymnastische Behandlung reicht bei einer gegebenen Korsettbehandlungsindikation als Therapie nicht aus. Die Krankengymnastiktherapie unterstützt die Korrektur im Korsett in wesentlichem Umfange.

  In der Korrekturphase soll mobilisierende Krankengymnastik geübt werden, während in der Stabilisierungsphase Halteübungen durchzuführen sind.

* Bei zuverlässigen Patienten darf das tägliche krankengymnastische Übungsprogramm in eigener Regie auch über längere Zeit ohne Mitbetreuung einer Krankengymnastin geübt werden. In der Regel kann ein anhaltender Fleiß ohne die Unterstützung einer Krankengymnastin nicht erwartet werden.

* Die Korsettentwöhnung oder Korsettabschulung sollte sich nach den knöchernen Reifezeichen an der Wirbelsäule und dem wirbelsäulennahen Beckenkamm orientieren. Bewährt hat sich die Korsettentwöhnung frühestens bei einem Risserzeichen 4–5, besser noch bei Risser 5. Selbst bei Abschluß der Reifezeichen sollte das Korsett möglichst noch nachts getragen werden. Die Dauer der Abschulung sollte nicht kürzer sein als 6 Monate. Bei anlagebedingter Überbeweglichkeit sollte die Abschulung eher länger dauern oder später durchgeführt werden.

Bei der Verwirklichung der Standards werden noch eine Fülle von Fehlern gemacht.

Da sind als Erstes die Indikationsfehler, wobei die Korsettversorgung bei Wirbelsäulenkrümmungen eingesetzt werden, die überhaupt nicht behandlungsbedürftig sind, weil entweder die Winkel klein sind oder der Progredienznachweis nicht erbracht wurde. Es sind dies unsinnige Aufwendungen, die zwar kein Risiko beinhalten und deshalb auch verhältnismäßig leichtfertig veranlaßt werden, die aber für den Patienten außerordentlich belastend sind.

Wenn der Progredienznachweis nach Lonstein und Carlson erbracht wurde, dann liegen die Krümmungswinkel nahe an 30° oder zwischen 30° und 40° Cobb. In diesem Bereich ist die Indikation zu einer Korsett-Behandlung bei infantilen, juvenilen und Adoleszentenskoliosen gegeben. Auf die Indikation der Korsettanwendung bei Fehlbildungsskoliosen möchte ich hier nur insoweit eingehen, als gesagt sei, daß bei einer progredienten Fehlbildungsskoliose auch vor Abschluß des 2. Wachstumsschubes eine konservative, hinhaltende Therapie unter bestimmten Umständen sinnvoll ist.

Ebenfalls unter dem Gedanken, den Patienten bis zum Ende des 2. Wachstumsschubes zu bringen, wird auch bei Winkelwerten über 40° bei Kindern und Jugendlichen die Korsettversorgung eingeleitet, wenn noch eine befriedigende Einstellung im Korsett erreicht werden kann.

Dazu sind unter Umständen auch lockernde Vorbehandlungen oder Rumpfgipsbehandlungen erforderlich. Unsinnig dagegen ist eine Korsettversorgung bei Winkelwerten über 40° jenseits der Knochenreife. Hier ist allenfalls eine Operation angezeigt.

Die nächsten Fehler werden bei der Korsettversorgung gemacht. Ein gut sitzendes Korsett erreicht eine Erstkorrektur von 30 bis 50% des Ausgangskrümmungswinkels. Ist das nicht der Fall, so müssen schon ganz besondere Bedingungen gegeben sein. Auf jeden Fall muß eine Röntgenkontrolle nach der Korsettversorgung durchgeführt und ausgewertet werden. Wenn dies nicht geschieht, zeigt der Arzt, der die Korsettversorgung veranlaßt, wie wenig er mit dieser Therapie vertraut ist bzw. wie wenig er an der wirklich guten Aufrichtung der Skoliose interessiert ist. Leider kommen schlecht betreute Patienten oft erst auf Empfehlung in die Hände erfahrener Wirbelsäulenärzte und in vielen Fällen ist dann schon die OP-Indikation eingetreten.

Der die Korsettversorgung veranlassende Facharzt für Orthopädie muß mit dieser Behandlung vertraut und in der Lage sein, eine engmaschige Weiterbetreuung der Eltern und des Patienten zu gewährleisten. Dazu ist viel

Zeit erforderlich, die heute in der Praxis oft fehlt.

Viele Fehler werden aber auch vom Patienten selber gemacht, selbst wenn man ihn sorgfältig führt. Das eigenmächtige Ablegen des Korsettes kommt in etwa 20 % der Fälle vor. Wir sind den Ursachen in unserer Studie über die Langzeitergebnisse der Korsett-Behandlung nachgegangen.

Häufig verlieren die Patienten die Geduld beim Korsett tragen. Dabei ist die Umgebung der Jugendlichen indirekt mit verantwortlich. Die vielen sozialen Anlässe, an denen Korsett-Träger nicht teilnehmen können, lassen den Wunsch nach Korsettfreiheit schließlich übermächtig werden.

Aber es gibt auch Krankheiten wie Anorexia nervosa, Mukoviszidose, Immundefektsyndrom, intracranialer Tumor, behandlungsrefraktäre Ekzeme, Durchblutungsstörungen mit Hypotonie und Schwindel, Rippenstreßfrakturen, Klaustrophobie oder Röntgenstrahlenphobie, die zum wohlerwogenen Ablegen des Korsettes führen.

Traurig sind einsame Entschlüsse von Kollegen benachbarter Fachgebiete, die von den Kindern übergangslos verlangen, das Korsett für mehrere Tage abzulegen. Erst kürzlich erfuhr ich, daß eine Dermatologin einen Allergietest durchführen wollte. Statt dafür die freien Hautpartien an den Oberschenkeln zu verwenden, veranlaßte sie das Kind, das Korsett mehrere Tage abzulegen.

In einem zweiten Beispiel ließ ein Kinderarzt ein Kind das Korsett ablegen, weil es nicht mehr die gleich großen Essensportionen aufnehmen konnte, wie vor der Korsettversorgung.

Beide Male waren starke Korrekturverluste die Folge und die Korsettbehandlung mußte mit wesentlich schlechteren Voraussetzungen neu aufgenommen werden. Derartige unbegründete Therapiestörungen können auch einmal zu einer Operation mit allen ihren Risiken Veranlassung geben.

Wichtig ist, daß bei der Korsettversorgung dem Kranken gesagt wird, daß er mit seinem Schicksal nicht alleine auf der Welt ist und daß er motiviert wird, das Korsett anfangs möglichst 23 Std. am Tag zu tragen. Diese Tragemoral, wie ich die Einstellung zum Korsett nenne, entsteht selbstverständlich am einfachsten in Gesellschaft mit gleichartig betroffenen im Rahmen eines kurzen stationären Krankenhausaufenthaltes. Dann ist auch die Einstellung zum Rat der Krankenschwestern, Krankengymnastinnen, Ergotherapeutinnen und Ärzte zur Haut-

pflege, zur Durchführung der Krankengymnastikübungen, zum Verhalten im Korsett und zur Wirksamkeit des Korsettes selbst gegeben.

Auch bei gleichmäßigem Tragen des Korsettes kann es zu Korrekturverlusten der Skoliose kommen, wenn ein Korsett zu locker angelegt ist. Dieses kann, trotz besten Willens, geschehen, beispielsweise, wenn der Patient stark wächst und dabei schlanker wird. Ein Korsett, das nur wie ein Ofenrohr um den Körper liegt, wirkt aber nicht. Man muß sich dann nicht über Fehlergebnisse wundern.

Trotz eingehender Ermahnungen kommt es immer wieder vor, daß Patienten glauben, im Urlaub eine Korsettpause einlegen zu können. Selbst wenn man ihnen deutlich gesagt hat, daß derartige Therapieunterbrechungen verhängnisvoll sein können, kommt es immer wieder zu derartigen Fehlern.

Ein Unglück kann es sein, wenn der Patient gewissermaßen auf den letzten Metern des Korsettmarathons schlapp macht. Wir kennen derartige Verläufe und die Enttäuschung, die wir selber erleben müssen, wenn plötzlich der Krümmungswinkel trotz angelegtem Korsett ansteigt.

Derartige Ereignisse können aber auch auf verhängnisvolle ärztliche Behandlungsentscheidungen zurückgeführt werden, wenn leichtsinnigerweise die Korsettentwöhnung früher als bei dem Knochenreifezeichen Risser 4 bis 5 eingeleitet wird. Neuere Arbeiten aus Nordamerika weisen darauf hin, daß das Knochenreifezeichen Risser 4 zu früh ist für die Korsettentwöhnung. Das gilt noch viel mehr für den Schluß der Wachstumsfugen am Handskelett (Suh, Mc Ewen 1989).

Gelegentlich hört man, daß die Korsettentwöhnung fälschlicherweise mit dem Ablegen des Korsettes bei Nacht begonnen wird. Dieses ist aus den Anweisungen von Blount bereits als grober Fehler bekannt. Dennoch hört man immer wieder, daß auch von ärztlicher Seite derartige Ratschläge angeblich gemacht wurden.

Die Korsettentwöhnung erfordert eine gewisse Abschulungszeit, in der gleichzeitig intensiv krankengymnastisch gearbeitet werden muß. Wählt man diese Zeit zu kurz, bringt man auch dadurch das erreichte Korrekturresultat in Gefahr.

In der bereits erwähnten Studie wurden 123 planmäßig ausbehandelte Patienten durchschnittlich 4,5 Jahre nach Ablegen des Korsettes nachuntersucht. Dabei zeigten sich bei nahezu allen Krümmungsformen im Durchschnitt Korrekturgewinne. Diese Ergebnisse stimmen überein mit der Boston-Korsettstudie von Emans und Mitarbeitern, an der Kaelin einen besonderen Anteil hat, sowie der prospektiven SRS-Studie, die seit 1985 läuft und über die in Abständen berichtet wird.

Abschließend sei darauf aufmerksam gemacht, daß Ärzte für Orthopädie mit der Korsettbehandlung in verschiedenen Klimazonen unterschiedliche Erfahrungen machen. Das ist der Grund dafür, daß es nebeneinander Verfechter und absolute Gegner der Korsettbehandlung gibt.

Literatur

Carr WA (1987) Electrical stimulation for treatment of Idiopathic scoliosis in a group of high risk progressive patients. Orthop Transactions

Edelmann P (1980) Erste Erfahrungen mit dem Boston-Korsett. Orthop Praxis 16:201–204

Edelmann P (1980) Zum therapeutischen Nutzen des Boston-Korsettes. Orthop Praxis 16:1063–1064

Edelmann P (1987) Kritische Stellungnahme zu der Veröffentlichung: Ergebnisse der lateralen elektrischen Oberflächenstimulation bei Skoliose. Z Orthop 125:687

Edelmann P (1990) Longtherm follow up of idiopathic scoliosis after conservative treatment with Boston and Cuxhaven brace. Orthop Transactions 738

Edelmann P (1992) Brace treatment in idiopathic scoliosis. Acta Orthop Belg 58(Suppl I):85–90

Edelmann P, Santa D (1995) The sagittal curvature after brace treatment for idiopathic scoliosis. J Bone Jt Surg 77B(Suppl II):1–154

Lonstein JE, Carlson JM (1984) The prediction of curve progression in untreated idiopathic scoliosis during growth. J Bone Jt Surg 66A:1061–1071

Nachemson AL, Peterson LE, SRS Brace Study Group (1994) Effectiveness of brace-treatment in moderate adolescent idiopathic scoliosis. Orthop Trans 18(1):87

Nachemson AL, Peterson LE (1995) Effectiveness of treatment with a brace in girls who have adolescent idiopathic scoliosis. J Bone Jt Surg 77A:815–822

O'Donnell CS, Bunnell WP, Betz RR, Tipping CR (1987) Electrical stimulation in the treatment of idiopathic scoliosis. Orthop Trans

Peterson LE, Nachemson AL, SRS Brace Study Group (1994) Factors predicting progress in moderate adolescent idiopathic scoliosis. Orthop Trans 18:187

Peterson LE, Nachemson AL (1995) Prediction of progression of the curve in girls, who have adolescent idiopathic scoliosis of moderate severity. J Bone Jt Surg 77A:823–827

Price CT, Scotts DS, Reed FE, Riddick MF (1990) Nighttime bracing for adolescent idiopathic scoliosis with the Charlston-Bending-Brace. Spine 15:1294–1299

Sommerville EW (1952) Rotational Lordosis: The development of the single curve. J Bone Jt Surg 34B:421

Suh PB, McEwen GD (1988) Idiopathic scoliosis in males. Spine 13:1091–1095

Syndicus G, Vollmer HW, Matthiass HH (1988) Neuere Behandlungsergebnisse mit der Chéneau-Orthese im Vergleich zu den Ergebnissen mit der Milwaukee-Orthese. Med Tech 108:178–181

Torell G, Nordwall A, Nachemson A (1981) The changing pattern of scoliosis treatment due to effective screening. J Bone Jt Surg 63A:337–341

Winter RB, Lonstein JE, Drogt J, Norren CA (1986) The effectiveness of bracing in the nonoperative treatment of idiopathic scoliosis. Spine 11:790–791

KAPITEL 4

Die Behandlung der idiopathischen Skoliose mit dem Chêneau-Korsett

H.R. Weiß

Einführung und Literaturübersicht

Die Korsettbehandlung, als wesentlicher Bestandteil des Therapieplanes für idiopathische Skoliosen, soll in erster Linie die Progredienz aufhalten und eine Operation verhindern helfen. Die Wirksamkeit einer Orthesenversorgung wurde lange bestritten. Seit dem Abschluß der kontrollierten prospektiven Studie der Scoliosis Research Society gibt es jedoch keinerlei Zweifel mehr an der Wirksamkeit von Orthesen in der Skoliosebehandlung (Nachemson und Peterson 1993).

1985 präsentierten Hopf und Heine erste Langzeitergebnisse der konservativen Behandlung der Skoliose mit dem Chêneau-Korsett. In dieser ersten Studie konnte bei 52 Patienten mit hauptsächlich idiopathischer Skoliose ein primärer Korrektureffekt von 41% erzielt werden, wobei mehr als 1 Jahr nach Abschulung bei den meisten Patienten ein besserer Krümmungswinkel vorlag als direkt vor Beginn der Korsettbehandlung.

In einer anderen Studie, welche die Endergebnisse der Skoliosebehandlung mit dem Milwaukee-Korsett zum Inhalt hat (Heine und Götze 1985), zeigt sich, daß bei 62 beobachteten Patienten nur geringe Primärkorrekturen zu erzielen waren. Der durchschnittliche Ausgangswinkel betrug 35 Grad bei einer Primärkorrektur auf 32 Grad, bei Beginn der Abschulung war der Ausgangswinkel von 35 Grad wieder fast erreicht und während der Abschulungsphase kam es zu einer deutlichen Verschlechterung auf 39 Grad. Bei der abschließenden Nachuntersuchung 6 Jahre nach Ende der Abschulung schließlich betrug der Krümmungswinkel 42 Grad im Durchschnitt.

In einer Langzeituntersuchung von 295 Patienten mit dem Boston-Brace (Emans and al. 1986) zeigte sich eine durchschnittliche Primärkorrektur im Korsett von etwa 50% bei Krüm-

mungswinkeln zwischen 20 und 59 Grad. Zu Beginn der Abschulung lag die durchschnittliche Korrektur bei 23%, bei vollständiger Abschulung des Korsetts bei 15% und am Ende des Beobachtungszeitraumes mehr als 1 Jahr nach Korsettabschulung, zeigte sich immer noch eine Korrektur von 11%. In dieser Studie zeigte sich ein unverändertes Krümmungsausmaß bei 49% der Patienten, 39% erreichten eine endgültige Korrektur von 5-15 Grad, 4% erreichten eine endgültige Korrektur von 15 und mehr Grad, während 4% progredient waren und 3% während des Beobachtungszeitraumes gar eine Krümmungsprogredienz von mehr als 15 Grad zeigten.

Auch wenn die Aussagekraft dieser Studie insgesamt bezüglich der Behandlungserfolge dadurch limitiert wird, daß diese 295 Patienten eigentlich nur eine geringe Rücklaufquote von eingangs 1500 Patienten bilden, so sollte doch eine Aussage dieser Studie nicht außer Acht gelassen werden. Es hat sich nämlich gezeigt, daß die initiale Korrektur 50% erreichen sollte, um auch 5 Jahre nach Korsettabschulung besser zu liegen als der Ausgangswinkel. Smits (1992) fordert daher eine optimale initiale Korrektur in der Orthese.

Price et al. (1990) und Federico und Renshaw (1990) zeigen erste Ergebnisse mit dem Charleston Bending Brace. In der erstgenannten Studie handelt es sich um eine prospektive Untersuchung von 139 Patienten, welche aber noch nicht alle die Behandlung abgeschlossen hatten. Die Autoren schließen jedoch aus ihren Studien bereits, daß ein 8-stündiges Tragen des Bending Korsettes während der Schlafenszeit genauso effektiv sein könnte wie die herkömmliche ganztägige Korsettversorgung. Ausdrücklich darauf hingewiesen wird, daß das Progredienzverhalten von Gegenkrümmungen genauestens beachtet werden sollte, da der Korrekturdruck für die Hauptkrümmung die Nebenkrümmungen möglicherweise ungünstig beeinflussen kann.

Eine Analyse der Skoliosebehandlung mit dem Wilmington Jacket (Hanks et al. 1988) gibt eine Erfolgsrate von 80% bei einer retrospektiven Analyse von 100 behandelten Skoliosepatientinnen an. Der durchschnittliche Ausgangswinkel betrug 25,3 Grad, nach Korsettabschulung 27,9 Grad. An dieser Studie muß jedoch kritisiert werden, daß ein Erfolg bereits dann angegeben wurde, wenn bei der letzten Nachuntersuchung die Krümmung nicht mehr als 10 Grad zugenommen hatte. Desweiteren wurden Röntgenaufnahmen im Korsett überhaupt nicht vorgenommen, so daß sich zu dem primären Korrektureffekt und dessen Auswirkung auf das Endergebnis nicht viel sagen läßt. Ferner werden zwar viele statistische Analysen unternommen, zur Tragedauer wird jedoch ebenso wenig eine Aussage getroffen wie zum Zeitpunkt der letzten Enduntersuchung. Im Gegensatz zu Mellerowicz und Mitarbeitern (1994) kommt diese Studie zu dem Schluß, daß jüngere Patienten mit einem Risser-Stadium von 0 ungünstigere Ergebnisse zeigen als die etwas reiferen Individuen. In der letztgenannten Studie kann nämlich gerade bei den weniger reifen Individuen eine bessere Krümmungskorrektur und ein besseres Endergebnis erzielt werden. Die geringe Endkorrektur von Hanks und anderen (1988) dürfte wohl auf einen relativ geringen und damit unzureichenden primären Korrektureffekt zurückzuführen sein.

Große Korrektureffekte in einer solchen Orthese erscheinen ja auch dadurch ausgeschlossen, daß sie im „Localizer-Cast" unter Extension anmodelliert wird. Seit der Arbeit von White und Panjabi (1976) ist jedoch bekannt, daß Traktionskräfte bei Verkrümmungen von weniger als 56 Grad im Gegensatz zu seitlich ansetzenden Kräften kaum wirksam sind. Aus diesem Grunde schon ist eine gut modellierte Derotations-/Deflexionsorthese vorzuziehen. Ein Wilmington-Korsett zeigt somit auch fast immer ein Abbild der tatsächlichen Verkrümmung, während eine Derotations-/Deflexionsorthese möglichst ein Spiegelbild der tatsächlichen Verkrümmung nachempfindet. Auch bei leichter zu modellierenden Verhältnissen erreicht eine solche Orthese fast nie die Symmetrie. Gerade bei Adipositas kann ohne massiven Druck das Fettvolumen jedoch nicht überwunden werden und somit hat ein Wilmington-Mieder hierbei auch keine Indikation. Die Autoren schließen dennoch aus ihrer Studie, daß ein Aufhalten der Progredienz durch das Wilmington Brace möglich ist und verweisen auf ähnliche Ergebnisse des Urhebers selbst (Bunnel et al. 1980), welche eine Erfolgsrate von 87% angaben.

Ducongé (1991) berichtet über die Langzeitergebnisse von 556 Skoliosepatienten nach der Behandlung mit dem Stagnara-Korsett. Bei einem Ausgangskrümmungswinkel von 31 Grad zeigt sich nach Korsettabschulung ein Winkel von 19,7 Grad (bei 425 Fällen), 1 Jahr nach Abschulung ein Winkel von 21,8 Grad (225 Patienten) und zwei Jahre nach Abschulung von 21,7 Grad (152 Patienten). Die Aussage dieser Studie ist jedoch eingeschränkt dadurch, daß eben nicht die gesamte Anzahl der Fälle bis zum Ende der Beobachtungszeit nachverfolgt werden konnte. Die Ergebnisse scheinen uns sehr günstig. Allerdings gibt Ducongé eine Primärkorrektur bis auf 12,9 Grad an.

Dies entspricht einer Primärkorrektur von weit über 50% und steht in Übereinstimmung mit den Forderungen von Smits (1992), welcher bei einer Korrektur von mehr als 50% langfristig auch nach Abschulung eine anhaltende Korrektur erwartet. Es hat in letzter Zeit einige weitere Entwicklungen gegeben, von denen mittelfristige Ergebnisse noch nicht vorliegen. Zu nennen wäre hier die Olympe-Orthese (Ollier, 1991). Wie auch bei dem Korsett von St. Etienne (Daler et al. 1993) sind hierbei durch die elastischen Pelotten keine wesentlichen Korrektureffekte zu erbringen. Die Indikation zu solchen Orthesen scheint daher sehr fraglich. Auch die Orthese von Graf (1993) scheint keine wesentlichen Neuerungen zu bringen. Im Unterschied zum Stagnara-Korsett werden die Pelotten hier nicht an einem zentralen Eisenband befestigt, sondern werden über zwei Bänder von lateral angebracht. Gerade hierdurch aber lassen sich bessere Korrektureffekte konstruktionstechnisch eigentlich nicht erzielen, als sie bei der klassischen Orthese von Stagnara gegeben waren (Ducongé 1991).

Während sich in den Studien mit guten Korrektureffekten (Hopf und Heine 1985, Evans et al. 1986, Ducongé 1991) auch 2 Jahre nach Korsettabschulung noch Korrekturen im Vergleich zum Ausgangswinkel zeigten, finden sich Korrekturverluste bei Versorgungen mit geringen Korrektureffekten (Heine und Götze 1985. Hanks et al. 1988), wobei bei letztgenanntem Autor offensichtlich direkt nach Abschulung sogar bereits ein schlechterer Ausgangswinkel vorlag als zu Beginn der Behandlung. Der primäre Korrektureffekt scheint also von entscheidender

Bedeutung für den Behandlungserfolg zu sein. Zu diesem Ergebnis kommt auch Chêneau (1995), welcher mit seiner modifizierten Chêneau-Orthese eine Überkorrektur anstrebt. Ebenso wird eine mögliche Abhängigkeit des Behandlungserfolgs vom Korrektureffekt in einer erst kürzlich veröffentlichten Studie der Scoliosis Research Society (Peterson und Nachemson 1993) diskutiert. Mellerowicz et al. (1994) schließen aus ihrer Studie mit 74 Patienten und durchschnittlich 5 Jahre nach Beendigung der Behandlung, daß initial gute Korrekturen langfristig einen nur geringen Korrekturverlust zeigen und ein frühes Erkennen wie auch ein früher Behandlungsbeginn bessere Langzeitergebnisse ermöglichen. Initial geringere Krümmungsgrade werden langfristig am besten korrigiert.

Nachdem immer wieder die Frage aufgeworfen wird, ob Orthesen den Flachrücken verstärken oder korrigieren, kann man feststellen, daß es nicht viele aussagekräftige Studien zu diesem Thema gibt.

Willers et al. (1993) haben hierzu 25 Patienten computertomographisch vor der Behandlung mit einem Boston Brace und nach Korsettabschulung untersucht. Sie kommen zu dem Schluß, daß die Progredienz des Cobb-Winkels ebenso wie die Progredienz der Wirbelrotation aufgehalten werden kann, jedoch eine Verstärkung des Flachrückens entsteht.

Appelgren und Willner zeigen einen Korrektureffekt von weit weniger als 50% und können daher 2 Jahre nach Korsettabschulung keine wesentliche bleibende Korrektur erzielen. Der thorakale Cobb-Winkel konnte von 32 auf durchschnittlich 30 Grad gesenkt werden, der lumbale Cobb-Winkel von 27 auf 26 Grad. Goldberg et al. (1993) finden in ihrer Untersuchung keinen statistisch signifikanten Unterschied zwischen einer mit dem Boston Brace behandelten Patientengruppe (N=32) und einer Kontrollgruppe von 32 unbehandelten Mädchen. In dieser Studie spielt wiederum der primäre Korrektureffekt offenbar keine Rolle, denn er wird nicht beschrieben. Zum anderen handelt es sich in ihrem Kollektiv hauptsächlich um späte idiopathische Adoleszentenskoliosen, welche ohnehin einen günstigeren Verlauf nehmen. Bei günstiger Prognose des Patientenkollektivs und gleichzeitig nicht beachteter Primärkorrektur ist ein anderes Ergebnis unseres Erachtens auch nicht zu erwarten. Dennoch berichten die Autoren, wäre bei einem größeren Patientenkollektiv im t-Test ein besseres, signifikantes Ergebnis der korsettbehandelten Gruppe zu erwarten gewesen.

Nach unserer Erfahrung haben Patienten mit früher Abschulung (Risser-Stadium 4-5 bei Mädchen) ungünstigere Verläufe als bei Spätabschulung im Alter von 18-19 Jahren. Diese Erfahrung teilen wir auch mit anderen (Chêneau 1997). Eine Ursache hierfür könnte sein, daß auch nach Schluß der Epiphysenfugen der Hand und der Darmbeinkante ein signifikantes Wirbelsäulenwachstum besteht (Howell et al. 1992). Die Autoren geben an, daß das Wirbelsäulenwachstum auch nach Schluß der radiologisch sichtbaren Epiphysenfugen noch weitere 2 Jahre anhält. Diese Untersuchung bestärkt uns darin, die Abschulungsphase zumindest bei Patienten mit nicht überkorrigierten Skoliosen und höheren Ausgangswinkeln bis zum 18. oder 19. Lebensjahr herauszuschieben.

Das Chêneau-Korsett

Wie aus der Literatur hervorgeht, liegt die Qualität einer Orthese in erster Linie in ihrem primären Korrektureffekt, welcher optimal nur mit einem Korsett erreicht werden kann, welches sich streng an den topographischen Gegebenheiten des verformten Rumpfes orientiert. Ein solches Korsett läßt sich natürlich nur nach einem Gipspositiv modellieren. Voraussetzung für eine optimale Orthesenversorgung ist natürlich auch, daß ein solches Korsett nach einer relativ kurzen Anschulungsphase auch 23 Stunden täglich getragen werden kann. Daher ist auf eine breite Druckverteilung im Bereich der Pelotten zu achten, so daß große Korrekturkräfte über eine große Fläche das bestmögliche Korrekturergebnis erzielen können.

Gerade wenn es darum geht, den individuellen Bedürfnissen unserer Patientinnen gerecht zu werden und die individuellen Krümmungsmuster zielgerichtet zu behandeln, bietet sich die Chêneau-Korsettversorgung an, welche – nach dem heutigen Bauplan – für jede Skolioseform geeignet ist. Nach Abnahme des Gipsabdrucks und Erhalt des Gipspositivs kann jede Skolioseform unter Berücksichtigung der aktuellen Röntgenbilder durch ein zielgerichtetes und relativ standardisiertes Modellierverfahren beeinflußt werden.

Der vordere Verschluß des Chêneau-Korsettes vertärkt überdies den schon in der Ursprungsform angestrebten Derotationsmechanismus, zumal über den vorderen Zug die dorsolateral angelegten Pelotten in die Derotationsrichtung gezogen werden.

Das Chêneau-Korsett besteht aus mehreren Drei-Punkte-Systemen (Abb. 1), welche der Orthopädietechniker alle beherrschen muß. Jede der vorhandenen Krümmungen muß mit einem Drei-Punkte-Prinzip nicht nur in frontaler Ebene sondern auch in horizontaler Ebene behandelt werden, was natürlich bei einem zerviko-thorakalen Bogen auf die Grenzen der Korsettversorgung überhaupt trifft. Bei einer solch hochsitzenden Krümmung ist die Anbringung eines Halsteiles sinnvoll, wird jedoch nicht von allen Patientinnen vertragen.

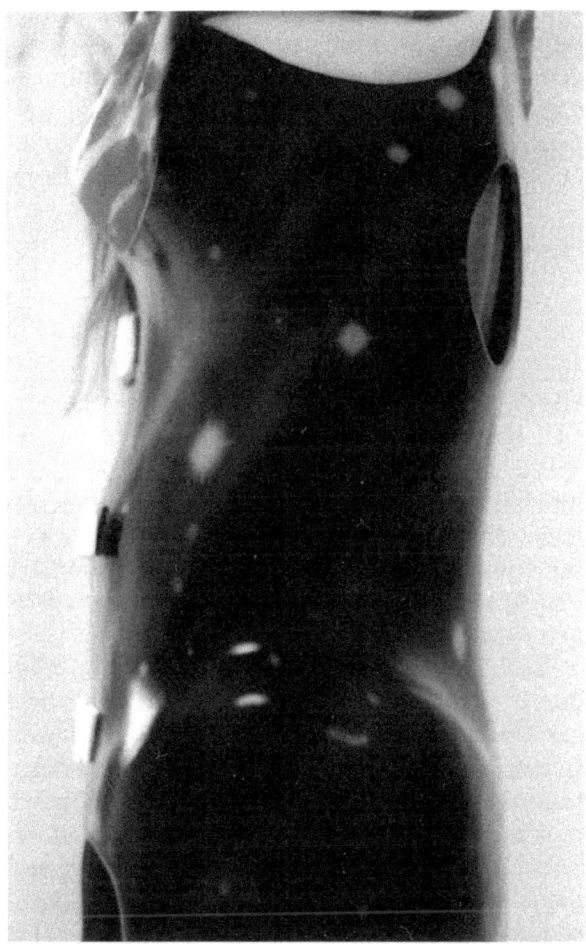

Abb. 1. Ansicht eines Cheneau-Korsetts von lateral. Die lumbale Abtragung ist deutlich zu erkennen. Als Hebelpunkt zur 3D-Aufrichtung einer Lumbalkrümmung ist die ventrale Abtragung für Punkt 4 genauso wichtig, wie die thorakale Abtragung (Punkt 1). Wenn bei hochsitzender Lumbalkrümmung Punkt 2 und Punkt 4 sich mehr und mehr überschneiden ist eine Druckstelle vorprogrammiert, weil dann ein Kompressionseffekt entsteht.

Auch das Becken spielt bei der aktuellen Bauweise der Chêneau-Versorgung eine große Rolle. Die bei lumbalen und thorakolumbalen Krümmungen fast immer bestehende Beckenverwringung wird durch den Beckenkorb des Chêneau-Korsettes im Sinne einer Deflexions-, Derotations- und Entwringungsbauweise korrigiert, damit die cranial gelegenen Krümmungsabschnitte auf einer gesunden Basis beeinflußt werden können.

Die Abnahme der Chêneau-Orthese in der Praxis

Nach dem aktuellen Stand der Chêneau-Orthesenversorgung gibt es zwei grundlegend verschiedene Versorgungsprinzipien, welche sich auf die Flexibilität und Größe einer Wirbelsäulenverbiegung beziehen wie auch auf das zu erwartende Wirbelsäulenwachstum. Bei jüngeren Kindern und kleineren biegsamen Krümmungen muß die Pelottenhöhe mit der Hauptdruckzone dem Krümmungsscheitel entsprechen, da ansonsten durch schräge Kraftvektoren relativ schnell Krümmungsmusteränderungen erfolgen oder Gegenkrümmungen verstärkt werden können.

Bei rigiden Krümmungen über 30 Grad und auch bei geringerer Wachstumserwartung sind Krümmungsmusterveränderungen im größeren Rahmen nicht mehr zu erwarten und dementsprechend betrachten wir in diesen rigiden Fällen eine Wirbelsäulenkrümmung nach dem Zweischenkelprinzip. Z.B. wird dann die Pelotte der Thorakalseite nur knapp bis über dem Krümmungsscheitel nach cranialwärts reichen, während die Hauptdruckzone unterhalb des Krümmungsscheitels den unteren Teil der Krümmung ins Lot bringt. Der obere Schenkel der Krümmung wird dann durch die Axillarpelotte über den equilibrierten Krümmungsscheitel geschoben, so daß hierbei große Kräfte wirken können, welche zu einem guten Korrektureffekt führen. Unter Berücksichtigung dieser grundsätzlichen Voraussetzungen gehen wir bei der Abnahme der Orthesenversorgung wie folgt vor:

- Die Patienten werden gefragt, was sie an der Orthese stört
- Es erfolgt die manuelle Überprüfung des Pelottendrucks im Bereich der Thorakalpelotte, der Lumbalpelotte, der Axillarpelotte und dem thorakalkonkavseitigen ventralen Druckpunkt (Punkt 4 nach Chêneau). Kann hier

die kontrollierende Hand noch zwischen Körper und Korsett fahren, so wird eine Aufdoppelung vorgenommen. Vor Einzeichnung dieser Aufdoppelung am Korsett werden

- die Druckzonen eben klinisch bestimmt. Hierzu wird zunächst im Bereich der Freiräume eine Markierung der Hautzone auf der Ebene vorgenommen, auf der die Druckzone ihren tiefsten Einschnitt hat (Talsohle der Abtragung). Zur Überprüfung der Druckzonen wird das Korsett ausgezogen; die Druckzonenmarkierung läßt nun die Beurteilung der Druckzonenebene zu.

Nach Durchlaufen dieser drei Schritte werden die entsprechenden Markierungen zur Korsettveränderung an der Orthese direkt vorgenommen.

Problemzonen in der Praxis

Nach Chêneau sollten die Druckzonen in jedem Fall geringer gekrümmt sein als die Körperoberfläche.

Wären die „Buckel" vollständig von einer Pelotte umschlossen, wäre ihre Abflachung nicht mehr möglich. In einem solchen Fall wird -oftmals- gerade bei zu starkem lateralen Druck – der Rippenbuckel noch viel spitzwinkeliger und somit konservativen Maßnahmen immer weniger zugänglich.

Bei entsprechend steifen Krümmungen ist innerhalb kürzerer Zeit eine wesentliche Aufspreizung des Rippenbuckels nicht zu erwarten, so daß die Expansionsräume zur Verbesserung des kosmetischen Erscheinungsbildes auch kleiner gehalten werden können.

Zusätzlich ergibt sich bei Einbringung einer Schaumpelotte eine Verbreiterung der Druckzone, wodurch gerade bei diesen steifen Krümmungen eine bessere Druckverteilung möglich ist.

Wiederkehrende Mängel in der Praxis

- Bei der Begutachtung von Orthesen findet man immer noch „Chêneau-Korsette", die keine wesentlichen Abtragungen enthalten und die, bei relativ symmetrischer Bauweise, lediglich eingeklebte Pelotten aufweisen. Eine solche Orthese ist bei unflexiblen Krümmungen jenseits der 20-Grad-Grenze kaum noch wirksam.
- Die Abtragungen zu Punkt 1 und Punkt 2 nach Chêneau liegen mehr als drei Zentimeter unterhalb des Scheitelpunktes der jeweiligen Krümmungen und verstärken hierdurch manchmal gar die Gegenkrümmung.
- Sehr häufig findet sich Punkt 3 (axilläre Abtragung) überhaupt nicht ausgeprägt: Unter der Achsel paßt noch eine ganze Faust zwischen Korsett und Achselhöhle oder dieser Punkt ist zu tief angelagert und befindet sich gegenüber der Thorakalpelotte (Kompressionseffekt!).
- Ebenfalls ist das Derotationsprinzip einer Chêneau-Orthese sehr häufig dann nicht gewährleistet, wenn bei Punkt 4 keinerlei Abtragung erfolgt ist und somit keine Kraft von ventral nach dorsal wirkt. Die oft noch zusätzlich weiter dorsal angebrachten Pelotten zu Punkt 1 bis 3 verstärken lediglich den Hohlrücken.

Wenn aber die Axillarpelotte nicht ausgeprägt ist, fehlt der 3. Punkt zur Aufrichtung der Thorakalkrümmung, und somit kann der optimale Korrektureffekt thorakal hier nicht erreicht werden. Fehlt eine Abtragung im Bereich des Punktes 4, so kann außerdem nicht von einer Derotationswirkung gesprochen werden. Insofern handelt es sich dann nicht um eine Derotationsorthese nach Chêneau.

Das Tragen einer Orthese ist mit vielfältigen Einschränkungen und zu Beginn manchmal auch mit Schmerzen verbunden, das Tragen einer Orthese bringt oftmals die gesamte Gefühlswelt der Patienten durcheinander, und zusätzlich wird Druck ausgeübt von Seiten der Eltern und oft auch von Seiten des Arztes. Dieser oftmals sehr schwierige und steinige Weg läßt sich für Patienten nur dann rechtfertigen, wenn für eine optimale Bauweise der Orthese Sorge getragen wird.

Nach unseren Erfahrungen läßt sich hierdurch oftmals eine vollständige Korrektur oder gar Überkorrektur erzielen, wenn dies vor Auftreten des puberalen Wachstumsschubes erfolgt. Eine solch starke Korrektur muß natürlich durch einen vermehrten Druck im Korsett erreicht werden, welcher von dem Patienten nur dann toleriert werden kann, wenn das Konstruktionsprinzip der Orthese optimal gelingt und Freiräume gegenüber den Druckzonen eingerichtet sind.

Ferner ist es oftmals notwendig, gerade kurz vor dem puberalen Wachstumsschub, daß die Anschulung der Orthese möglichst schnell gelingt, um den Wachstumsschub zur Korrektur nutzen zu können. Um eine möglichst schnelle Anschulung zu erreichen, muß zunächst die Patientin (in der Mehrzahl sind es ja Mädchen) bzw. der Patient genauestens über die Notwendigkeit der Korsettbehandlung aufgeklärt werden. Ein primärer Korrektureffekt von 50% bis zu mehr als 100% ist jedoch bei bereits größtenteils eingesteiften Krümmungen über 40 Grad (Juvenile Skoliose im Pubertätsalter) nicht bei der ersten Versorgung möglich, während bei der idiopathischen Adoleszentenskoliose durchaus bei guter Technik Überkorrekturen möglich sind. Es ist sicherlich so, daß nur durch eine optimale Korrektur tatsächlich das Wachstum in der Weise gelenkt werden kann, daß bereits keilförmig gewordene Wirbelkörper ihre Form wieder in Richtung Korrektur ändern können. Diese Keilverformung ist von Perdriolle und anderen (1992) analysiert worden. In einer Studie (Xiong et al. 1993) wird angegeben, daß eine Keilverformung von Wirbelkörpern und Bandscheiben in der Frontalebene bereits bei Krümmungen mit einem Cobb-Winkel von 4 Grad besteht. Um so wichtiger erscheint eine frühzeitige optimale Korrektur einer progredienten Wirbelsäulenverbiegung, um tatsächlich eine wachstumslenkende Wirkung zu erzielen.

Der Brace Quality Score (BQS)

Die Komplexität der Chêneau-Versorgung läßt den Versuch einer Standardisierung der Korsettabnahme als sinnvoll erscheinen. Als Diskussionsgrundlage für eine solche Standardisierung soll der Brace Quality Score dienen.

Bei der Beurteilung des BQS sind für sämtliche Hauptdruckzonen (1–4) folgende Punkte abzuklären:

1. Bei flexiblen Krümmungen muß die Hauptdruckzone genau auf Höhe des Krümmungsscheitels sein, damit nicht über schräge Kraftvektoren Gegenkrümmungen gefördert werden oder neue Krümmungen entstehen.
2. Bei rigiden Krümmungen liegt der Hauptdruckpunkt großflächig unterhalb der Scheitelwirbel und wird nur bis zum Scheitelwirbel hochgezogen, damit die Aufrichtung des kranialen Krümmungsschenkels nicht behindert wird. Die Komplikationen wie bei 1. sind hier nicht zu erwarten.

- Druckausprägung durch den Handtest. Wenn die Finger nicht mehr zwischen Pelotte und Rippenbuckel und Lendenwulst passen, ist zum Untersuchungszeitpunkt zumindest die Druckausprägung optimal (Abb. 2 und 3).
- Drückhöhe in Bezug zum Scheitelwirbel. Hier wird über ein offenes Fenster auf der Gegenseite die Hauptdruckhöhe bestimmt (der am weitesten eingezogene Bereich der Abtragung).
- Druckwinkelanordnung. Die Druckwinkelanordnung sollte im Lumbalbereich z.B. von dorsal und dorsolateral erfolgen. Im Thorakalbereich von dorsolateral, im Axillarbereich hauptsächlich lateral mit kleiner dorsaler Komponente und im Ventralbereich (Punkt 4 nach Chêneau) ventral und leicht lateral.
- Freiräume gegenüber den Hauptdruckzonen. Zur Vermeidung von Kompressionseffekten

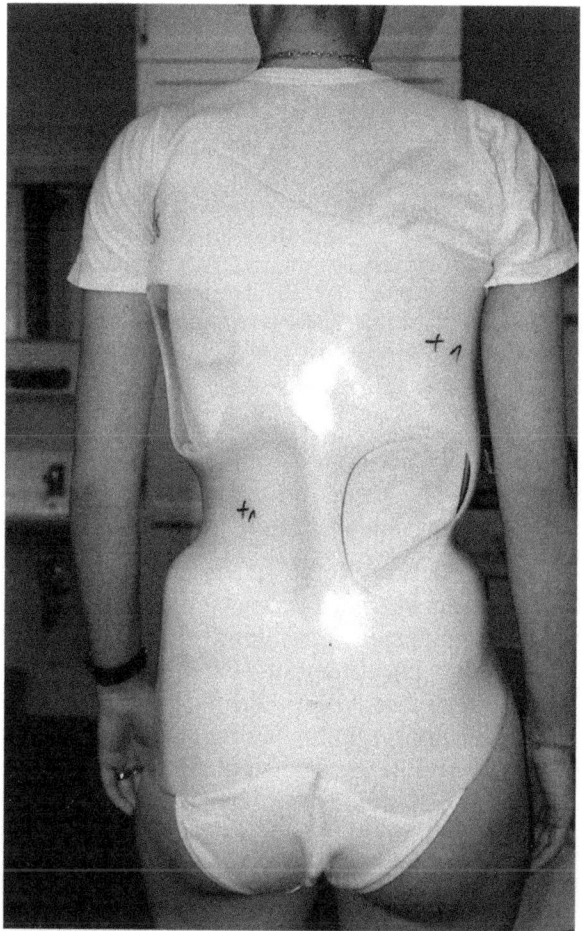

Abb. 2. Nachpolsterung von Punkt 1–3 auf einem bereits angeschulten Korsett für den Mechaniker angezeichnet. Die Druckzonen dürfen zur Vermeidung von Druckstellen nie gegenüber liegen. Auf Freiräume gegenüber den Druckzonen ist zu achten. Vorher muß natürlich eine Krümmungsmusterveränderung durch die Korsettwirkung ausgeschlossen werden.

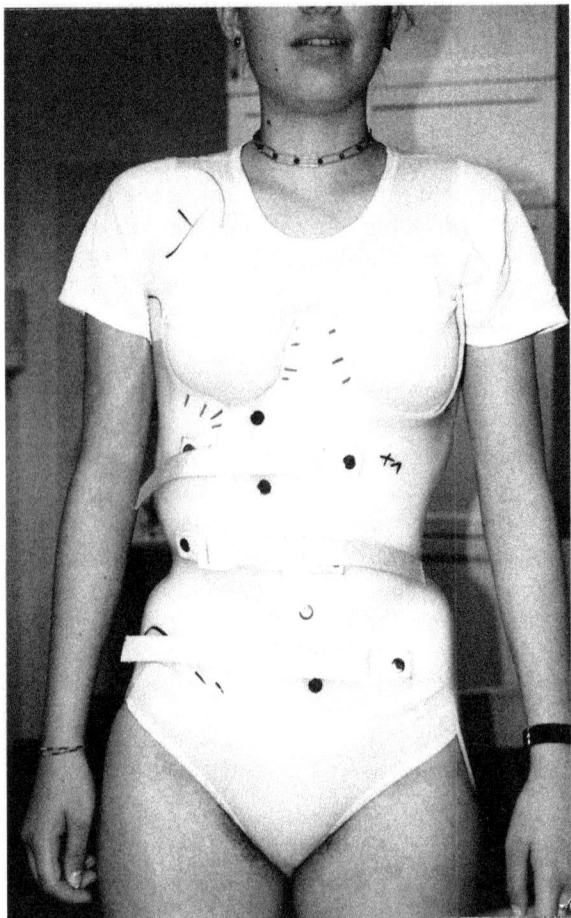

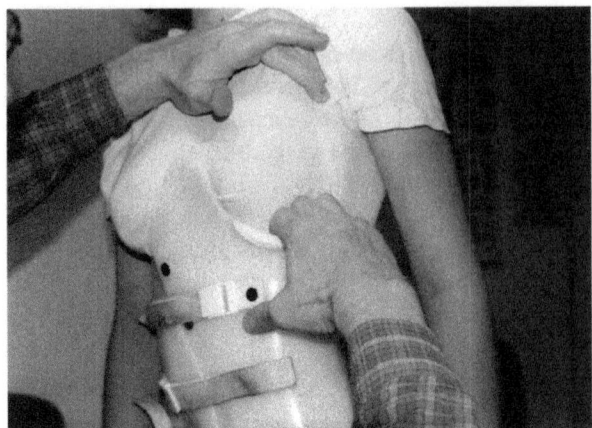

Abb. 4. Manueller Test zur Überprüfung von Punkt 4. Dieser thorakale Derotationspunkt hält zusätzlich die Patientin im Korsett gegen die dorsolateral angebrachten Pelotten der Punkte 1–3 und verhindert so die Flachrückenbildung. Entsprechend wirkt er auch auf das lumbale „Realinement" im sagittalen Profil (s.a. Abb. 1.).

Abb. 3. Veränderung eines angeschulten Korsetts von vorne. Punkt 4 wird aufgepolstert, die gewachsene Brust wird befreit und die rechtsgelegene Schulterpelotte kann entfallen, da Punkt 4 die Patientin im Korsett hält. Die Patientin war mittlerweile in die Breite gewachsen, weshalb auch am Beckenkamm rechts ein Freiraum geschaffen werden mußte.

- Ist ein Gegenpunkt zur Lumbalpelotte im Becken anmodelliert (1P)
- Ist auf die beckenentwringende Komponente geachtet worden, bei Nichtvorhandensein von einer Beckenverwringung wird dieser Punkt vergeben, wenn eine symmetrische Beckenfassung befund- und indikationsgerecht vorgenommen wurde (1P).

Der Brace Quality Score im einzelnen:
- Punkt 1 nach Chêneau: 4 Punkte
- Punkt 2 nach Chêneau: 4 Punkte
- Punkt 3 nach Chêneau: 4 Punkte
- Punkt 4 nach Chêneau: 4 Punkte
- Beckenfassung: 4 Punkte
- Insgesamt: 20 Punkte

Die Korsettanschulung

Wenn nach der Erstanprobe die ersten Veränderungen zur Verbesserung des Tragekomforts durchgeführt worden sind, soll das Korsett sofort möglichst vollzeitig getragen werden. In den meisten Fällen genügt es zur Druckentlastung einfach die Schnallen des Korsettes 15-20 Minuten zu öffnen und anschließend wieder fest anzuziehen. Durch die Ruhephasen kann sich die Haut wieder erholen und somit verträgt der Körper oftmals schon am ersten Tag eine unterbrochene Tragedauer von mehr als 20 Stunden. Nach etwa einer Woche Tragezeit sollte das Korsett für 23 Stunden ununterbrochen toleriert wer-

sind Freiräume gegenüber den Druckzonen unabdingbare Voraussetzungen für die Korsettwirksamkeit. Dementsprechend müssen diese jederzeit Beachtung finden. Dies geschieht im Chêneau-Korsett beispielsweise durch Auftragen am Gipspositiv und für den Axillarpunkt durch weitreichende Abnahme des gegenübergelegenen oberen Korsettrandes unter der Axilla. Für den ventralen Druckpunkt (Punkt 4 nach Chêneau, Abb. 4.) ist dorsal direkt über der Wirbelsäule und daumenbreit neben der Dornfortsatzreihe auf alle Fälle ein Freiraum zu schaffen.

Zur Beurteilung der Beckenfassung sind drei weitere Punkte zur Score-Bildung vorgesehen:
- Ist die Beckenfassung stabil und sind die Beckenkämme modelliert (2P)

den. Sollten sich jedoch bei der vollzeitigen Anschulung nachts Schlafstörungen ergeben, so wäre dann eine Woche zu warten, ehe ein erneuter Versuch des Nachttragens unternommen wird. Der tägliche Versuch des Nachttragens kann sich nämlich ansonsten durch das entstehende Schlafdefizit zermürbend auf den Patienten auswirken.

Während der Anschulungsphase ist es wichtig, daß die vom Patienten berichteten Probleme ernst genommen werden. Es ist hierbei äußerst wichtig die Problemzonen zu erkennen und zu beseitigen, so daß am Ende der Korsettanschulung nur noch der Druck an den notwendigen Druckpunkten verspürt wird.

Liegt die Druckpelotte der Haut in diesem Bereich großflächig an, so wird ein maximaler Korrektureffekt mit einem Minimum an körperlicher Beeinträchtigung des Patienten erreicht. Bestehen auch nach sicherem Beseitigen aller Mängel am Korsett noch Schmerzen, ist nochmals eine eingehende Untersuchung des Patienten erforderlich. In Einzelfällen kann eine Rippenblockierung schon einmal dazu führen, daß das Korsett nicht toleriert wird. In einem solchen Falle sollte zunächst manualtherapeutisch versucht werden die schmerzhafte Bewegungsstörung zu beseitigen, bei einem Costotransversalsyndrom ohne freie Bewegungsrichtung kommen auch medikamentöse und andere physikalische Maßnahmen in Betracht.

Zur Anschulung gehört auch die ausgiebige Aufklärung des Patienten und die Beantwortung aller seiner Fragen. Vielfach kommen die Patientinnen und Patienten ja mit ihren Eltern zur Beratung. Wenn der Eindruck im Verlaufe von Gespräch und Untersuchung entsteht, daß die Eltern dazu neigen sehr gefühlsbetont zu reagieren, ist es ratsam, vielleicht zunächst einmal mit den Eltern alleine die Problematik zu erörtern und zu dedramatisieren. In vielen Fällen nämlich führen emotionale Äußerungen der Eltern dazu, daß letztendgültig das Kind die notwendige Korsettversorgung ablehnt oder als etwas Schlimmes empfindet. Andererseits sollte man sich bei der Korsettversorgung als behandelnder Arzt nicht allzusehr in den Vordergrund drängen, sondern dem Kind oder Jugendlichen die Behandlung eigenverantwortlich überlassen. Durch Verständnis und durch umfassende Informationen gelingt es selbst bei Kindern unter 10 Jahren meist relativ leicht, diese Eigenverantwortung zu wecken und somit zu einem günstigen Verlauf der Wachstumsstörung beizutragen. Übereifrige Eltern müssen manchmal gar gebremst werden ihr Kind täglich mehrfach zu ermahnen, zumal gerade in dieser Phase der Persönlichkeitsentwicklung solche Ermahnungen oftmals das Gegenteil zur Folge haben und zu einer Ablehnung der Korsettversorgung führen können. In diesem Sinne erscheint es besser, wenn die Korsettanschulung vielleicht erst 14 Tage später gelingt, als daß das Korsett vollständig abgelehnt wird.

Zur Pflege der druckaufnehmenden Hautflächen sind tägliche Bürstungen und Alkoholeinreibungen zu Beginn der Anschulungsphase über den betroffenen Stellen notwendig. Cremes sollten generell vermieden werden, da sie die Haut aufweichen und somit gegen den Druck weniger widerstandsfähig machen.

Behandlungsdauer und Abschulung

Die Behandlungsdauer kann recht unterschiedlich sein. Gelingt bei frühzeitiger Anschulung und relativ geringem Krümmungswinkel eine vollständige Korrektur oder gar eine Überkorrektur, kann es sein, daß kurz nach Auftreten der Regelblutung mit der Abschulung begonnen werden kann, bevor eine strukturelle Krümmung in die Gegenrichtung entsteht. Bei stärkeren Wirbelsäulenverbiegungen, welche nicht vollständig korrigiert werden können, ist es hingegen erforderlich, das Korsett möglichst lange zu tragen. Früher wurde die Abschulung bei Mädchen fast immer mit dem 15. oder 16. Lebensjahr durchgeführt. Es hat sich jedoch gezeigt, daß eine längere Tragedauer zu besseren Ergebnissen führt. Dies ist wohl auf den Umstand zurückzuführen, daß das Wirbelsäulenwachstum auch nach Schluß der röntgenologisch sichtbaren Wachstumsfugen noch teilweise mehr als 2 Jahre weiterwächst (Howell et al. 1992). Dies hat uns dazu geführt, die Abschulung bei stärkeren Krümmungen erst mit dem 18. Lebensjahr je nach Reifezustand zu beginnen. Während der Korsettbehandlung sollte regelmäßig, wenn möglich täglich, ein krankengymnastisches Heimprogramm absolviert werden, damit die Muskulatur funktionsfähig bleibt.

Zwar ist durch elektromyographische Studien (Güth et al. 1976 und 1978) belegt, daß auch im Korsett während der Alltagsaktivitäten die Rumpfmuskulatur aktiv bleibt, ein Übungsprogramm kann jedoch im ungünstig verlaufenden Einzelfall dafür sorgen, daß ungünstige

Konsequenzen der Korsettversorgung auf die Rumpfmuskulatur ausbleiben. Vor allem muß das Haltungsgefühl der Patienten während der Tragezeit aufgebaut und erhalten werden, damit in der Abschulungsphase nicht übermäßige Korrekturverluste hingenommen werden müssen. Dieses häusliche Übungsprogramm kann daher nicht durch allgemeine sportliche Aktivitäten ersetzt werden.

Beim Schulsport kann das Korsett ausgezogen werden, es sollte jedoch anschließend direkt wieder angelegt werden, um die Tragezeit nicht unnötigerweise zu verringern. Leistungssport ist bei Skoliosepatientinnen mit Korsettindikation zu vermeiden, was jedoch nicht heißt, daß nicht in einzelnen Fällen eine individuelle Entscheidung auch für leistungssportliche Aktivitäten (z. B. Schwimmen) getroffen werden kann. Im Schulsport sind Skoliosepatientinnen und -patienten oftmals benachteiligt. Dies betrifft gerade auch die Kinder und Jugendlichen, welche mit einem Korsett versorgt sind. Nach einer Kultusministerkonferenz von 1988 kann in solchen Fällen auch der Fleiß und Einsatz während des Sportunterrichtes und nicht die Leistung als Bemessungsgrundlage für die Notengebung herangezogen werden. Leider wird hiervon wohl auch aus Unkenntnis nur selten Gebrauch gemacht, wenn eine vergleichende Beurteilung der Leistung aus medizinischen Gründen nicht möglich ist. Bei Problemen das Korsett zu tragen, bei Schmerzen, bei Parästhesien oder auch bei Übelkeit und Atemnot sollte der behandelnde Orthopäde aufgesucht werden, welcher dann durch die klinische Untersuchung meist feststellen kann, worauf die Beschwerden zurückzuführen sind. Bei Problemen am Korsett (abgerissene Schnalle, angebrochener Bügel, etc.) sollte direkt der Orthopädietechniker angesprochen werden.

Die notwendigen Röntgenkontrollaufnahmen führen zu einer erhöhten Strahlenbelastung der PatientInnen. Diese läßt sich bei schlanken Individuen dadurch reduzieren, daß Folgeaufnahmen auch im Korsett mit der halben Belichtungszeit und somit mit der halben Strahlenbelastung angefertigt werden können (Neugebauer 1994). Zum Ausmessen des Krümmungswinkels reicht die Qualität der Röntgenaufnahmen immer aus, bei ganz schlanken Kindern sind auch alle Einzelheiten der Knochenstruktur zu erkennen.

An dieser Stelle sei auch noch erwähnt, daß Steuererleichterungen in Anspruch genommen werden können als Sonderausgabe durch den Kleidermehrverschleiß.

Damit die Rumpfmuskulatur sich an den korsettfreien Zustand wieder gewöhnen kann, ist zum Behandlungsabschluß die schrittweise Abschulung des Korsettes erforderlich. Hierzu wird zunächst über je 3 Monate die Tragezeit am Tage um 3 Stunden reduziert, ehe dann für das letzte halbe Jahr das Korsett nur noch nachts getragen wird. Gerade während dieser Abschulungsphase ist nochmals eine stationäre Rehabilitationsbehandlung mit einem intensiven Übungsprogramm notwendig, um den oftmals zu erwartenden Korrekturverlust so gering wie möglich zu halten. Auf diese Weise läßt sich bei vielen Patienten das Ziel erreichen, eine von Behandlungsnotwendigkeiten ungetrübte Lebensqualität im Erwachsenenalter zu erhalten.

Literatur

Appelgren G, Willner S (1990) End Vertebra Angle – A Roentgenographic Method to Describe a Scoliosis. A Follow-up Study of Idiopathic Scoliosis Treated with the Boston Brace. Spine 15:71–74

Bunnel WP, Mc Evans BD, Daja Kuma VS (1980) The use of plastic jackets in the non-operative treatment of idiopathic scoliosis. J Bone Joint Surg 62A:31–38

Büsch HG (1994) Persönliche Mitteilung im Rahmen einer Sitzung des Arbeitskreises Skoliose der DGOT in Cuxhaven

Chêneau J (1997) Das „original" Chêneau-Skoliosen-Korsett 1997. Verlag Orthopädie-Technik, Dortmund

Daler S, Mouilleseaux B, Diana G et al. (1993) Orthèse élastique trois points pour le traitement des scolioses lombaires idiopathiques évolutives de l'adolescent. Vortrag auf der 21. Jahrestagung der GEKTS, 15–16 Okotober, Genf

Ducongé P (1991) Le Corset Actif Ou 3 Valves. In: Ducongé (Editor): La Scoliose. Vingt Années de Recherches et D'Expérimentation. Sauramps, Montpellier, pp 151–165

Edelmann P (1995) Greg Houghton Memorial Lecture „Mistakes in conservative scoliosis therapy". 20th annual meeting der Britisch Scoliosis Society, 23. – 24. März

Emans JB, Kaelin A, Bancel P et al. (1986) The Boston bracing system for idiopathic scoliosis. Follow-up results in 295 patients. Spine 11:792–801

Frederico DJ, Renshaw TS (1990) Results of Treatment of Idiopathic Scoliosis with the Charleston Bending Orthosis. Spine 15:886–892

Goldberg CJ, Dowling FE, Hall JE et al. (1993) A Statistical Comparison Between Natural History of Idiopathic Scoliosis and Brace Treatment in Skeletally Immature Adolescent Girls. Spine 18:902–908

Graf, H, Dauny G (1993) Analyse Tridimensionelle Des Scolioses - Application A L'Appareillage - Le Corset 3D. Résonnances Européennes du Rachis 1:25–31

Güth V, Abbink S, Götze HG (1978) Ganguntersuchungen an Patienten mit idiopathischen Skoliosen und der Einfluß des Milwaukee-Korsetts auf das Gangbild. Z Orthop 116:631–640

Güth V, Abbink S, Götze HG et al. (1976) Kinesiologische und elektromyographische Untersuchungen über die Wirkung des Milwaukee-Korsetts. Z Orthop 114:480–486

Hanks G, Zimmer B, Nogi J (1988) TLSO Treatment of Idiopathic Scoliosis – An Analysis of the Wilmington Jacket. Spine 13:626–629

Heine J (1992) Spontanverlauf der idiopathischen Skoliose. Vortrag auf dem 2. Sobernheimer Workshop am 25. April, Sobernheim

Heine J, Götze HG (1985) Endergebnisse der konservativen Behandlung der Skoliose mit dem Milwaukee-Korsett. Z Orthop 123:323–337

Hopf Ch, Heine J (1985) Langzeitergebnisse der konservativen Behandlung der Skoliose mit dem Chêneau-Korsett. Z Orthop 123:312–322

Howell FR, Mahood JK, Dickson RA (1992) Growth Beyond Skeletal Maturity. Spine 17:437–440

Lonstein JE, Carlson JM (1984) The prediction of curve progression in untreated idiopathic scoliosis during growth. J Bone Joint Surg 66 A:1061–1071

Mellerowicz H, Böckel T, Neff G, Frey R (1994) Mittel- und Langzeitergebnisse der Behandlung von lumbalen Skoliosen mit dem Boston-Brace. Vortrag auf der 42. Jahrestagung der Vereinigung Süddeutscher Orthopäden e.V., 28. April bis 1. Mai, Baden-Baden

Nachemson AL, Peterson LE (1993) Scoliosis Research Society Brace Study Report, Part I: Effectiveness of Brace Treatment in Moderate Adolescent Idiopathic Scoliosis. Proceedings of the Scoliosis Research Society Meeting, 19–23 September, Dublin

Nachemson AL (1993) Bracing and Harrington Rod Fusion for Adolescent Idiopathic Scoliosis, are they Outmoded Treatment Methods? Guest Lecture anläßlich des Ninth International Phillip Zorab Scoliosis Symposiums, 16–17 September 1993, Cambridge

Nachemson AL (1993) Psychosocial Factors in Scoliosis. Guest Lecture anläßlich des Ninth International Phillip Zorab Scoliosis Symposiums, 16–17 September 1993

Neugebauer H (1994) Mitteilung im Rahmen einer Sitzung des Arbeitskreises Skoliose der DGOT in Cuxhaven

Ollier M (1991) Olympe: (Orthèse Lyonnaise Massues Pression Elastique) „Stretch Brace". Vortrag auf der 19. Jahrestagung der GEKTS, Modena 18–19 Oktober

Perdriolle R, Becchetti S, Vidal J et al. (1992) Déscription de la Cunéiformisation de la Vertèbre Apicale.

In: Dansereau, J (Editor) International Symposium 3-D Scoliotic Deformities. Editions de l'Ecole Polytechnique de Montréal, Gustav Fischer Verlag, Stuttgart, pp 244–249

Peterson LE, Nachemsom AL (1993) Scoliosis Research Society Brace Study Report, Part II: Factors Predicting Progress In Moderate Adolescent Idiopathic Scoliosis. Proceedings of the Scoliosis Research Society Meeting, 19–23 September, Dublin

Ponte A (1993) A Concept for Prevention of Progressive Idiopathic Scoliosis. Abstract auf dem Ninth International Phillip Zorab Scoliosis Symposium, 16–17 September, Cambridge

Price C, Scott D, Reed FE et al. (1990) Nighttime Bracing for Adolescent Idiopathic Scoliosis with the Charleston Bending Brace. Spine 15: 1294–1299

Smits JFA (1992) Indikationen und Grenzen des Boston-Brace in der Skoliosebehandlung. In: Weiß, HR (Hrsg): Wirbelsäulendeformitäten, Band 2, Fischer Verlag, Stuttgart, pp 29–31

Willers U, Normelli H, Aaro S et al. (1993) Long-Term Results of Boston Brace Treatment on Vertebral Rotation in Idiopathic Scoliosis. Spine 18:432–435

Xiong B, Sevastzik JA, Hedlund R et al. (1994) Radiographic Changes at the Coronal Cambridge

Pehrsson, K, Larsson S, Oden A et al. (1992) Long-Term Follow-up of Patients with Untreated Scoliosis. A Study of Mortality, Causes of Death, and Symptoms. Spine 17:1091–1096

Weiss, HR (1993a) Value of Scoliosis Specific Exercises – a Prospective Study. Vortrag auf dem Ninth International Phillip Zorab Scoliosis Symposium, 16–17 September, Cambridge

Weiss, HR (1993b) Changes in electrocardiography due to scoliosis-specific rehabilitation. Vortrag auf dem International Symposium on Spine Disorders in the Light of Modern Diagnosis and Treatment, 24.–26. September in Katowice, Polen

Weiss, HR (1993) Scoliosis-Related Pain in Adults – Treatment Influences. European Journal of Physical Medicine and Rehabilitation Vol 3, No 3

Weiss, HR (1995) Quality criteria of scoliosis bracing – assessment of primary correction. Vortrag auf dem 20th annual meeting der British Scoliosis Society, 23.–24. März, Windermere

Weiss, HR, El Obeidi, N, Lohschmidt, K, Thomas, U (1995) Die stationäre Skolioserehabilitation – Eine „worst-case" Analyse. Vortrag auf der 43. Jahrestagung der Vereinigung Süddeutscher Orthopäden, 28. April – 1. Mai, Baden-Baden

White, AA, Panjabi, M (1976) The Clinical Biomechanic of Scoliosis. Clin. Orthop. 118:101–108

Die konservative Behandlung von idiopathischen Skoliosen mit Orthesen – Indikation und Therapiegrundsätze

C. Hopf

Zusammenfassung

Eine Orthesentherapie bedeutet als die konservative Behandlungsform von Skoliosen eine erhebliche Einschränkung im täglichen Leben, auch fällt sie häufig in die instabile Pubertätsphase. Aus diesem Grund muß sich ein Behandlungsregime nach dem gegenwärtigen Wissen um die natural history und die wahrscheinliche Progredienz von idiopathischen Skolioseerkrankungen richten, um eine adäquate Beurteilung und zeitgemäße Behandlung zu definieren. Die Indikation zur Orthesenbehandlung nach geeigneten Richtlinien setzt eine hervorragende Kooperation zwischen Arzt, Orthopädietechniker und Krankengymnasten voraus. Unabdingbar sind reproduzierbare Standard-Röntgenaufnahmen der gesamten Wirbelsäule im Stehen sowie eine regelmäßige Weiterbildung und Routine bei der Orthesenversorgung.

Einleitung

Ziel der konservativen Skoliosebehandlung ist die Adaption von Form und Funktion der deformierten Wirbelsäule an annähernd physiologische Bedingungen. Korrigierende Kräfte werden von außen an die Wirbelsäule herangebracht, deren Kraftrichtung, Stärke, Dauer, Frequenz, Lokalisation und Art differieren. Nach White und Panjabi (1976) gestatten distrahierende, axiale Krafteinwirkungen bei Krümmungen über 53° (Cobb 1948) günstigere Korrekturen als transversale, seitlich quere Krafteinwirkungen, deren Wirkungsgrad aber bei geringeren Skoliosewinkeln nachweisbar ist. In der konservativen Skoliosetherapie wurde dies durch die Entwicklung verschiedener Orthesentypen, deren Korrekturmechanismen den möglichen Krafteinleitungen folgen, berücksichtigt. Unterteilt werden können die Orthesen nach Nash (1980) in:

- Orthesen mit distrahierender, axialer Krafteinleitung. Prototyp dieser Orthesenform ist die Milwaukee-Orthese, deren Halsring den Patienten ständig an eine selbständige Aufrichtung der Krümmung erinnert. Edmonson und Morris (1973) fanden bei 52 Patienten einen mittleren Korrekturgewinn von 18% bei den thorakalen und 16% bei den lumbalen Krümmungen. Bereits 1970 berichteten Moe und Kettelson über mittlere Korrekturen bei den Thorakalskoliosen von 24% und bei den hochthorakalen Krümmungen von 10%. Carr und Mitarb. (1980) beobachteten einen thorakalen Korrekturgewinn von 2%, lumbal und thorakolumbal konnte eine Korrektur von 4% ermittelt werden. Keiser und Shufflebarger (1976) beschrieben eine Korrektur von 25% bei thorakalen und von 20% bei lumbalen Krümmungen. Spätere Ergebnisse teilten die optimistischen Frühresultate nicht. Cochran und Nachemson (1985) berichteten einen mittleren Korrekturverlust von 3°, Heine und Götze (1985) von 7°. Lonstein und Winter (1994) faßten ihre Erfahrungen bei der Behandlung mit der Milwaukee-Orthese nach der Behandlung von 1020 Patienten zusammen. 229 Patienten wurden operiert. Charakteristisch für das Therapieversagen waren ein Ausgangswinkel über 30° und ein frühes Auftreten der Skoliose. Bei den verbleibenden 791 Patienten zeigte sich beim Abschulen von der Orthese eine geringe Verbesserung des Ausgangswinkels von 0–4°. Als *prognostisch ungünstige* Faktoren erwiesen sich: *Art und Ausmaß der Skoliose, Patientenalter, Risser-Zeichen und der Zeitpunkt des Eintretens der Menarche bei Mädchen. Die Autoren empfahlen die sofortige Orthesentherapie bei Skoliosen über 25° und einem Risser-Zeichen von 0.*

- Orthesen mit querer, transversaler Krafteinwirkung (Derotationsorthesen). Vorteile dieser Korsette sind die bessere Anformung an den Körper, eine erhöhte Stabilität und relative Unsichtbarkeit, da sie unter der Kleidung getragen werden. Eine sichtbare Kinn-Halsabstützung fehlt. Unterschieden werden Derotations-Orthesen aus Plastik (Chêneau-, Boston-, Wilmington-, CBW-, Cuxhaven-Orthese, Vienna-Brace u. a.) und Orthesen aus Plastik und Metall (Stagnara- und Riviera-Orthese u. a.). Watts und Mitarb. (1977) berichteten über sehr günstige Behandlungserfolge bei der Behandlung mit der Boston-Orthese. Hall (1979 und 1984) ging von einem langfristigen Korrekturgewinn von 10% aus. Laurnen und Mitarb. (1983) von mittleren Korrekturgewinnen in der Orthese zwischen 36 und 43%. Emans und Mitarb. (1986) gaben eine verbleibende Korrektur von 11% an. Willers u. Mitarb. (1993) fanden bei einer mittleren Beobachtungszeit von 8,5 Jahren, daß Ausgangswinkel, Wirbelrotation, Rippenbuckel und Translation des Scheitelwirbels keine wesentliche Änderung erfahren hatten, gleichzeitig aber eine Progredienz verhindert wurde. Die Ergebnisse der Chêneau-Orthese sind vergleichbar. Frühergebnisse (Matthiaß und Mitarb. 1979, Grill und Chêneau 1982) ergaben lokalisationsabhängige mittlere Korrekturen zwischen 20–50%. Nach Abschulung der Orthese verblieb ein mittlerer Korrekturwert von 14% (Hopf und Heine 1985, Karbowski u. Mitarb. 1995). Bei Krümmungen zwischen 20–29° bestand eine höhere Behandlungseffektivität als bei den Krümmungen über 30°.

Der Sinn einer Orthesenbehandlung wird auch in Frage gestellt (Miller und Mitarb. 1984). So fanden Goldberg u. Mitarb. (1993), die jeweils 32 Patientinnen (Risser-Zeichen 0) mit und ohne Orthesenbehandlung verglichen, keine Unterschiede im Hinblick auf das Progredienzverhalten. Ebenso wird die Zeitdauer der täglichen Orthesen-Therapie diskutiert. Wurde früher generell eine Orthesentherapie von mindestens 23 Stunden täglich befürwortet, so werden heute auch eine kürzere Orthesentragezeit (Green 1986) oder das alleinige night-time-bracing empfohlen (Price u. Mitarb. 1990). DiRaimondo und Green (1988) fanden bei nur 15% der untersuchten Patienten eine hohe Behandlungscompliance, insgesamt wurden die Orthesen nur in 65% der vorgesehenen Zeit getragen. Edelmann (1992) hingegen berichtete, daß nur 19% seiner Patienten keine Compliance aufwiesen; seinen Angaben zufolge kann bei einem 23stündigen Tragen des Cuxhaven-Korsetts mit einer Krümmungskorrektur zwischen 9–22% gerechnet werden.

Indikation zur Orthesenbehandlung bei idiopathischen Skoliosen

Die Indikation zur Korsettversorgung bei idiopathischen Skoliosen im Wachstumsalter ist von vielen Faktoren abhängig wie dem Skoliose- und dem Rotationsausmaß, dem Röntgenbefund, Krümmungsfixation, den knöchernen Reifezeichen, der familiären Skoliosebelastung, der Bandlockerheit sowie dem Skoliosetyp, die gemeinsam Auskunft über die wahrscheinliche Prognose zulassen. Eine Korsettversorgung sollte bei nachgewiesener oder begründet zu erwartender Progredienz erfolgen. Unter nachgewiesener Progredienz wird bei Winkelwerten über 20° (Cobb) ein Fortschreiten der Skoliosekrümmung von mehr als 5° innerhalb von 6 Monaten verstanden. Der Indikationsbereich der Korsettversorgung liegt zwischen 20–40° bei mindestens einem Jahr verbleibender Zeit bis zur endgültigen Skelettreife. Bei Skoliosekrümmungswinkeln über 40° Cobb ist in der Wachstumsphase eine Korsettversorgung nur in Einzelfällen sinnvoll. Dieses gilt besonders für infantile und juvenile idiopathische Skoliosen, bei denen noch relativ viel Längenwachstum zu erwarten ist. Hochthorakale idiopathische Skoliosen sind einer konservativen Korsettbehandlung nicht direkt zugänglich. Mit dem Korsett kann aber die Progredienz der Ausgleichskrümmung verhindert werden, deren Ausmaß größer sein kann als die der primären Krümmung. Gegenwärtig gibt es keine gesicherten Aussagen im Hinblick auf mögliche Versagensgründe der Korsettherapie. Der gewünschte Therapieerfolg kann bei dem Auftreten der nachstehenden Punkte gefährdet sein:

* Zunahme der Skoliose während der Orthesenbehandlung.
* Zunahme der Rotation der Einzelwirbel unter der Therapie.
* Ausgeprägte Hypokyphose bei thorakalen Skoliosen.
* Primärkorrektur in der Orthese unter 30–50% bei rigiden Krümmungsmustern.
* Mangelnde Compliance.

Die Erfolgsaussichten der Orthesenbehandlung bei Skoliosen mit kongenitaler (angeborener) sowie neuromuskulärer Ätiologie folgen nicht den Gesetzen der idiopathischen Skoliose im Hinblick auf das Progredienz-, das Rotations-, das Fixationsverhalten sowie des Krümmungsaufbaus. Aus diesem Grund sollen evtl. anfallende Korsettversorgungen bei Patienten dieser Gruppen in Zusammenarbeit mit einer Spezialabteilung oder Klinik durchgeführt werden, so daß eine eintretende Krümmungsprogredienz zur rechtzeitigen operativen Korrektur führt.

Voraussetzungen der erfolgreichen Orthesenbehandlung

Die konservative Skoliosebehandlung sollte nur ein in der Orthesentherapie erfahrener Orthopäde übernehmen, der mit einem im Korsettbau erfahrenen Orthopädietechniker zusammenarbeitet. Bei der Korsetteingewöhnung müssen die Patienten durch regelmäßige Überwachung der Haut mit entsprechender Hautpflege sowie dem Erlernen von Krankengymnastikübungen geführt werden. Vor einer Korsettversorgung müssen *Röntgenaufnahmen der gesamten Wirbelsäule im Stehen in zwei Ebenen in standardisierter Röntgentechnik* und in besonderen Fällen Zusatzaufnahmen angefertigt und ausgewertet werden. Die orthesenbedingte Korrektur muß unbedingt in Röntgenaufnahmen der Wirbelsäule im frontalen und sagittalen Strahlengang mit Korsett und röntgendichten, markierten Pelotten festgehalten werden. In halbjährlichen Zeitabständen bzw. bei klinisch erkennbarer Verschlechterung ist eine Röntgenaufnahme der Wirbelsäule im ap.- oder pa.-Strahlengang im Korsett anzufertigen. Befundveränderungen müssen in Konsequenzen, beispielsweise in Form einer Korsettänderung oder einer Überprüfung der Korsetttherapie münden. Die Krümmungskorrektur sollte in einer Derotationsorthese innerhalb von 3 Monaten 30–50% gegenüber dem Ausgangswinkel betragen. In maximal dreimonatigen Abständen muß der Patient untersucht werden, evtl. anfallende Problemfragen müssen beantwortet werden. Der Sitz des Korsetts und der Zustand der Haut am Rumpf müssen regelmäßig überwacht werden. Bei Problemen muß ein Ansprechpartner kurzfristig erreichbar sein. Die psychische Betreuung der Patienten und ihres familiären Umfeldes setzt Zeit und Ruhe im Umgang mit den Patienten voraus. Die korsettfreien Zeiten während der Eingewöhnungszeit, Korrekturzeit, Stabilisierungszeit und Abschulung sind unterschiedlich. Während der Zeit der Skoliosekorrektur soll das Korsett möglichst nur 1 Stunde am Tag zur Haut- und Körperpflege abgelegt werden. Nach der Stabilisierung der Skoliosekrümmung kann die korsettfreie Zeit zugunsten von Schulsport, Freizeitsport oder Tanzstunde erweitert werden. Eine Röntgenkontrolle der Skolioseeinstellung bei Verlängerung der korsettfreien Zeit wird empfohlen. Sport kann mit und ohne Korsett betrieben werden. Eine Befreiung vom Schulsport sollte in keinem Fall ausgesprochen werden. Schul- und Freizeitsport sind erforderlich für die zusätzliche Muskelkräftigung. Die krankengymnastische Behandlung reicht bei einer gegebenen Korsettbehandlungsindikation als Therapie nicht aus, sie unterstützt die Korrektur im Korsett. Die Korsettentwöhnung oder Korsettabschulung sollte sich nach den knöchernen Reifezeichen an der Wirbelsäule und dem wirbelsäulennahen Beckenkamm orientieren. Bewährt hat sich die Korsettentwöhnung frühestens bei einem Risser-Zeichen 4–5, besser noch bei Risser 5. Selbst bei Abschluß der Reifezeichen sollte das Korsett möglichst noch nachts getragen werden. Die Dauer der Abschulung sollte nicht kürzer sein als 6 Monate.

Abschließende Beurteilung

Die in den letzten Jahren zur Verfügung stehenden Orthesen haben deutliche Fortschritte bei der konservativen Behandlung von idiopathischen Skoliosen zur Folge gehabt. Effektivere Korrekturen und ein verbesserter Tragekomfort haben zu einer größeren Akzeptanz dieses orthopädietechnischen Hilfsmittels geführt. Wichtig sind aber die klare Indikation zur Orthesentherapie, die regelrechte Einstellung der Orthese, die Überwachung der Patienten sowie auch das frühzeitige Erkennen eines evtl. Orthesenversagens. Notwendig ist ein fachübergreifendes Behandlungsverständnis zwischen Arzt, Krankengymnast(in) und Orthopädietechniker. Für den Patienten ist die Betreuung durch einen Arzt, der die Indikationsbreite, die Wirkungsweise und die Möglichkeiten des von ihm verordenten Hilfsmittels genau kennt, erforderlich. Mit modernen Derotationsorthesen sollte die Korrektur der Skoliosekrümmung bei der Behandlung einer idiopathischen Skoliose innerhalb von 3 Monaten 30 bis

50% betragen. Dies ist ein wichtiger Hinweis für das Erreichen des Therapieziels. Wichtig sind eine möglichst frühzeitige Erfassung und Behandlung der Patienten, da dies zu einer besseren Korrektur und einem günstigeren Spätergebniß führt.

Bei nachgewiesener Krümmungsprogredienz ist eine Orthesentherapie im Wachstumsalter bei einem Skoliosewinkel von 20–40° notwendig. Untersuchungen von Rogala und Mitarb. (1978) zum spontanen Verlauf zeigten bei Krümmungen zwischen 20–30° eine Skolioseprogredienz von nahezu 80%. Sahlstrand und Lidström (1978) befürchteten ebenfalls bei Krümmungen zwischen 15–30° in 80% der Fälle eine Verschlechterung. Brooks und Mitarb. (1975) gaben an, daß bei sehr leichten Skoliosen eine Verschlechterung der Krümmung selten sei. Ponseti und Friedman (1950), Zaoussis und James (1958), Scott und Morgan (1963) und James u. Mitarb. (1954) stellten eine erhöhte Gefahr der Skolioseprogredienz bei jüngeren Patienten fest. Bunnel (1988) benannte als Progredienzfaktoren Alter und Ausgangswinkel, wobei bei einem Ausgangswinkel von 20° in 20%, bei einem Ausgangswinkel von 30° in 60% und bei einem Ausgangswinkel von 50° in 90% der Patienten eine Skolioseprogredienz zu erwarten sei.

Deutliche Hinweise auf die gute Wirksamkeit der Orthesentherapie vor dem Hintergrund der drohenden Krümmungsprogredienz zeigen prospektive Untersuchungen von Nachemson und Peterson (1995), in denen drei Gruppen von Skoliosepatientinnen (n = 286) mit einem Ausgangswinkel zwischen 25–35° verglichen wurden. Korrekturverluste über 6° wurden als Versagen der Orthesentherapie gewertet. Von den 286 Mädchen konnten 247 (86%) nachuntersucht werden. Bei 17 von 111 Korsettpatientinnen verschlechterte sich die Krümmung. In der Gruppe von 46 Patientinnen, bei 58 der 129 beobachteten Patientinnen verschlechterte sich die Krümmung, ebenso ergab sich eine Krümmungsprogredienz bei 22 von 46 mit der Oberflächenstimulation therapierten Patientinnen. Damit wurde eine deutlich bessere Wirksamkeit der Orthesenbehandlung nachgewiesen.

Die Frage der tatsächlichen Wertigkeit eine Orthesenbehandlung kann zum gegenwärtigen Zeitpunkt nicht abschließend bewertet werden, die prospektive Studie von Nachemson und Peterson (1995) zeigt aber eine günstige Krümmungsbeeinflussung mit diesem orthopädischen Hilfsmittel. Als prädiktive Faktoren des Erfolges

einer Orthesentherapie wurden von Upadhyay u. Mitarb. (1995) eine Reduktion des Skoliosewinkels und der Wirbelkörperrotation während der Orthesenbehandlung bezeichnet, die Progredienz eines der beiden Merkmale unter der Korsettherapie wurde als Hinweis auf ein Therapieversagen gewertet. Die Erfolgsaussichten einer Orthesentherapie bei idiopathischen Skoliosen über 40° im Wachstumsalter sind gering.

Skoliosen dieses Ausmaßes sollten operiert werden. Eine bestehende mögliche Skolioseprogredienz läßt es aber als nicht verantwortlich erscheinen, Patienten mit höhergradigen Skoliosen (mehr als 25°) nicht einer entsprechenden Orthesenbehandlung zuzuführen.

Im Falle des Therapieversagens mit nachweisbarer Krümmungsprogredienz gilt in keinem Falle mehr die heute als obsolet zu bezeichnende Lehrmeinung, daß operative Korrekturen erst nach Abschluß des Wachstums durchgeführt werden dürfen. Die Operation muß wie die Orthesentherapie als prinzipieller Bestandteil eines Gesamtbehandlungskonzeptes betrachtet werden, der zu dem richtigen Zeitpunkt, dies heißt möglichst nach dem 10. Lebensjahr bei einer progredienten Skoliose eingesetzt wird. Das operative, neurologische Risiko ist bei leichten, flexiblen Krümmungen geringer als bei fortgeschrittenen, rigiden Skoliosen. Einbogige Krümmungen weisen eine kürzere Operationszeit und ein geringeres Blutungsrisiko auf, Fremdblutgaben sind im Vergleich zu doppelbogigen Skoliosen seltener. Die Behandlung flexibler Skoliosen geht mit einer Verkürzung der Krankenhausbehandlung einher, notwendige Halo-Extensionsbehandlungen mit ihren Risiken werden eingeschränkt. Kosteneinsparungen sind auch so möglich. Ein weiterer Punkt, dem operativ tätigen Orthopäden gegenüberstehen, spricht eindeutig gegen eine verspätete Operation mit Fusion des korrigierten Wirbelsäulenabschnitts. Leichte Skoliosen können kurzstreckig fusioniert werden, ausgeprägte Krümmungen erfordern oft auch die Instrumentation der kompensatorischen, strukturellen Gegenkrümmung, so daß evtl. zwei Operationen mit doppeltem Risiko notwendig werden. Langstreckige Fusionen bis L 4 oder L 5 führen zur Reduktion der verbleibenden, frei beweglichen Wirbelbogengelenke mit der Konsequenz der Mehrbelastung und frühzeitige Spondylarthrose. Ein Fusionsende oberhalb von L 3 geht hingegen ohne eine vermehrte Beschwerdesymptomatik einher.

Literatur

Brooks HL, Azen DP, Gerberg E, Brooks R, Chan L (1975) Scoliosis: A prospective epidemiology study. J Bone Jt Surg 57A:968

Bunnel WP (1988) The natural history of idiopathic scoliosis. Clin Orthop 229:20

Carr WA, Moe JE, Winter RB, Lonstein JE (1980) Treatment of Idiopathic scoliosis with the Milwaukee Brace. J Bone Jt Surg 62(A):599

Cobb JR (1948) Outline for the study of scoliosis. Am Acad Orthop 5:261

Cochran T, Nachemson AL (1985) Long-term anatomic and functional changes in patients with adolescent idiopathic scoliosis treated with the Milwaukee brace. Spine 10:127

DiRaimondo CV, Green NE (1988) Brace-wear compliance in patients with idiopathic scoliosis. J Pediatr Orthop 8:143

Edmonson AS, Morris JT (1973) Follow-up study of Milwaukee-Brace, treatment in patients with idiopathic scoliosis. J Bone Jt Surg 55A:439

Edelmann P (1992) Brace treatment in idiopathic scoliosis. Acta Orthop Belg 58, Suppl. 1

Emans JB, Kaelin A, Bancel P, Hall JE, Miller ME (1986) The Boston bracing system for idiopathic scoliosis. Spine 11:192

Goldberg EJ, Dowling FE, Hall JE, Emans JB (1993) A statistical comparison between natural history of idiopathic scoliosis and brace treatment in sceletally immature adolescent girls. Spine 18:902

Green NE (1986) Part-time bracing of adolescent idiopathic scoliosis. J Bone Jt Surg 68A:738

Grill F, Chêneau J (1982) Erfahrungen mit der Chêneau-Münster-Orthese. In: Die Skoliose. (Hrsg) Meznik F, Böhler U, M-L Verlag, Uelzen, Bd. 5, 91

Hall JE (1979) Endergebnisse der Behandlung der Skoliose mit dem Boston-Brace Vortrag, gehalten anläßlich eines Fortbildungskurses in Nymwegen, 10.10.–11.10.1979

Hall JE (1984) Endergebnisse der Behandlung der Skoliose mit dem Boston-Brace Vortrag, gehalten anläßlich eines Fortbildungskurses in Amsterdam am 4.10.84

Heine J, Götze HG (1985) Endergebnisse der konservativen Behandlung der Skoliose mit der Milwaukee-Orthese. Z Orthop 123:323

Hopf C, Heine J (1985) Langzeitergebnisse der konservativen Behandlung mit der Chêneau-Orthese. Z Orthop 123:312

James JI (1954) Idiopathic scoliosis: The prognosis, diagnosis and operative indications related to curve patterns and the age onset. J Bone Jt Surg 36B:36

Karbowski A, Hopf C, Heine J (1995) Endergebnisse der konservativen Behandlung der Skoliose – ein Vergleich zwischen Milwaukee- und Chêneau-Orthese. Orthop Praxis 1:15

Keiser RP, Shuffelbarger HL (1976) The Milwaukee-brace in idiopathic scoliosis. Clin Orthop 118:19

Laurnen EL, Tupper JW, Mullen MP (1983) The Boston-brace in thoracic scoliosis. Spine 8:388 A

Lonstein JE, Winter RB (1994) The Milwaukee brace for the treatment of adolescent idiopathic scoliosis. A review of one thousand and twenty patients. J Bone Jt Surg A 76:1207

Matthiaß HH, Lucas H, Benkelberg B (1979) Erste Erfahrungen mit der Derotations-Orthese von Chêneau. Med Orthop Techn 64:2

Miller JA, Nachemson A, Schultz AB (1984) Effectivness of braces in mild idiopathic scoliosis. Spine 9:623

Moe JH, Kettleson DN (1970) Idiopathic scoliosis. J Bone Jt Surg 52A:1509

Moritz M, Bauer R (1982) Die Boston-Orthese in der Behandlung der Skoliose. In: Die Skoliose. Meznik F, Böhler U (Hrsg), M-L Verlag, Uelzen, Bd. 5, 85

Nachemson A, Peterson LE (1995) Effectiveness of treatment with a brace in girls who have adolescent idiopathic scoliosis. A prospective, controlled study based on data from the brace study of the Scoliosis Research Society. J Bone Jt Surg 77A:815

Nash CL (1980) Current concepts review scoliosis bracing. J Bone Jt Surg 62A:848

Ponseti IV, Friedmann B (1950) Prognosis in idiopathic scoliosis. J Bone Jt Surg 32A:381

Price CT, Scott DS, Reed FE, Riddick MF (1990) Nighttime bracing for adolescent idiopathic scoliosis with the Charleston bending brace. Preliminary report. Spine 15:1294

Rogala EJ, Drummond DS, Gurr J (1978) Scoliosis incidence and natural history. J Bone Jt Surg 60A:173

Sahlstrand T, Ortengren R, Nachemson A (1978) Postural equilibrium in adolescent idiopathic scoliosis. Acta Orthop Scand 49:354

Scott JC, Morgan TH (1963) The natural history and prognosis of infantile idiopathic scoliosis. J Bone Jt Surg 45A:587

Upadhyay SS, Nelson IW, Ho EK, Hsu LC, Leong JC (1995) New prognostic factors to predict the final outcome of brace treatment in adolescent idiopathic scoliosis. Spine 20:537

Watts HG, Hall JE, Stanish WM (1977) The Boston-brace system for the treatment of low thoracic and lumbar scoliosis by the use of a girdly without superstructure. Clin Orthop 126:87

Willers U, Normelli H, Aaro S, Svensson O, Hedlund R (1993) Long-term results of Boston brace treatment on vertebral rotation in idiopathic scoliosis. Spine 18:432

White AA, Panjabi A (1976) The clinical biomechanic of scoliosis. Clin Orthop 118:101

Zaoussis A, James JIP (1958) The iliac apophysis and the evolution of curves in scoliosis. J Bone Jt Surg 40B:442

KAPITEL 6

Ist die Therapie mit dem Chêneau-Korsett wirksam?

F. Landauer

Einleitung

Bei der Skoliose handelt es sich um eine dauerhafte seitliche Krümmung des Achsenskelettes mit gleichzeitiger Rotation und Torsion infolge der Asymmetrie von Wirbelsäulenkomponenten.

Da durch die Korsett-Therapie eine völlige Aufrichtung einer Skoliose nicht zu erwarten ist, muß als realistisches Therapieziel eine anhaltende Krümmungsverbesserung oder ein Progredienzstopp als Therapieerfolg angesehen werden [6, 7, 8].

Geschichtliche Entwicklung

Vor der Jahrhundertwende wurde eine Krümmungsverbesserung im Korsett als wirkungsvolle Therapie angesehen. Eine Ergänzung zur statischen Korsettkorrektur bildete bereits die dynamische Komponente der „orthopädischen Gymnastik".

Die Erkennung des Zusammenhanges zwischen Wachstum und Krümmungszunahme (Risser 1936) führten zu einer wesentlichen Einschränkung der Therapiedauer auf die Wachstumsphase mit frühzeitigem Therapiebeginn. Eine über die Therapie hinausreichende Wirksamkeit des Korsettes wurde deshalb gefordert. Die tägliche Korsett-Tragedauer von 23 Stunden war mit dem von Blount 1945 entwickelten Milwaukee-Korsett, als aktivem Distraktionskorsett der goldene Standard über viele Jahre. Probleme mit dem verwendeten Halsring führten zu einer verstärkten Suche nach Alternativen. Mit der Entwicklung des Boston-Korsettes (1974) als Derotationskorsett kam neuerlich Bewegung in die Korsett-Therapie. Die anfängliche Indikationseinschränkung für lumbale Krümmungen wurde durch Weiterentwicklungen auf den thorakalen Bereich erweitert.

Von J. Cheneau wurde 1978 das Cheneau-Korsett als aktives Inspirations-Derotations-Korsett vorgestellt. Es beinhaltet die passive Komponente des Pelottendruckes und die aktive Derotation des Thorax durch die Inspiration. Eine begleitende Wirbelsäulengymnastik stellt dabei eine ergänzende Minimalforderung dar. In Europa hat das Cheneau-Korsett eine weite Verbreitung erlangt.

Neuere Korsettentwicklungen, wie das Charleston-Bending-Brace, aber auch Schlagworte, wie „night-time-bracing" und „part-time-bracing" geben heutzutage Anlaß für viele angeregte Diskussionen [11, 16, 31].

Korsett-Indikation

Lonstein konnte 1984 zeigen, daß eine Progredienz besonders bei Skoliosen mit einem Cobb-Winkel von über 20 Grad und Unreife des Skelettes auftritt. Als Progredienz wird dabei eine Krümmungszunahme von 5 Grad binnen 6 Monaten angesehen [19].

Der Reifezustand der Darmbein-Apophysen ist das beste Maß für das noch zu erwartende Wirbelsäulenwachstum (Risser-Zeichen). Bei Mädchen wird die Skelettreife ca. 18–24 Monate nach der Menarche erreicht.

Die zu erwartende Progredienz der Skoliose ist neben dem Ausmaß der Krümmung und dem Lebensalter auch noch von vielen anderen Faktoren abhängig. Von bekanntem Einfluß sind Rotation, Teilfixierung der Wirbelsäule, familiäre Skoliosebelastung, Geschlecht und Skoliosetyp.

Aus dem Genannten ergibt sich, daß die *Indikation* zur Korsettversorgung nur bei nachgewiesener oder begründet zu erwartender Progredienz erfolgen sollte. Den Indikationsbereich der Korsettversorgung stellen Skoliosekrümmungen zwischen 25° und 40° Cobb-Winkel bei mindestens noch 2 Jahre zu erwartender Therapiedauer bis zum Erreichen der Skelettreife dar. Bei nachgewiesener Progredienz empfiehlt sich ein Therapiebeginn bereits ab 20° Cobb-Winkel. Ein Therapiebeginn bei Werten über 45° Cobb-Winkel ist dagegen nur in seltensten Fällen indiziert [6, 7, 8, 12, 18, 22, 23, 25, 35].

Literaturhinweis

In der von Nachemson 1996 veröffentlichten prospektiven Studie durch die „Scoliosis Research Society" wurden 286 Mädchen mit einer idiopathischen Skoliose, mit thorakaler und thorakolumbaler Krümmung von 25°–35° Cobb-Winkel untersucht. 129 Patientinnen wurden nur einer klinischen Beobachtung unterzogen. Bei 111 Patientinnen wurde eine Korsett-Therapie durchgeführt und 46 Patientinnen führten eine nächtliche elektrische Oberflächenstimulation durch. In einer Überlebensanalyse zeigte die Korsett-Therapie eine Erfolgsquote von 74%, die Elektrostimulation von 34% und die klinische Beobachtung von 33%. Die Korsett-Therapie zeigt sich im Vergleich zum natürlichen Verlauf erfolgreich. Bis zur Erreichung des 16. Lebensjahres wurde mit dem Korsett eine Krümmungszunahme von 6° Cobb-Winkel oder mehr, im Vergleich zur klinischen Beobachtung verhindert (p < 0,0001). Es hat somit die Korsett-Therapie den *Beweis der Wirksamkeit* in dieser Multicenterstudie entsprechend strenger wissenschaftlicher Kriterien erbracht [24, 27] (Abb. 1).

Rowe et al. zeigte in einer Metaanalyse von 20 Studien mit insgesamt 1459 Patienten, daß die Korsett-Therapie mit einer *täglichen Tragedauer* von 23 Stunden allen kürzeren Tragezeiten signifikant überlegen ist (p < 0,0001). Auch im Vergleich mit der klinischen Beobachtung oder der Elektrostimulation zeigt sich die Korsett-Therapie überlegen [1, 2, 12, 16].

Von Hopf und Heine wurden bereits 1985 anhand von 52 Patienten die Wirksamkeit des Cheneau-Korsettes besonders für thorakale Krümmungen gezeigt [13].

In einer Vergleichsstudie von Deimling et al. zwischen dem Milwaukee-Korsett und dem Cheneau-Korsett wird ein signifikant besseres Endresultat für das Cheneau-Korsett berichtet [37].

Die Korsett-Therapie erreichte seit der Einführung des Milwaukee-Korsettes eine breite Akzeptanz. Die Effektivität wird hingegen trotz der von Nachemson vorgestellten prospektiven Studie kontrovers diskutiert. Die veröffentlichten Ergebnisse reichen von sehr guten Einzelergebnissen bis zum völligen therapeutischen Versagen. Das Fehlen an alternativen Therapiemöglichkeiten bildet den Hintergrund dafür, daß Patienten und Behandler diese unbeliebte Therapieform überhaupt akzeptieren. Es gibt aber auch energische Gegner dieser Therapie [9, 10, 13, 14, 20, 21, 24, 41, 42].

Einen Schwachpunkt vieler Studien stellt die Zusammenführung von verschiedensten Krümmungsformen, die Bandbreite der Altersverteilung, Vermischung von verschiedenen Korsett-Typen und die Nichtbeachtung der geschlechtsspezifischen Unterschiede dar. Auch der Compliance wird nur ein geringes Augenmerk geschenkt.

Das Problem einer eventuell ungenauen Abgrenzung der Diagnose: Idiopathische Skoliose gegenüber anderen Krankheitsbildern, wie dem Morbus Recklinghausen, Marfan-Syndrom, oder milden Formen einer cerebralen Bewegungsstörung, wird häufig gar nicht diskutiert. Nur wenige Arbeiten widmen sich diesem Themenkreis [1, 4, 5, 8, 10, 13, 15, 17, 24, 29, 30, 32, 33, 35].

Chêneau-Korsett

Unter Berücksichtigung der genannten Kriterien wurden die eigenen Behandlungsergebnisse nachuntersucht.

Um eine homogene Gruppe von Krümmungen untersuchen zu können wurden um den Preis der Verringerung der Patientenanzahl folgende *Aufnahmekriterien* der zwischen 1982 und 1993 mit einem Cheneau-Korsett erstversorgten Patienten aufgestellt:

In die Studie wurden nur Mädchen mit einer rechtskonvexen thorakalen idiopathischen Sko-

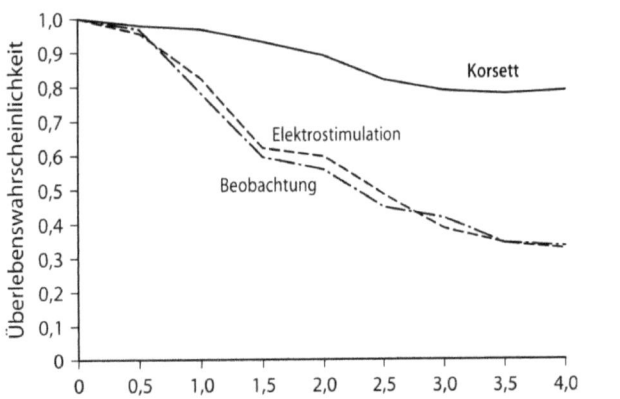

Abb. 1. Effektivität der Korsett-Therapie. (Nach A. Nachemson et al. [J. Bone and Joint Surg, 77-A:815–822, 1997])

liose und einer Krümmungsausdehnung von mindestens 5 Wirbelkörpern aufgenommen. Der Therapiebeginn lag zwischen dem 10. und 14. Lebensjahr bei einem zu erwartenden Skelettwachstum von mindestens 2 Jahren, entsprechend dem Risser-Zeichen, der Menarche und dem Handröntgen (Atlas nach Greulich und Pyle). Weiters wurden nur Patientinnen mit einem Krümmungswinkel von 20° bis 40° bei Therapiebeginn berücksichtigt. Die Indikationsstellung ab 20° erfolgte nur bei nachgewiesener Progression, während ab 25° bei Patientinnen bereits bei der Erstvorstellung eine Korsettversorgung veranlaßt wurde [5, 8].

Zur Darstellung der Effektivität einer Korsett-Therapie mußten neben den Kriterien für die *Skoliose* auch Kriterien für das *Korsett* festgelegt werden. Die oben genannten Aufnahmekriterien reduzierten die Skoliose jeweils auf eine rechtskonvexe thorakale / thorakolumbale Krümmung. Das Endergebnis der Therapie wurde somit hauptsächlich durch das verwendete Korsett beeinflußt [11].

Fast alle Korsette wurden von einem Orthopädietechniker gefertigt. Daher war eine über den Untersuchungszeitraum erhaltene *Produktkonstanz* gewährleistet [40].

Einen weiteren Punkt stellte die *Kontrollkonstanz* dar. Die Leitung der Wirbelsäulenambulanz erfolgte über den gesamten Zeitraum durch den gleichen Arzt. Es war dadurch eine Konstanz in der Indikationsstellung und der Patientenführung gewährleistet. Besonders diese gleichbleibenden Einflüsse bildeten einen Vorteil gegenüber den Multicenterstudien.

Während des Therapiezeitraumes wurden die Patientinnen alle 3 Monate klinisch und alle 6 Monate radiologisch mit einer WS-Ganzaufnahme ap im Korsett kontrolliert. Die Röntgenaufnahmen vor Therapiebeginn und das letzte Kontrollröntgen, mindestens 1 Jahr nach Korsettabbau, wurden ohne Korsett angefertigt.

Die Patientinnen mußten das Korsett täglich 23 Stunden tragen und zusätzlich eine konsequente Wirbelsäulengymnastik mit und ohne Korsett durchführen.

Da eine Therapie nur bei Anwendung auch eine Wirkung entfalten kann, wurde der Faktor der *Compliance* eingeführt [1, 3, 8, 13, 20, 26].

Für die Beurteilung der Compliance wurden 2 Gruppen gebildet. Der Gruppe mit *guter Compliance* wurden Patientinnen mit regelmäßiger Kontrolluntersuchung alle 3 Monate, sichtbaren Zeichen der Korsettverwendung, Hautreaktionszeichen und keiner Therapieunterbrechung über 3 Monate zugerechnet. Zusätzlich wurden die Patientinnen und deren Eltern zur Korsett-Tragedauer und Wirbelsäulengymnastik befragt.

Patientinnen mit einer Therapieunterbrechung über 3 Monate, unregelmäßigen Kontrollen, verfrühtem Korsettabbau oder einer täglichen Tragedauer unter 16 Stunden (Antwort bei der Nachuntersuchung) wurden der Gruppe mit *schlechter Compliance* zugeordnet. Dieser Untersuchungsansatz beruht auf der Überlegung:

$$\text{Wirkung} = \text{Korsett} \times \text{Skoliose}$$

Gelingt es die Skoliosegruppe zu standardisieren d.h. = 1, so lautet die Formel

$$\text{Wirkung} = \text{Korsett} \times 1$$

d.h. die Wirkung ist nur mehr vom Korsett abhängig.

Eine Betrachtung der *Gesamtdaten* zeigt dabei keinen anhaltenden Korrektureffekt entsprechend den aufgestellten Erfolgskriterien einer anhaltenden Korrekturverbesserung von >5° (31,1°+/−5,6° Ausgangswert zu 28,5°+/−8,8° Endwert) bei einer Meßungenauigkeit von ±5° Cobb-Winkel (Abb. 2).

Eine Differenzierung entsprechend der *Compliance* zeigt bereits einen deutlichen Unterschied im Ergebnis zugunsten einer konsequenten Korsett-Therapie. Es wird bei guter Compliance ein Therapieeffekt im Vergleich zu schlechter Compliance von 10,8° erreicht. Bei der Nachkontrolle zeigt die Gruppe der Patienten mit schlechter Compliance einen Wert von 36,7° (n−16) und die Gruppe mit guter Compliance ein Ergebnis von 25,9° (n−46). Auch im Vergleich zum gemeinsamen Ausgangswert von 31,1° wird eine Verbesserung von 5,2° erreicht und damit das Kriterium des Therapieerfolges erfüllt (Abb. 2).

Dies gilt für die Gesamtzahl der Patientinnen.

Jede einzelne Patientin stellt aber bereits bei Therapiebeginn die Frage:
Wann darf ein gutes Endergebnis erwartet werden?

Bereits bei der Indikationsstellung zur Korsett-Therapie werden die Weichen für die weitere Mitarbeit durch die Patientinnen gestellt. Zu diesem Zeitpunkt muß der Arzt zum natürlichen Verlauf der Skoliose und zum möglichen Therapieeffekt Stellung nehmen.

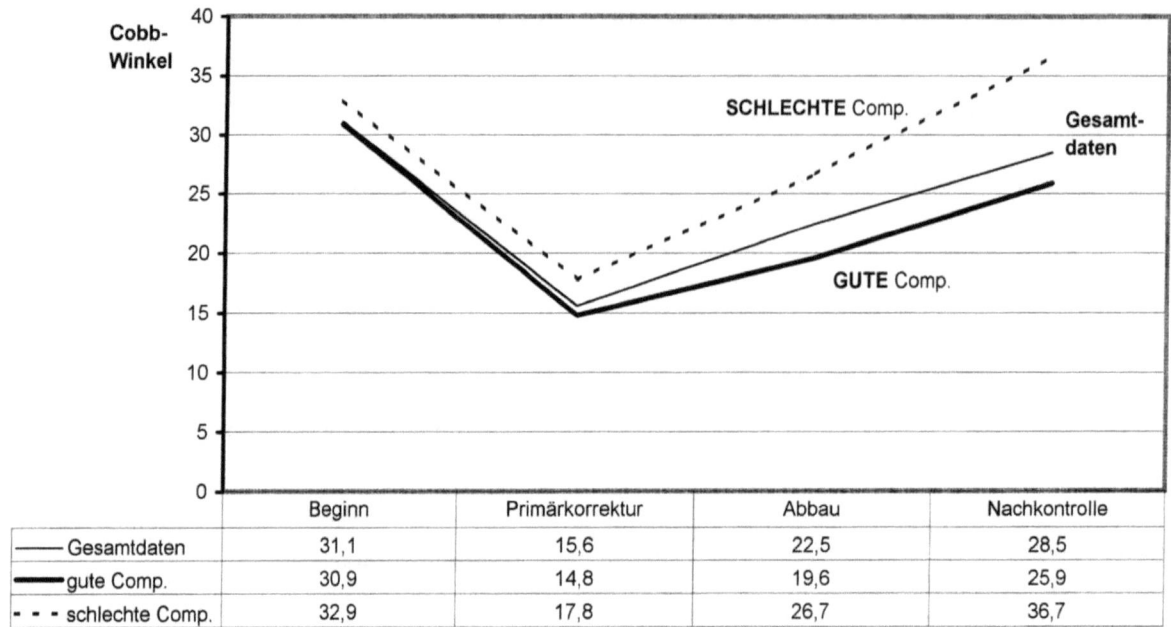

	Beginn	Primärkorrektur	Abbau	Nachkontrolle
—— Gesamtdaten	31,1	15,6	22,5	28,5
━━ gute Comp.	30,9	14,8	19,6	25,9
- - - schlechte Comp.	32,9	17,8	26,7	36,7

Abb. 2. Cheneau-Korsett (20°–40°). Compliance

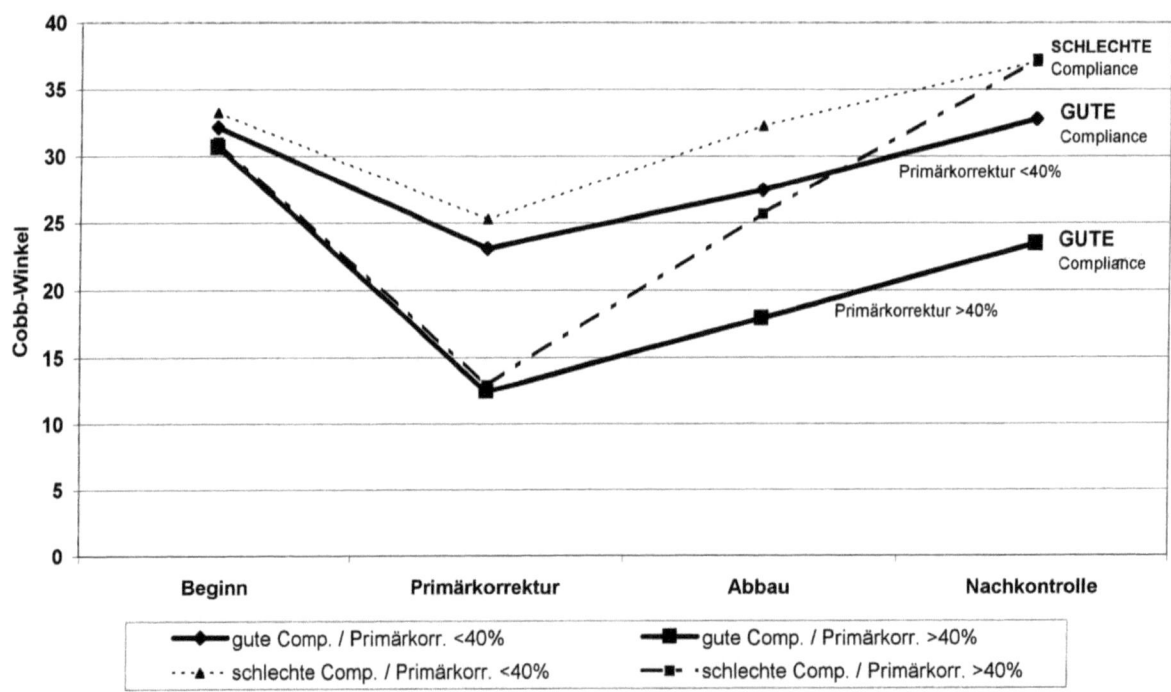

Abb. 3. Cheneau-Korsett (20°–40°) Compliance/Primärkorrektur

Wir haben die an unserer Abteilung mit einem Cheneau-Korsett versorgten Patientinnen retrospektiv untersucht und nach Kriterien für eine erfolgreiche Vorhersage des Endergebnisses geprüft.

Das Ziel dieser Studie war die Suche nach Kriterien für die möglichst frühe Vorhersage einer erfolgreichen Therapie mit dem Cheneau-Korsett. Es wurde dabei ganz bewußt versucht Kriterien zu finden, die mit großer Wahrscheinlichkeit ein gutes Endergebnis der Therapie erwarten lassen, auch wenn diese Kriterien vielleicht nur für wenige Patientinnen zutreffen.

Zur Beurteilung der handwerklichen Leistung durch Paßform und Wirksamkeit des Korsettes wurde der primäre Korrektureffekt der Krüm-

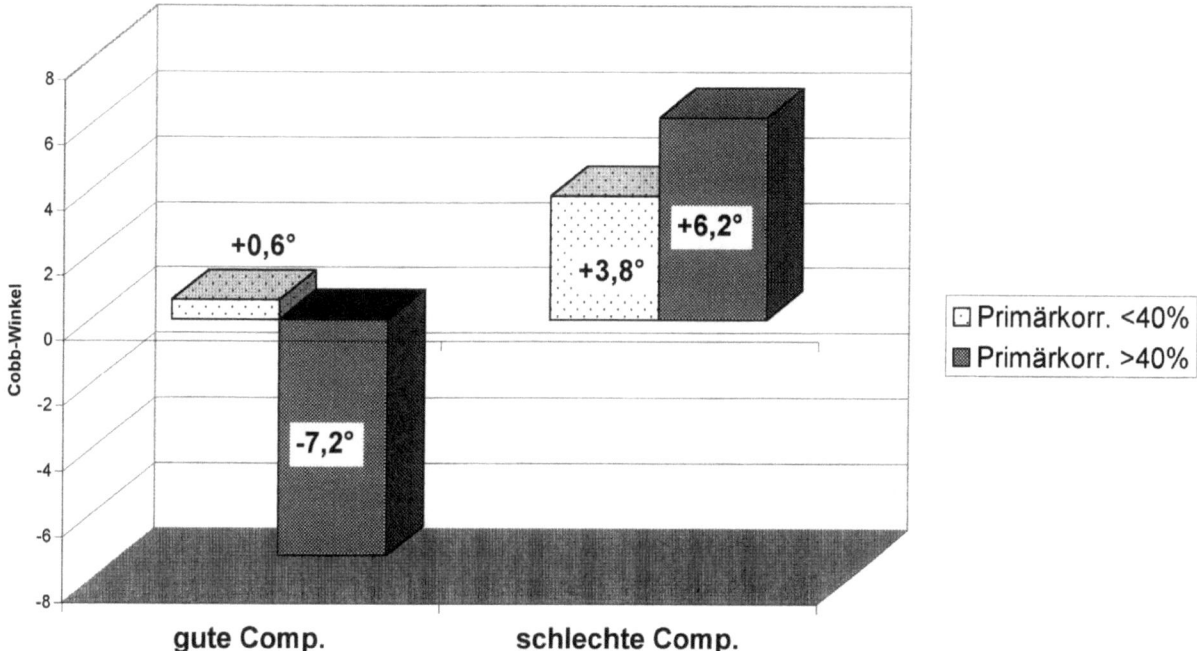

Abb. 4. Cheneau-Korsett-Effekt. Compliance/Primärkorrektur

mung in Prozent, nach spätestens ½ Jahr der Behandlung, festgelegt. Der Gruppe mit *guter Primärkorrektur* wurden alle Patientinnen mit mehr als 40% Korrektur zugeordnet. Patientinnen mit einer geringeren Korrektur bildeten die Gruppe mit *schlechter Primärkorrektur* [1, 13, 20, 26, 36].

Eine Unterscheidung, entsprechend der erreichten *Primärkorrektur*, führt zu einer Verdeutlichung der Endergebnisse. Die Primärkorrektur wird durch die Skoliose (Form, Ausdehnung, Rotation, Rigidität, Manifestationsalter, Alter bei Therapiebeginn) und durch das Korsett (Paßform, Pelottenlage, Pelottenform, Stabilität) beeinflußt. [13, 19, 35, 39].

Die Ausgangswerte zeigen dabei keinen signifikanten Unterschied (32,2°; 33,3°; 30,7°; 31,0°). Abb. 3. Bei einer Primärkorrektur von *>40%* und guter Compliance zeigt sich eine Verbesserung im Endergebnis gegenüber dem Ausgangswert von 7,2° (30,7° zu 23,5°). Dieser Wert liegt bereits deutlich über der festgelegten Erfolgsgrenze von 5°. Bei einem Vergleich der Patienten mit schlechter Compliance findet sich trotz guter Primärkorrektur von >40% eine Verschlechterung gegenüber dem Ausgangswert von 6,2° (31,1° zu 37,3°). Die complianceabhängige Differenz liegt in der Gruppe mit einer guten Primärkorrektur von >40% bereits bei 13,8° (23,5° bei guter Compliance zu 37,3° bei schlechter Compliance).

Im Gegensatz dazu dürfen Patienten mit einer schlechten Primärkorrektur von <40° trotz guter Compliance mit keiner anhaltenden Befundverbesserung rechnen (32,2° zu 32,8°). Bei gleichzeitig schlechter Compliance und schlechter Primärkorrektur von <40% kommt es zu einer weiteren Progredienz von 3, 8° (33,3° zu 37,1°) (Abb. 3 und 4).

Neben dem Cobb-Winkel wurde auch die *Rotation nach Perdriolle* gemessen. Die Gesamtdaten zeigten dabei keine wesentliche Derotation. Bei der Untersuchung der Gruppe mit guter Compliance findet sich ebenfalls nur eine geringe derotierende Wirkung durch das Korsett (9,3° zu 7,7°). Ein Vergleich der Endergebnisse zeigte dagegen einen signifikanten Unterschied in der Rotation zwischen der Gruppe der guten und der schlechten Compliance (11° zu 18,2°). Die derotierende Wirkung durch das Korsett liegt damit in der Verhinderung einer weiteren Rotationszunahme der Skoliose [26, 34, 35] (Abb 5).

Bei der *multivarianten Analyse* der Gesamtdaten zeigt der Cobb-Winkel bei Therapiebeginn (p < 0,001), die Compliance (p < 0,004) und eine Primärkorrektur von >40% (p < 0,002) einen signifikanten Einfluß auf das Endergebnis der Korsett-Therapie.

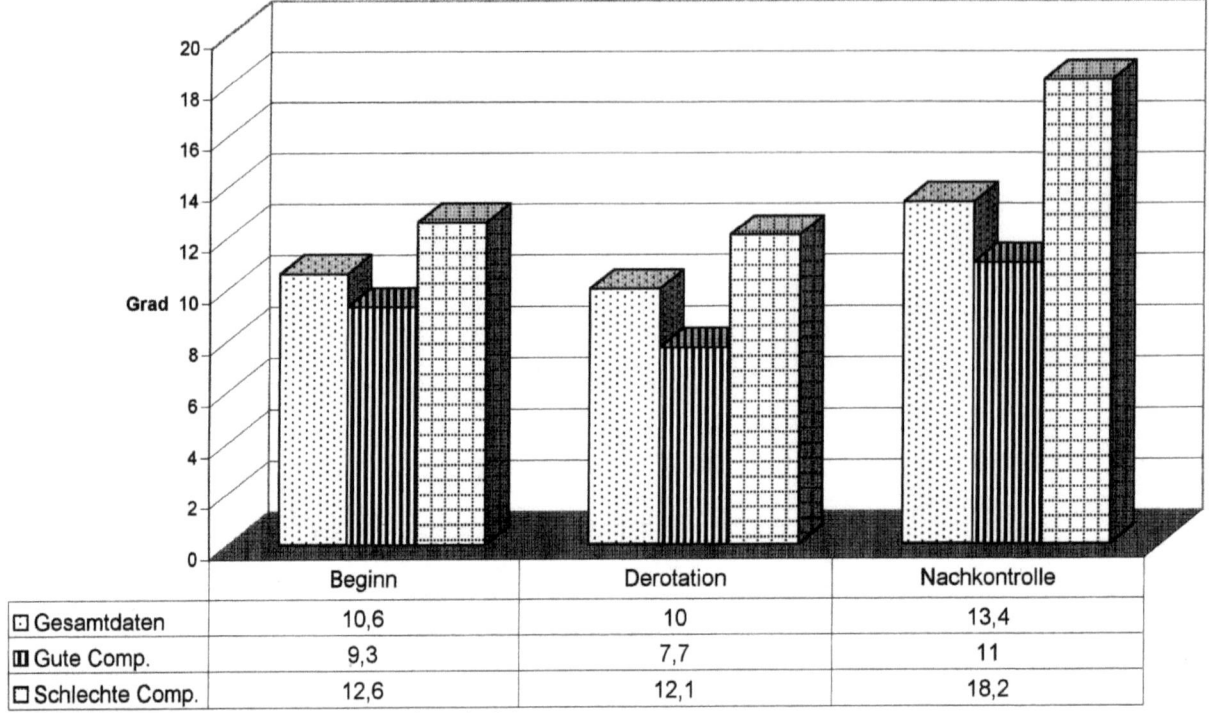

	Beginn	Derotation	Nachkontrolle
⊡ Gesamtdaten	10,6	10	13,4
⊞ Gute Comp.	9,3	7,7	11
☐ Schlechte Comp.	12,6	12,1	18,2

Abb. 5. Scheitelwirbel-Rotation. (Messung nach Perdriolle)

Diskussion

Diese Daten wurden unter dem Gesichtspunkt der frühen Vorhersagemöglichkeit für das zu erwartende Therapieergebnis erstellt. Bereits 6 Monate nach Therapiebeginn kann ein gutes Endergebnis vorhergesagt werden, wenn die Primärkorrektur über 40% des Ausgangswertes beträgt und vom Patienten eine gute Compliance entsprechend den genannten Kriterien eingehalten wird. Es muß jedoch nochmals betont werden, daß diese Feststellung nur für Patientinnen mit einem Therapiebeginn zwischen dem 10. und 14. Lebensjahr mit einer rechtskonvexen thorakalen Krümmung von 20°-40° Cobb-Winkel bei Therapiebeginn gilt. Eine Verallgemeinerung ist nicht zulässig.

In den Fällen mit schlechter Compliance wurde ein schlechtes Endergebnis unabhängig von der Primärkorrektur beobachtet [31]. Besonders Patientinnen mit einer guten Primärkorrektur, aber einer schlechten Compliance zeigten eine Krümmungszunahme. Dies kann mit einer flexiblen Skoliose bei Therapiebeginn und damit höherer Progredienzwahrscheinlichkeit erklärt werden [27].

Da alle Gruppen mit schlechter Compliance ein signifikant schlechteres Ergebnis zeigen, kann dies als Beweis für die Wirksamkeit der Korsett-Therapie herangezogen werden. Es muß aber darauf hingewiesen werden, daß auch diese Patienten einer Therapie unterzogen wurden und das Ergebnis nicht den natürlichen Krankheitsverlauf der idiopathischen Skoliose darstellt.

Das Endergebnis wurde frühestens 1 Jahr nach Korsettabbau erhoben, da bis zu diesem Zeitpunkt der posttherapeutische Korrekturverlust abgeschlossen ist. Aus früheren Arbeiten ist weiters bekannt, daß es durch die Korsett-Therapie nicht zu einer Verschiebung des Progredienzzeitpunktes kommt [3, 4, 5, 28, 37, 38].

In der multivarianten Analyse hat das Alter keinen signifikanten Einfluß auf das Endergebnis gezeigt. Dieses unerwartete Ergebnis ist durch die eingeschränkte Patientenauswahl (10.-14. Lebensjahr und noch 2 Jahre zu erwartendes Knochenwachstum) zu erklären.

Unsere Ergebnisse zeigen einen prognostischen Wert der frühen Korrektur. Bei geringer Primärkorrektur muß als Erstes die Korsettpaßform überprüft werden. Sollte trotz Korsettänderung keine Verbesserung der Korrektur erzielt werden, so ist ein erfolgreiches Therapieergebnis nicht zu erwarten und damit die Korsettindikation kritisch zu prüfen.

Die Korsett-Therapie steht derzeit als einzige konservative Therapieform mit realistischen Erfolgsaussichten bei der genannten Indikation zur Verfügung. Es handelt sich somit um eine Therapie, bei der Wirkung und Nebenwirkung, auf Grundlage des aktuellen Wissensstandes, in jedem einzelnen Fall streng zu prüfen sind.

Literatur

1. Allington NJ, Bowen JR (1996) Adolescent idiopathic scoliosis: Treatment with the Wilmington brace. J Bone Joint Surg [Am] 78-A:1056–1062
2. Anderson M, Andersen GR, Kruuse AM, Christensen SB (1994) Boston brace: Treatment or natural history? J Ped Orthop 3:194–196
3. Ascani E, Bartolozzi P, Logroscino CA, Marchetti PG, Ponte A, Savini R, Travaglini F, Binazzi R, Di Silvestre M (1986) Natural history of untreated idiopathic scoliosis after skeletal maturity. Spine 11:784–789
4. Bunell WP. The natural history of idiopathic scoliosis (1988) Clin Orthop Rel Res 29:20–52
5. Bunell WP (1986) The natural history of idiopathic scoliosis before skeletal maturity. Spine 8:773–775
6. Collis KD, Ponseti IV (1969) Long-term follow-up of patients with idiopathic scoliosis Not Treated Surgically. J Bone Joint Surg [Am] 51-A:425–445
7. Dhar D, Dangerfield PH, Dorgan JC, Klenerman L (1993) Correlation between bone age and Risser's sign in adolescent idiopathic scoliosis. Spine 18:14–19
8. DiRaimondo CV, Green NE (1988) Brace-wear compliance in patients with adolescent idiopathic scoliosis. J Pediatr Orthop 8:143–146
9. Focarile FA, Bonaldi A, Giarolo MA, Ferrari U, Zilioli E, Ottaviani C (1991) Effectiveness of nonsurgical treatment for idiopathic scoliosis. Spine 16:395–401
10. Goldberg CJ, Dowling FE, Hall JE, Emans JB (1993) A statistical comparison between natural history of idiopathic scoliosis and brace treatment in sceletally immature adolescent girls. Spine 18:902–908
11. Green NE (1986) Part-time bracing of adolescent idiopathic scoliosis. J Bone Joint Surg 68-[Am] 68-A:738–742
12. Hanks GA, Zimmer B, Nogi J (1988) TLSO Treatment of idiopathic scoliosis. Spine 13:626–629
13. Hopf C, Heine J (1985) Langzeitergebnisse der konservativen Behandlung der Skoliose mit dem Cheneau-Korsett. Z Orthop 123:312–322
14. Johnson L (1994) Outcomes analyses in spinal research. Orthop Clin North Am 25:205–213
15. Kaelin PA, Dimeglio A, Hall J (1991) Scoliosis in boys. Orthop Trans 15:122
16. Kahanovitz N, Levine DB, Lardone J (1982) The part-time Milwaukee brace treatment of juvenile idiopathic scoliosis. Clin Orthop Rel Res 167:146-151
17. Karol LA, Johnston CE, Browne RH, Madison M (1993) Progression of the curve in boys who have idiopathic scoliosis. J Bone Joint Surg [Am] 75-A, 12:1804–1810
18. Karbowski A, Hopf C, Heine J (1995) Endergebnisse der konservativen Behandlung der Skoliose – ein Vergleich zwischen Milwaukee- und Cheneau-Korsett. Orthop Praxis 1:13–17
19. Lonstein JE, Carlson JM (1984) The prediction of curve progression in untreated idiopathic scoliosis during growth. J Bone Joint Surg [Am] 66-A:1061–1071
20. Lonstein JE, Winter RB (1994) The Milwaukee brace for the treatment of adolescent idiopathic scoliosis. J Bone Joint Surg 76-A:1207–1221
21. Meurer A, Hopf C, Heine J (1994) Spontanverlauf der idiopathischen Skoliose. Orthopäde 23:228–235
22. Miller JAA, Nachemson AL, Schultz AB (1984) Effectiveness of brace in mild idiopathic scoliosis. Spine 9:632–635
23. Montgomery F, Willner S, Appelgren G (1990) Long-term follow-up of patients with adolescent idiopathic scoliosis treated conservatively: An analysis of clinical value of progression. J Pediatr Orthop 10:48–52
24. Nachemson AL, Peterson LE (1995) Effectiveness of treatment with a brace in girls who have adolescent idiopathic scoliosis. J Bone and Joint Surg [Am] 77-A:815–822
25. Padrta et al. (1994) Left thoracic scoliosis. Etiology and progression. J Pediatr Orthop 14:686
26. Peltonen J, Poussa M, Ylikoski M (1988) Three-year result of bracing in scoliosis. Acta Orthop Scand 59:487–490
27. Peterson LE, Nachemson AL (1995) Prediction of progression of the curve in girls who have adolescent idiopathic scoliosis of moderate severity. J Bone and Joint Surg [Am] 77-A:823–827
28. Piazza MR, Basset GS (1990) Curve progression after treatment with the Wilmington brace for idiopathic scoliosis. J Pediatr Orthop 10:39–43
29. Picault C, DeMauroy CJ, Mouilleseaux B, Diana G (1986) Natural history of idiopathic scoliosis in girls and boys. Spine 11:777–778
30. Portillo D, Sinkora G, McNeill T, Spencer D, Schultz A (1982) Trunk strengths in structurally normal girls and girls with idiopathic scoliosis. Spine 7:551–554
31. Rowe DE, Bernstein SM, Riddick MF, Adler F, Emans JB, Gardner-Bonneau D (1997) A Meta-analysis of efficacy of non-operative treatments for idiopathic scoliosis. J Bone Joint Surg [Am] 79-A:664–674
32. Schneider E, Niethard FU, Schiek H, Carstens C, Pfeil J (1991) Wie idiopathisch ist die idiopathische Skoliose? Ergebnisse neurologischer Untersuchungen mit somatosensorisch evozierten Potentialen (SSEP) bei Kindern und Jugendlichen. Z Orthop 129:355–361
33. Suh PB, McEwen GD (1994) Idiopathic scoliosis in males. Spine 13:1091–1094
34. Theologis TN, Jefferson RJ, Simpson AHR (1993) Turner-Smith AR, Fairbank JCT. Quantifying the cosmetic defect of adolescent idiopathic scoliosis. Spine 18:909–912

35. Upadhyay SS, Nelson IW, Ho EKW, Hsu LCS, Leong JCY (1995) New prognostic factors to predict the final outcome of brace treatment in adolescent idiopathic scoliosis. Spine 20:537–545

36. Upadhyay SS, Nelson IW, Luk KDK, Ho EKW, Hsu LCS, Leong JCY (1995) Prognostic factors to predict the outcome for each curve pattern of AIS. J Bone Joint Surg. [BR] 77-B:260

37. Von Deimling U, Wagner UA, Schmitt O (1995) Langzeiteffekt der Korsettbehandlung bei der idiopathischen Skoliose. Ein Vergleich zwischen dem Milwaukee-Korsett und dem Cheneau-Korsett. Z Orthop Ihre Grenzgeb 133(3):270-273

38. Weinstein SL (1986) Idiopathic scoliosis. Spine 11:780–783

39. Weinstein LS, Zavala DC, Ponseti IV (1981) Idiopathic scoliosis. J Bone Joint Surg [Am] 63-A:702–712

40. Weiss HR, Deez-Kraus K (1995) Quality criteria of scoliosis bracing assessment of primary correction. J Bone Joint Surg [Br] 77-B:260

41. Winter RB (1994) The pendulum has swung too far. Orthop Clin North Am 25:195–204

42. Wynarsky GT, Schultz AB (1989) Trunk muscle activities in braced scoliosis patients. Spine 14:1283–1285

KAPITEL 7

Operative Behandlung der idiopathischen Skoliose

J. Giehl

Einleitung

Operative Techniken zur Skoliosekorrektur haben in den letzten Jahrzehnten eine schnelle Entwicklung genommen.

- In den 60er Jahren begann die moderne Skoliosechirurgie mit dem Harrington-System, wobei eine Krümmung an zwei Endpunkten mittels Stab und Haken aufgespreizt wird [13].
- In den 70er Jahren wurde von Dwyer die ventrale Korrektur über Schrauben in jedem Segment eingeführt [6]. Zielke hat dieses Prinzip durch die Einführung der Derotation und die Verwendung eines stabileren Gewindestabes entscheidend verbessert [39].
- Anfang der 80er Jahre wurde die dorsale multisegmentale Korrektur mittels Längsstäben in Verbindung mit sublaminären Drähten von Luque eingeführt [23].
- Ende der 80er Jahre ist das CD-System von Cotrel und Dubousset datiert, wobei dorsal zwei Stäbe und multiple Haken verwendet werden [2].
- In letzten Jahren sind ventrale Doppelstabsysteme und die Verwendung intersomatischer Titanhohlzylinder vorgestellt worden, um eine orthesenfreie Primärstabilität der ventralen Instrumentationen zu gewährleisten [10, 12, 15].

Die Tendenz scheint mir zu den besser korrigierenden ventralen Verfahren zu gehen, wobei man den Nachteil der primären Minderstabilität zu beheben sucht. Außerdem versuchen traditionell „dorsale Schulen" die dorsalen Korrekturergebnisse durch neue Haken-Schrauben-Stabsysteme zu verbessern (z. B. Moss Miami-System, USI-System, vollständige Pedikelschraubeninstrumentation der Krümmung) [33, 36].

Die Fusionstechnik hat sich jedoch nicht geändert und es ist die Notwendigkeit geblieben, daß dauerhafte Korrektur einer Deformität mit Fusion und regionaler Funktionsaufhebung verbunden ist [14, 18].

Skoliosebefund und Skoliosefolgen

Die Skoliose ist definiert als fixierte Seitverbiegung der Wirbelsäule, wobei die Wirbel asymmetrisch verformt und torquiert sind. Eine idiopathische Skoliose liegt vor, wenn die Ätiologie der Deformität unbekannt ist im Gegensatz zu den nicht-idiopathischen Skoliosen infolge kongenitaler Fehlbildungen, neuromuskulärer Störungen und Stoffwechselstörungen u.a. Die skoliotische Deformität ist drei-dimensional, d.h. es besteht eine Krümmung in der Frontalebene, eine Profilstörung (Kyphose oder Lordose) und eine Rotation in der Horizontalebene, maximal am Skolioseschetel. Die konsekutive Rumpfdeformität besteht in Asymmetrie, Rippenbuckel und Rippental, Lendenwulst und Lendental, Taillenasymmetrie, Schulterasymmetrie, Rumpfimbalance, Flachrücken, jedoch nicht Beckenschiefstand.

Als krankmachende Skoliosefolgen sind die potentielle Progredienz, vorzeitige Degeneration und Schmerz, kardiopulmonale Restriktion, potentielle Rückenmarksläsion und psychosoziale Beeinträchtigung zu beurteilen. Progression kann mit Lonstein und Carlson folgendermaßen definiert werden: Bei Krümmungen bis 19° Cobb muß eine Zunahme um mindestens 10° Cobb erfolgen und es müssen mindestens 20° Cobb erreicht werden, bei Krümmungen ab 20° Cobb muß eine Zunahme von mindestens 5° Cobb zu messen sein [21]. Das Risiko der Progredienz vor der Skelettreife wird durch 6 Faktoren erhöht: geringes Alter, Status vor Menarche, geringer Risser-Grad, weibliches Geschlecht (zehnfach), Doppelkrümmungen, große Krümmungen. Die Krümmungsprogression im

Erwachsenenalter wurde von Weinstein analysiert: Thorakale Einfachkrümmungen von 30-50° Cobb bei der Skelettreife nahmen um 0,5° Cobb pro Jahr zu, solche von 50-70° Cobb um 1° Cobb pro Jahr. Thorakolumbale und lumbale Krümmungen nahmen in ähnlicher Weise zu, jedoch nicht kombinierte Skoliosen. Die Häufigkeit von Rückenschmerzen ist nach Weinstein (Iowa-Studie), Nachemson sowie Nilsonne und Lundgren bei Skoliotikern nicht erhöht (60-80% Inzidenz in der allgemeinen Population) [25, 28, 37]. Bei Patienten über 40 Jahren mit Lumbalskoliosen fand Fowles eine erhöhte Schmerzinzidenz, zudem sind die dann vorhandenen therapeutischen Möglichkeiten schlechter [7]. Die Vitalkapazität nimmt nur bei thorakalen Krümmungen mit zunehmender Krümmung linear ab, besonders stark bei thorakaler Hypokyphose [38]. Obwohl es keine gesicherte Korrelation gibt zwischen Rumpfdeformität und psychosozialer Störung (Minderwertigkeitsgefühl, Kontaktarmut), ist dieses Problem im wirbelsäulenchirurgischen Alltag offensichtlich und von großem Gewicht [17]. Das Vorkommen einer Querschnittslähmung bei unbehandelter idiopathischer Skoliose wird in der Literatur kontrovers beurteilt; das Risiko wird bei hochgradigen Skoliokyphosen gesehen [20].

Operationsindikation

Idiopathische juvenile Skoliose (Auftreten zwischen 4. und 10. Lebensjahr). Solche idiopathischen Skoliosen haben umso eher einen progredienten Verlauf, je früher sie auftreten. Erreicht in seltenen Fällen die Krümmung trotz korrekter Orthesenbehandlung mehr als 60° Cobb, so ist eine operative Kontrolle der Progredienz angezeigt. In unserer Erfahrung hat sich die subkutane Ascani-Zielke Instrumentation ohne Fusion bewährt [11]. Dabei wird die Krümmung zwischen den Ascani-Doppelhaken mit dem VDS-Distraktor aufgespreizt. Nach jeweils 9-12 Monaten wird der Stab durch Aufdrehen des Gewindes verlängert und somit die Korrektur erhalten. Im Alter von etwa 12 Jahren wird die definitive Korrektur und Fusion durchgeführt. Dieses Verfahren ist durch häufige Wundinfektionen und Stabbrüche belastet und bedarf einer sorgfältigen Indikationsstellung und Risikoabschätzung. Im Hinblick auf eine frühzeitige definitive Fusion und damit der Beendigung des regionalen Längenwachstums der Wirbelsäule gilt der Grundsatz, daß eine kurze und gerade Wirbelsäule besser ist als eine längere und stark verkrümmte.

Idiopathische Adoleszentenskoliose. Vereinfacht kann man formulieren, daß bei adoleszenten Skoliosen über 40-50° Cobb die Operation angezeigt sein kann. Die Indikationsstellung wird jedoch von weiteren Parametern entscheidend beeinflußt:

Krümmungskonfiguration. Im Grenzbereich sprechen für die Operation lange Einzelkrümmungen mit starker Rotation (stärkere Deformierung), Imbalance der Wirbelsäule (Lot von C7 geht nicht durch S1) und thorakale Lordose, die der Korsettbehandlung nicht zugänglich ist.

- Patientenalter. Bei kindlichen Patienten sollte bis zum 12. Lebensjahr eine Krümmung möglichst durch Korsettbehandlung oder eine subkutane Instrumentation ohne Fusion kontrolliert werden. Großer Abstand von der Skelettreife drängt zur Operation, bei eingetretener Skelettreife ist nur mit einer langsamen Krümmungszunahme von 0,5-1,0° Cobb pro Jahr zu rechnen.
- Krümmungsprogredienz trotz korrekter Korsettbehandlung ist ein Argument für die Operation.
- Fusionsstrecke und kosmetische Beeinträchtigung. Eine stark verformende thorakale Einzelkrümmung wird eher operiert als eine Mehrfachkrümmung, die eine Fusion bis L4 erfordert.

Erwachsenenskoliose. Im Erwachsenenalter wird die Operationsindikation bestimmt durch Krümmungsprogredienz, Schmerzen und neurologische Störungen infolge vorzeitiger Degeneration. Junge Erwachsene bis 35 Jahre mit einer progredienten thorakolumbalen oder lumbalen Krümmung, die unbalanciert ist, sind die besten Operationskandidaten, weil Symptome der lumbosakralen Nebenkrümmung gut zu beherrschen sind [16]. Erwachsene idiopathische Skoliotiker ohne Schmerzen sollten nur operiert werden, wenn eine nachgewiesene Krümmungszunahme z.B. über 5 Jahre erwarten läßt, daß im späteren Erwachsenenalter kardiorespiratorisch relevante Krümmungsausmaße von mehr als 80° Cobb zu erwarten sind. Kosmetisch begründeten Operationswünschen ist wegen der Operationsrisiken und den meist nicht zu erfüllenden Erwartungen der Patienten mit Zurückhaltung zu begegnen.

Präoperative Maßnahmen

Die Operationsvorbereitung beginnt bereits unmittelbar bei der ambulanten Indikationsstellung zur Operation. Hierbei erfolgen neben Informationen zum Behandlungsablauf und der Aufklärung über Risiken die Planung von Eigenblutspenden und die bedarfsweise Veranlassung von konsiliarischen Voruntersuchungen (internistische Operabilitätsbeurteilung, fachneurologische und neuroradiologische Evaluation, urologische Untersuchung).

Nach der stationären Aufnahme sind noch zahlreiche Maßnahmen präoperativ durchzuführen:

- *Körperliche Untersuchung.* Neben der Bewertung bereits veranlaßter konsiliarischer Untersuchungsergebnisse wird der klinische Wirbelsäulenbefund anhand eines Erhebungsbogens detailliert festgehalten (Abb. 1). Die Diagnose „idiopathische Skoliose" wird überprüft, indem immer gefahndet wird nach dem Vorliegen atypischer Krümmungen, nach Barbildungen („unsegemented bar" bei der kleinen hochthorakalen Gegenkrümmung), nach Hautveränderungen und Haarflecken (Neurofibromatose, Myelomeningozele), nach Reflexasymmetrien und Blasenstörungen (Verdacht auf Syrinx, tethered cord, Myelomeningozele) und nach Schmerzen, die bei der idiopathischen Adoleszentenskoliose untypisch sind (Verdacht auf Tumor, insbesondere Osteoidosteom, auf Spondylodiszitis oder Olisthese). Gegebenenfalls werden Zusatzuntersuchungen durchgeführt, die einen solchen Verdacht ausschließen oder bestätigen. Die Diagnose „idiopathische Skoliose" ist eine Ausschlußdiagnose.
- *Labordiagnostik.* Obligat erfolgt eine ausgedehnte Laboratoriumsdiagnostik, die neben dem Blutbild, den Entzündungsparametern und den Leber- und Nierenwerten insbesondere den Gerinnungsstatus und den AIDS-Test beinhaltet. Wegen der Größe der Eingriffe und für die postoperative Kontrolle sind die Lungenfunktionsprüfung, ein Ekg und Röntgenaufnahmen der Lunge in zwei Ebenen ebenfalls obligat. Je nach Größe des geplanten Eingriffes werden 6-8 Eigen- bzw. Fremdblutkonserven vorbereitet.

- *Krankengymnastik und präoperative Mobilisierung.* Die präoperative Krankengymnastik umfaßt ein mobilisierendes Übungsprogramm für die Wirbelsäule, die Erlernung der postoperativen Atemgymnastik und die Einübung postoperativer Verhaltensweisen, insbesondere das Aufstehen über die Pampusrolle. Zusätzlich wird für 10-14 Tage die Wirbelsäulenmobilisierung im Cotrel-Zug durchgeführt [3]. Bei Krümmungen über 80° Cobb wird die Halo-Extension nach Stagnara angewandt, insbesondere auch beim zweizeitigen Vorgehen nach Durchführung dorsaler Osteotomien und bei Skoliokyphosen [31, 32]. Obgleich Nachemson keine besseren intraoperativen Korrekturen nach Cotrel-Extension erreichte und dies auch für die Halo-Extension bei idiopathischen Skoliosen nicht belegt ist, machen wir die präoperative Extensionsbehandlung, um den Patienten aktiv einzubeziehen und um bei hochgradigen Krümmungen die intraoperative Korrektur nicht abrupt herstellen zu müssen [26]. Die Rückenmarksfunktion kann während der sukzessiven präoperativen Korrektur am besten überprüft werden.
Röntgendiagnostik. Die Beurteilung der vorliegenden Krümmungen erfolgt anhand der Wirbelsäulenganzaufnahmen im Stehen in zwei Ebenen und der Bendingtest-Aufnahmen, die Auskunft über die Mobilität der Hauptkrümmung und über die spontane Korrigierfähigkeit der Nebenkrümmungen nach der Operation geben. Aufnahmen im Cotrel-Zug oder im Halo-Zug zeigen die Gesamteinstellung der Wirbelsäule nach Korrektur oder auch die Kyphose-Aufrichtbarkeit bei einer Skoliokyphose. Bewirkt der Zug eine Abweichung aus der Lotrechtigkeit, so ist dies gewöhnlich durch eine ankylosierte hochthorakale Gegenkrümmung verursacht, die in die Fusion einbezogen werden muß.

Krümmungstypen. Auf der ap-Ganzaufnahme im Stehen wird der Krümmungstyp bestimmt. Nach der älteren Klassifikation von Moe werden 8 Formen unterschieden, wobei die Lage des Krümmungsscheitels und die Winkelgröße bestimmend sind [24]:

- Thorakale Einzelhauptkrümmung
- Lumbale Einzelhauptkrümmung
- Thorakale Hauptkrümmung und lumbale Nebenkrümmung
- Thorakale Hauptkrümmung und lumbale
- Hauptkrümmung (double major curve)

Untersuchungsbogen für Skoliosen

Name :   geb. :
Vorname :   Beruf :

Diagnose :

Ätiologie :

Skoliosetyp :

Scheitelwirbel :   Neutralwirbel :

FA. :

EA. :

Bisher durchgeführte Behandlung :

Besondere Probleme :

Ausgangsbefund   Abschlußbefund

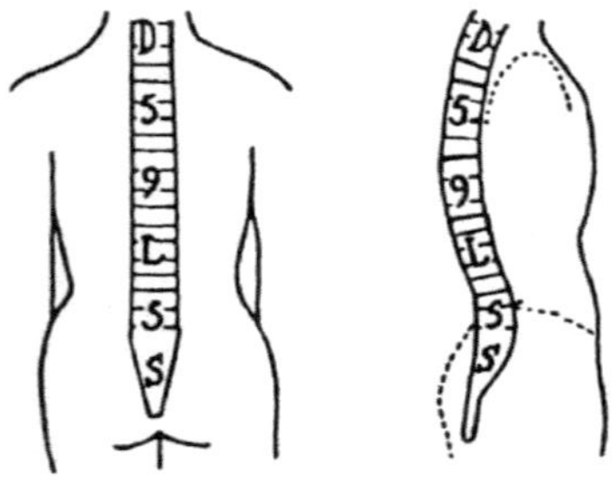

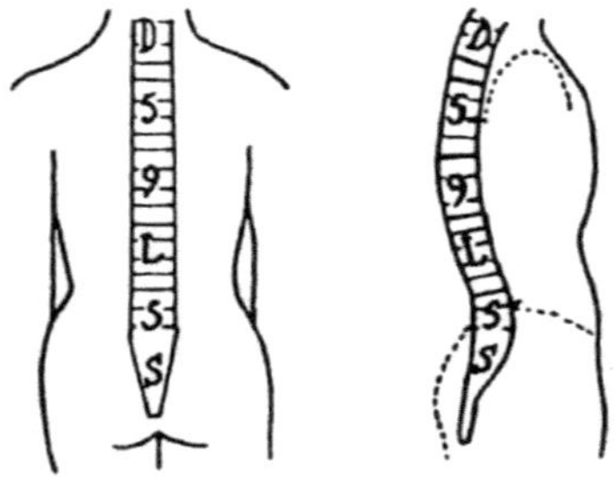

Alter				
Steh- Sitzgröße				
Vitalkapazität				
Armspann				
Schulterhochstand				
Überhang (mit und ohne Beinverkürzungsausgleich)				
Rippenbuckelhöhe (Götze)				
Lendenwulst				
Beckentiefstand (cm)				
Hüftbeugekontraktur				
Krümmung : stehend				
liegend				
Rotation (Moe)				
Krümmung : stehend				
liegend				
Rotation				
Krümmung : stehend				
liegend				
Rotation				
Krümmung : stehend				
liegend				
Rotation				
(Hauptkrümmung unterstreichen)				
Krümmung seitliche stehend				
Risserzeichen (Debrunner)				
Skelettalter (einjährl. Abstände)				
Menarche				
Geschlechtsreifestadium (Tanner)				
Krankengymnastik				
Korsett/Liegebett				
Korrekturgips				
Operation				
Bemerkungen/Foto				

Abb. 1. Untersuchungsbogen für Skoliosen. Die Eintragung der relevanten objektiven Meßdaten zu jedem Untersuchungstermin ermöglicht einen raschen Überblick über den Verlauf und gewährleistet am ehesten eine jeweils vollständige Befunderfassung

- Thorakale Hauptkrümmung und thorakolumbale Hauptkrümmung
- Thorakale Hauptkrümmung und thorakale Hauptkrümmung
- Multiple Krümmungen

Die neuere Einteilung nach King liefert gleichzeitig Angaben zur Instrumentationsstrecke bei der Harrington-Operation [18, 19]:
- Thorakale Skoliose
  - Typ I Lumbale Hauptkrümmung und thorakale Nebenkrümmung
  - Typ II Thorakale Hauptkrümmung und lumbale Nebenkrümmung
  - Typ III Thorakale Einzelkrümmung
  - Typ IV Lange thorakale Einzelkrümmung bis L3 oder L4
  - Typ V Thorakale Hauptkrümmung und thorakale Hauptkrümmung
- Double-major curve (kombiniert Skoliose)
- Lumbale Skoliose
- Thorakolumbale Skoliose

In der „stabilen Zone" Harringtons (zwischen beiden Senkrechten durch die Facetten L5/S1) sollten die Wirbel für beide Hakeninsertionen liegen. Die kaudale Hakeninsertion muß nach King am „stabilen Wirbel" erfolgen; er wird durch die Mittelsenkrechte durch die Sakrum in etwa halbiert [19] (Abb. 2).

Auf der ap-Aufnahme werden außerdem die Endwirbel der Krümmung(en) bestimmt; sie sind am stärksten zur Horizontalebene geneigt. Die beiden Neutralwirbel einer Krümmung werden durch die mittige Projektion der Dornfortsätze auf die Wirbelkörper identifiziert; sie können jenseits der Krümmungsendwirbel liegen. Die terminalen Wirbel einer Instrumentation sollten nicht oder nur geringfügig rotiert sein.

Die Profilaufnahme zeigt, ob bei einer thorakalen Skoliose eine häufig anzutreffende Hypokyphose besteht (weniger als 20° Cobb) oder ob bei einer thorakolumbalen oder kombinierten Skoliose eine thorakolumbale (Rotations-) Kyphose vorliegt. Die korrigierende Instrumentation darf nicht am Scheitel der Sagittalkrümmungen enden und sie sollte die Profilstörung möglichst beseitigen (Kyphosierung der BWS bzw. Lordosierung thorakolumbal und lumbal).

Fakultativ wird die Rotationskomponente der skoliotischen Krümmung durch ein horizontales Ganzkörper-CT durch den Skoliosescheitel dokumentiert [1]. Hierdurch werden die Wirbelrotation und die Thoraxverformung metrisch er-

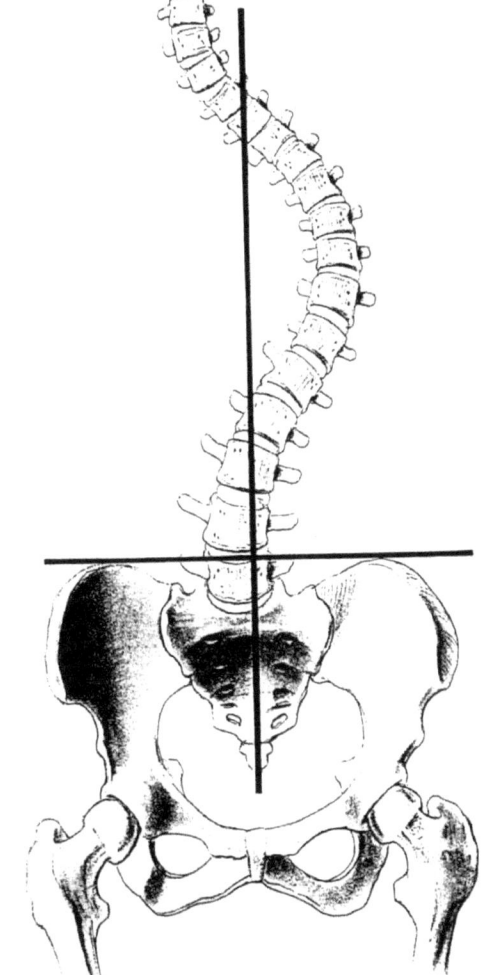

Abb. 2. Bestimmung des stabilen Wirbels mit Hilfe der ‚Sakrum-Mittelsenkrechten': Die Senkrechte durch die Sakrummitte halbiert den stabilen Wirbel, hier L3

faßbar und für den postoperativen Vergleich dokumentiert.

Hinsichtlich der Krümmungsmorphologie sollte dasjenige Korrekturverfahren gewählt werden, welches in allen drei Raumebenen die weitestgehende Normalisierung erwarten läßt.

Operationsplanung

Korrekturprinzipien. Die operative Therapie der Skoliose besteht in Korrektur und Stabilisierung der Krümmung. Jegliche definitive Stabilisierung bedeutet Versteifung des betreffenden Wirbelsäulenabschnittes. Dieses bis heute gültige Prinzip sollte uns bewegen, bei der Verfahrenswahl immer nach einer Instrumentation zu suchen, die Segmente sparen kann.

Grundsätzlich stehen 4 Korrekturprinzipien für eine Krümmung zur Verfügung; alle können ventral und dorsal angewandt werden [40]:

1. *Die konkavseitige Distraktion.* Sie ist wirbelsäulenverlängernd und z.B. in der Harrington-Distraktion verwirklicht (Abb. 3). Die Korrekturwirkung ist vom Krümmungswinkel abhängig, d.h. sie ist bei großen Krümmungen besser (Abb. 7a). Es besteht das neurologische Distraktionsrisiko.

2. *Die konvexseitige Kompression* (Abb. 4). Sie ist wirbelsäulenverkürzend und z.B. bei der Ventralen Derotationsspondylodese verwirklicht. Die Korrekturwirkung ist bei kleineren Krümmungen besser (Abb. 7b). Das Distraktionsrisiko entfällt.

3. *Querer Zug auf den Krümmungsscheitel* (Abb. 5). Er ist beim Cotrel'schen DDT-System (Dispositif Distraction Transversale) verwirklicht. Seine Wirksamkeit ist ebenfalls von der Krümmungsgröße abhängig (Abb. 7a).

4. *Das ventrale oder dorsale derotierende Moment*, wobei der Krümmungsscheitel um die Längsachse der Krümmung gedreht wird (Abb. 6). Damit wird die Rotationskomponente der Deformität verringert. Das Prinzip findet Anwendung bei der VDS und bei dem CD-System und seinen Analogen (TSRH, Isola u.a.).

Hervorzuheben ist, daß alle diese Korrekturkräfte im dreidimensionalen Raum wirken. Die konkavseitige Distraktion einer thorakalen Skoliose bewirkt demnach z.B. auch Begradigung in der Sagittalebene, also Entkyphosierung. Die alleinige Distraktion einer lumbalen Krümmung hat auch eine schädliche LWS-Entlordosierung zur Folge. Hervorzuheben ist außerdem, daß die Wirkung der Korrekturkräfte abhängig ist von der Flexibilität einer Krümmung bzw. von dem intraoperativen Release. So haben wir bei in-vitro und in-vivo Messungen nachgewiesen, daß Derotationsmomente bei intakten Bandscheiben nur geringe Rotationskorrektur, nach Resektion der Bandscheiben jedoch erhebliche Rotationskorrektur ermöglichen (Abb. 8).

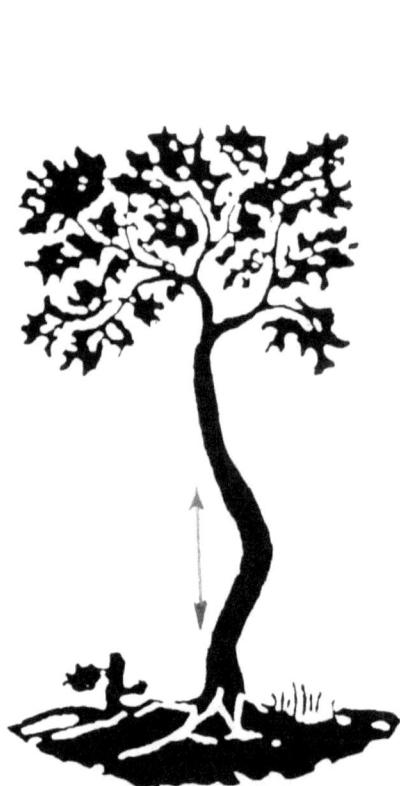
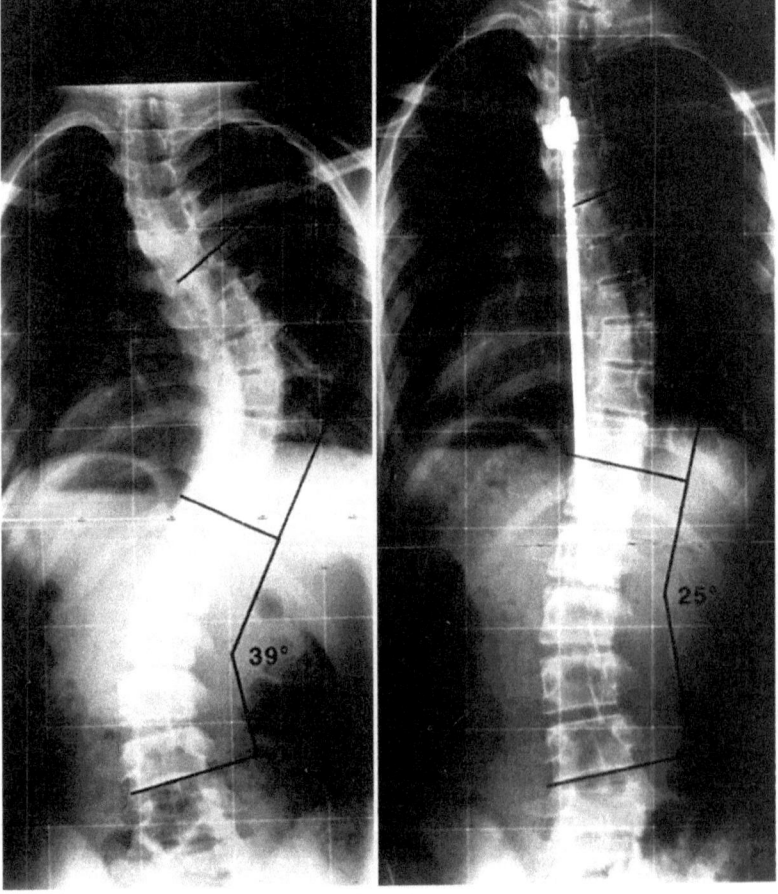

Abb. 3. *Links*: Schematische Darstellung des Prinzips der Distraktion in der Konkavseite einer Krümmung; es resultieren Begradigung und Verlängerung. *Rechts*: Realisierung der konkavseitigen Distraktion bei der Harrington-Distraktion

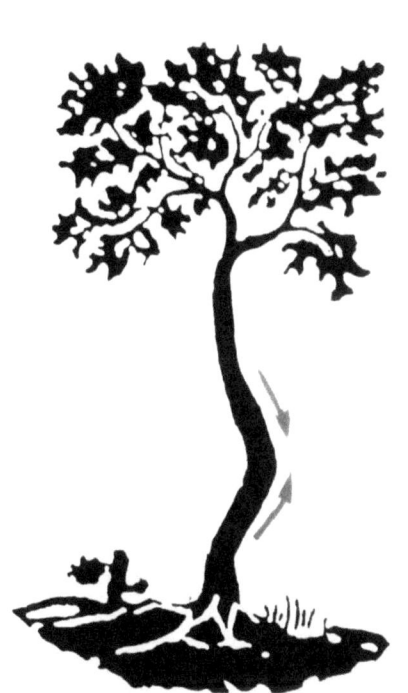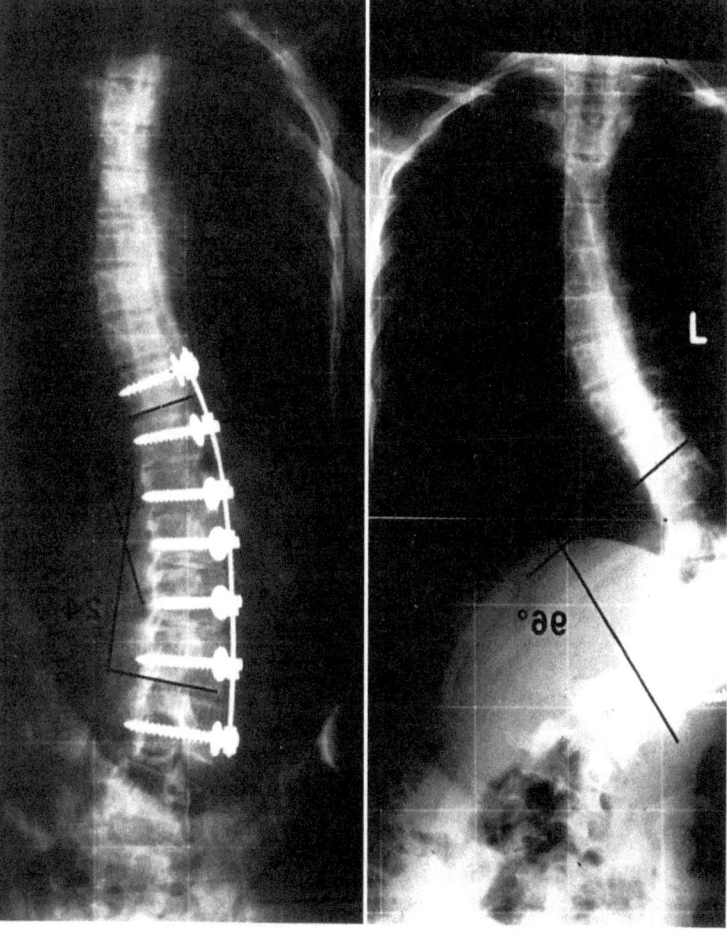

Abb. 4. *Links*: Schematische Darstellung des Prinzips der Kompression an der Konvexseite einer Krümmung; es resultieren Be-gradigung und Verkürzung. *Rechts*: Realisierung der konvexseitigen Kompression bei der Ventralen Derotationsspondylodese

Verfahrenswahl – Welche Instrumentation ist der Gold-Standard für die idiopathische Skoliose? Eine allgemein gültige Beantwortung dieser Frage erscheint mir unmöglich. Die optimale Verfahrenswahl ist abhängig von der Art der vorliegenden Krümmung, von den korrigierenden Eigenschaften des Systems, von der Infrastruktur der Klinik (Intensivstation, finanzielle Möglichkeiten u.a.), von den Anforderungen an den Komfort der Nachbehandlung und nicht zuletzt von den Erfahrungen des Operateurs. Für die drei gebräuchlichsten Instrumentationstypen seien die wesentlichen Vor- und Nachteile aufgeführt. An dieser Stelle möchte ich auch feststellen, daß wir bei der idiopathischen Skoliose mit der VDS oder dem Harrington-System bzw. seinen Modifikationen (Harrington-royal) in den allermeisten Fällen optimale Ergebnisse erzielen.

- **Harrington**
  - Vorteile:
    - langjährige Erfahrungen
    - klare Regeln, zuverlässige Ergebnisse
    - einfache Revision/Entfernung
    - billig
  - Nachteile:
    - Profilstörung möglich
    - Gipskorsett notwendig

- **CD-Instrumentation**
  - Vorteile:
    - Stabilität (i.d.R. kein Gipskorsett)
    - Profilbeeinflußbarkeit
    - Vielseitigkeit
  - Nachteile:
    - komplexe Technik
    - voluminös
    - aufwendige Revision
    - teuer

- **VDS**
  - Vorteile:
    - überlegene 3-D Korrektur
    - spart lumbale Segmente

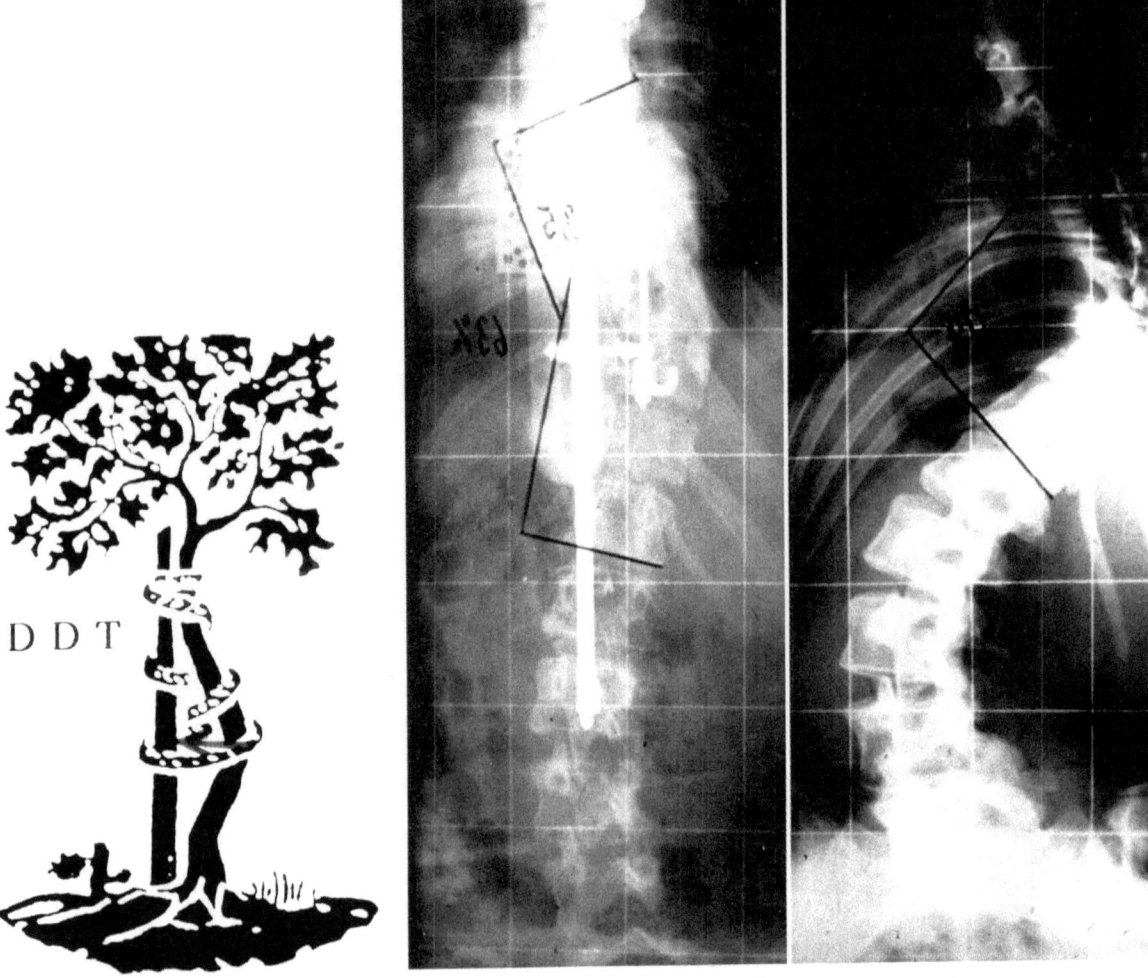

Abb. 5. *Links*: Schematische Darstellung des queren Zugs oder Drucks auf den Krümmungsscheitel, wobei als Widerlager ein Längsstab erforderlich ist. *Rechts*: Realisierung des queren Zugs auf den Krümmungsscheitel durch eine Luque-Schlinge

– segmentale Korrektur
 – billig
 – Nachteile:
 – Gipskorsett i.d.R. notwendig

In unserer Praxis werden idiopathische thorakale, thorakolumbale und lumbale Krümmungen mittels VDS operiert. Bei der kombinierten Skoliose erfolgt lumbal eine VDS, um Segmente zu sparen, anschließend eine Harrington- oder CD-Instrumentation zur Korrektur der thorakalen Krümmung. Bei Mehrfachkrümmungen erfolgt eine Harrington-Instrumentation, ggf. als Harrington-royal, um die lumbale Lordose zu erhalten oder herzustellen. Im Falle rigider Erwachsenenskoliosen erfolgt entweder die Harrington-Operation mit geringerem Anspruch auf kosmetische Verbesserung oder eine VDS nach vorherigem dorsalen Release, ggf. kombiniert mit einer Rippenbuckelresektion.

Durchführung der Skolioseoperation

Perioperative Besonderheiten. Bei dorsalen Eingriffen wird durch die *Lagerung auf einem Gipsbänkchen* mit großem Bauchfenster (oder Relton-Hall Rahmen) eine Stauung der abdominalen Venen vermieden; hierdurch ist die diffuse Blutungsneigung verringert und die operative Übersicht verbessert.

Zahlreiche *blutsparende Maßnahmen* lassen heute bei Wahleingriffen fast regelmäßig Fremd-

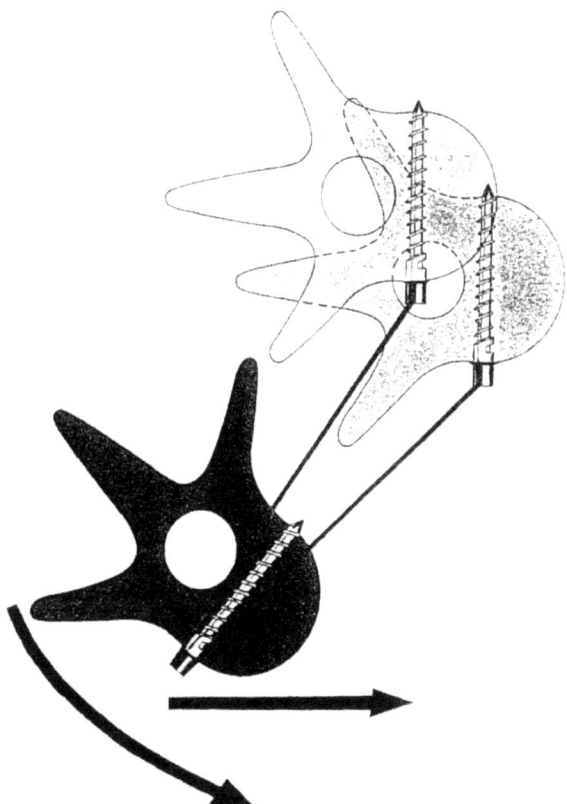

Abb. 6. Schematische Darstellung der ventralen Derotation: Der in der Horizontalebene rotierte Scheitelwirbel (*dunkel*) wird entgegen seiner Verdrehung in die Neutralrotation der Endwirbel (*hell*) gebracht und nach ventral gezogen, so daß durch den ventralen Derotationsvorgang zunächst auch Lordosierung resultiert

blutgaben vermeiden. Es sind dies die präoperative Eigenblutspende, die intraoperative arterielle Hypotension (arterieller Mitteldruck 70-80 mmHg), das Cell-Saver-System und die postoperative Blutaufbereitung aus den Drainagen (Redovac-System).

Bei distrahierenden Verfahren ist intraoperativ nach Durchführung der Korrektur der *Aufwachtest nach Stagnara* obligat [35]. Die Ableitung von SEPs hat sich nicht als überlegen erwiesen; wir verwenden diese Methode zur Überprüfung der Rückenmarksfunktion bei mental defizienten Patienten und bei der Rückenmarksdekompression, wobei hier die unmittelbare Erkennung einer Funktionsstörung vorteilhaft ist.

Bei ventralen Korrekturoperationen an der Brustwirbelsäule ist die *Doppellumenintubation* mit Einlungenbeatmung der kontralateralen Seite sehr nützlich; der Operateur hat mehr Platz für die Manipulation der Wirbelsäule und die betreffende Lunge wird weniger traumatisiert.

Postoperativ ist nach einer großen dorsalen Wirbelsäulenexposition die Lagerung in einer Gipsliegeschale vorteilhaft; durch die gleichmäßige Wundkompression wird der postoperative Blutverlust reduziert. Nach jeder Wirbelsäulen-Korrekturoperation erfolgt für 2 Tage eine stündliche Überprüfung und Dokumentation der peripheren Motorik und Sensibilität. Die postoperative Behandlung der Patienten erfolgt auf einer Intensiv-Überwachungsstation (intermediate care unit), bei anhaltender Ateminsuffi-

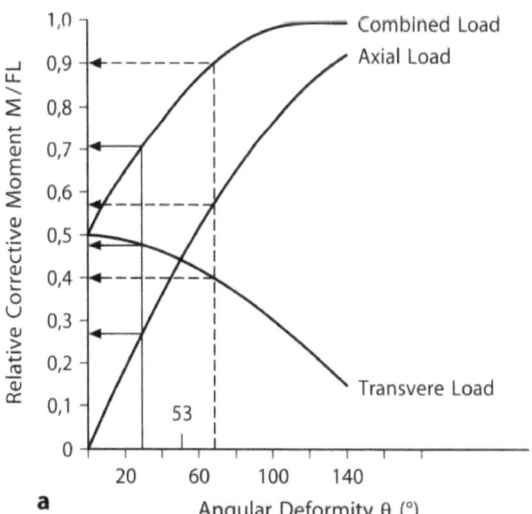

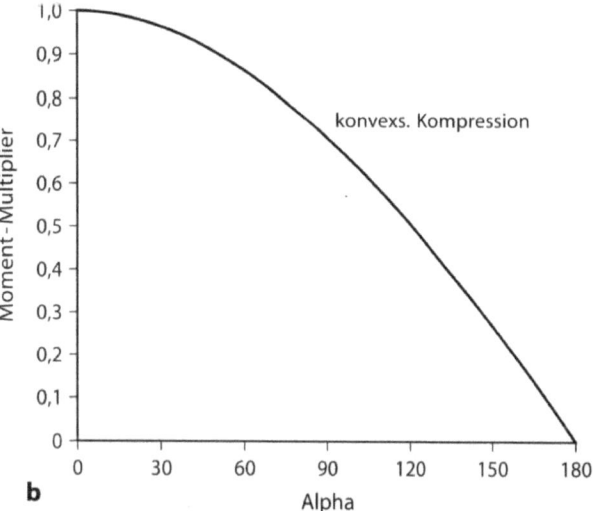

Abb. 7. a Effektivität der konkavseitigen Distraktion (axial load); bei gegebener Korrekturkraft nimmt sie mit zunehmender Krümmungsgröße zu. Die Effektivität des queren Zugs auf den Scheitel (transverse load) nimmt dagegen mit zunehmender Krümmungsgröße ab. Die Kombination beider (combined load) hat bei gro-

ßen Krümmungen keinen Vorteil gegenüber der alleinigen Distraktion. **b** Die Effektivität der konvexseitigen Kompression nimmt bei größeren Krümmungen ab, weswegen die VDS bei Krümmungen von weit über 100° Cobb weniger sinnvoll ist

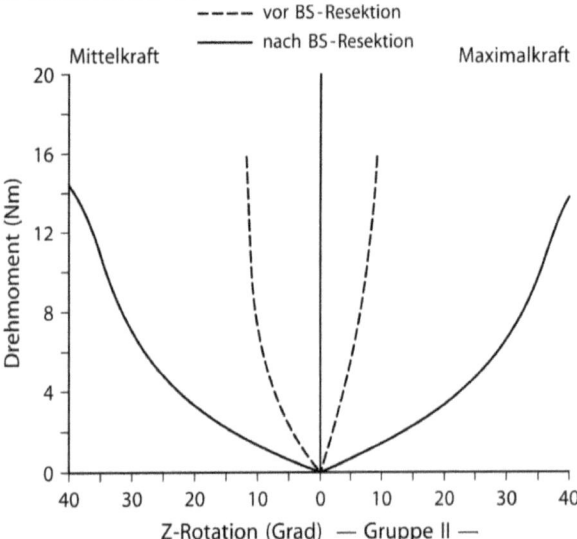

Abb. 8. Intraoperative Moment-Rotations-Relationen: Vor der Resektion der Bandscheiben bei thorakalen VDS-Operationen bewirkt ein Drehmoment von 15 Nm eine Derotation von etwa 10° (Sternchenkurven), nach der Resektion der Bandscheiben jedoch eine Derotation von etwa 40° (einfache Kurven)

zienz auf der Intensivstation. Normalpflegefähig sind die Patienten, wenn die kardiopulmonale und die Darmfunktion normalisiert sind.

Zugänge

1. Dorsaler Zugang. Es ist der herkömmliche Zugang zur Wirbelsäule und wird insgesamt am häufigsten ausgeführt. Der Patient ist auf dem Bauch gelagert. Die Hautinzision ist gerade in Rumpfmitte und folgt nicht der Dornfortsatzreihe. Nach Inzision der Faszie über der Dornfortsatzreihe mit dem Diathermiemesser wird die Muskulatur von den dorsalen Wirbelelementen mit dem Cobb'schen Raspatorium abgeschoben. Die Ansätze der kleinen Muskeln werden mit dem Messer abgetrennt. Eine passagere Wundtamponade stillt die entstehenden multiplen kleinen Blutungen.

2. Ventraler Zugang. Zur Durchführung ventraler Eingriffe wird der Patient auf einem knickbaren Maquet®-Tisch auf der Seite gelagert, so daß die Krümmungskonvexität oben ist. Die Hautinzision erfolgt über der zu resezierenden Rippe, wobei thorakal die Rippe des obersten (oder kaudal folgenden) Instrumentationswirbels gewählt wird, bei thorakolumbalen und lumbalen Eingriffen die 9. oder 10. Rippe. Die entsprechende Rippe wird subperiostal dargestellt und als autologes Implantatmaterial verwandt. Bei

lumbalen Eingriffen wird dann das Peritonaeum mit Stieltupfern vom Diaphragma gelöst und dieses eineinhalb Querfinger von seiner Insertion entfernt durchtrennt. Nach Einsetzen eines Thoraxspreizers wird die Pleura vertebralis in Längsrichtung durchtrennt, der Musculus psoas subperiostal mit dem Messer scharf abgelöst, und zwar bis zu den Querfortsätzen. Der Muskel wird mit einer Kompresse von den Wirbelkörpern distanziert; die Verwendung von Hohmann-Hebeln ist gefährlich. Schließlich werden die Segmentalgefäße auf der Zugangsseite unterbunden und durchtrennt. Nach dem Abschieben zur Gegenseite ist die Wirbelkörperreihe vollständig exponiert.

Operationen

1. Harrington-Distraktionsspondylodese. Das System besteht aus einem Distraktionsstab, je einem oberen und unteren Haken, einem Sicherungsring (Cavaleur), mehreren Kompressionshaken und einem Kompressions-Gewindestab mit Sternchenmuttern. Modifikationen sind der untere Vierkanthaken mit entsprechendem Stabende, diverse kraniale Hakenvarianten, die Verwendung zusätzlicher Luque-Schlingen (Harrington Luqueoid) und eine Stabmodifikation, die am unteren Ende ein Gewinde trägt zur Fixation in Pedikelschrauben (Harrington royal).

Nach Identifikation der Instrumentationsstrecke (intraoperative Röntgenaufnahme) werden der obere und der untere Haken gesetzt und sämtliche kleinen Wirbelgelenke mit einem Hohlmeißel eröffnet (Release) (Abb. 9 und 10). Das Kompressionssystem wird an den Querfortsätzen der Konvexität fixiert und unter komprimierende Spannung gebracht (kein Kompressionssystem bei Lordoskoliosen) (Abb. 11). Mit dem Outrigger wird eine Distraktion von 20 kp erzeugt und der Aufwachtest wird durchgeführt (Abb. 11). Anschließend wird der Distraktionsstab eingeführt und weitere Distraktion durch Verschieben des oberen Hakens mit der Spreizzange erzeugt. Nach neuerlichem positiven Aufwachtest sichert ein Cavaleur den oberen Haken und es erfolgt eine akribische Verblockung sämtlicher Facettengelenke mit Spongiosachips, die von der Crista iliaca und der Beckenschaufelaußenseite gewonnen wurden (die Lamina interna bleibt intakt). Abschließend werden die Laminae mit einem breiten Hohlmeißel dekortiziert und möglichst viel Spongiosamaterial und

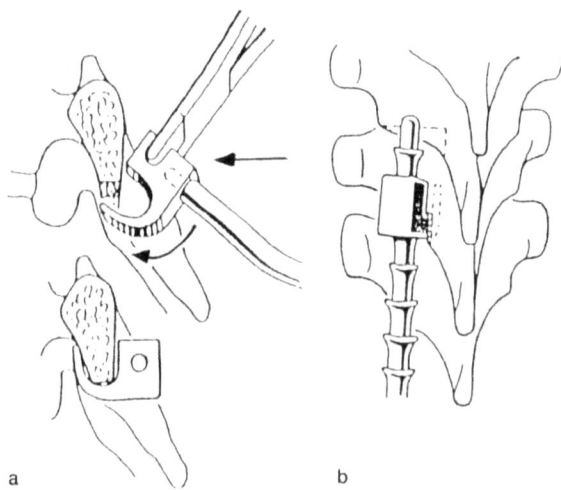

Abb. 9. Plazierung des krankialen Hakens bei der Harrington-Instrumentation. **a** Osteoklasie am kaudalen Laminarand des Insertionswirbels, damit der Haken einen planen Aufsitz findet. **b** Dorsalansicht: Der obere Haken hat eine stabile Abstützung am Unterrand der Lamina

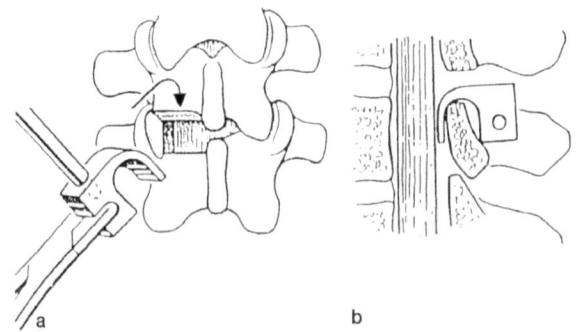

Abb. 10. Plazierung des kaudalen Hakens bei der Harrington-Instrumentation. **a** Nach Flavektomie und Osteoklasie des unteren Laminarandes des dem Insertionswirbel kranial benachbarten Wirbels kann der untere Haken ventral der Lamina eingeführt werden. **b** Im seitlichen Schnittbild liegt der Haken dem Laminaoberrand des Insertionswirbels auf; im Spinalkanal liegt er im periduralen Raum

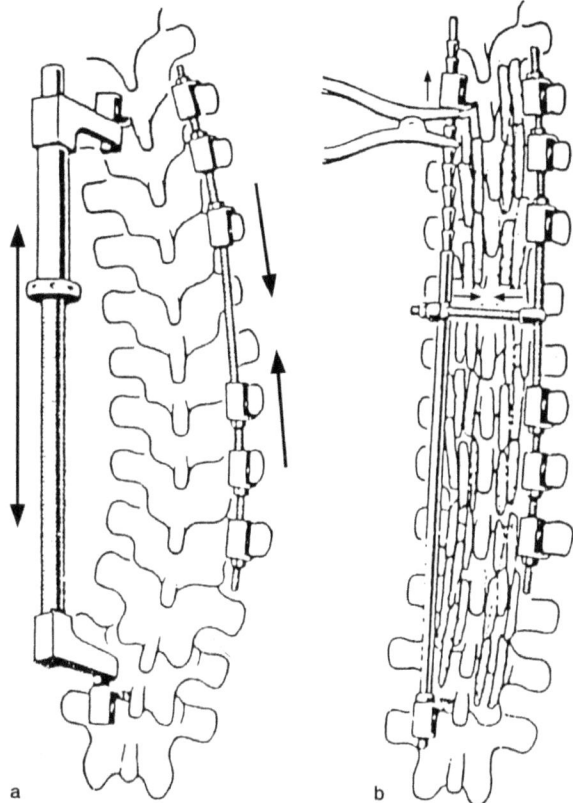

Abb. 11. Harrington-Distraktionsspondylodese. **a** Die Haken des Kompressionssystems sind an den Querfortsätzen der Konvexität inseriert. Mit dem Outrigger, der an den Außenseiten der definitiven Distraktionshaken fixiert ist, wird eine ablesbare Distraktionskraft erzeugt. **b** Ein fakultatives DDT-System ist installiert und kortikospongiöse Späne sind der dekortizierten dorsalen Wirbelsäulenoberfläche angelagert. Durch abschließendes Aufspreizen mti der Spreizzange wird die stabile Hakenverankerung gesichert

streichholzförmig zugerichtete kortikospongiöse Späne angelagert (Abb. 11). Die Verwendung eines Querstabilisators (DDT-System) ist nicht obligat. Beim Wundverschluß wird die Faszie wasserdicht genäht.

2. CD-Instrumentation. Das CD-System besteht aus einer Vielzahl von Einzelelementen. Die Längsstäbe mit einer speziellen rauhen Oberfläche haben einen Durchmesser von 5, 6 oder 7 mm. Haken sind in zwei Grundtypen verfügbar, geschlossen und offen, wobei letztere durch Hakenblocker in geschlossene umgewandelt werden. Geschlossene Haken werden am Ende der Instrumentation, offene intermediär verwandt.

Haken gibt es in zwei weiteren Grundtypen, nämlich Laminahaken und Pedikelhaken. Pedikelschrauben sind ebenfalls offen oder geschlossen. Es existieren drei Variationen von Querverbindern, wobei pro Instrumentation mindestens zwei Querverbinder installiert werden sollen (Rectangle-Rahmenkonstruktion).

Die Korrekturprinzipien des CD-Systems sind Distraktion auf der Konkavseite, Kompression auf der Konvexseite und Transversalzug und Derotation am Krümmungsscheitel. Die Korrektur erfolgt mit Hilfe der Stäbe, die mittels der diversen Haken an den „strategischen Wirbeln" fixiert sind. Die Stäbe müssen individuell vorgebogen werden in Abhängigkeit vom Ausmaß und von der Rigidität der Krümmung; in der Sagittalebene müssen sie postoperativ entsprechend physiologischer Kyphose und Lordose geformt sein. Die 90°-Drehung bei mobilen Krümmungen kann eine Seitausbiegung in eine Kyphose oder Lordose überführen.

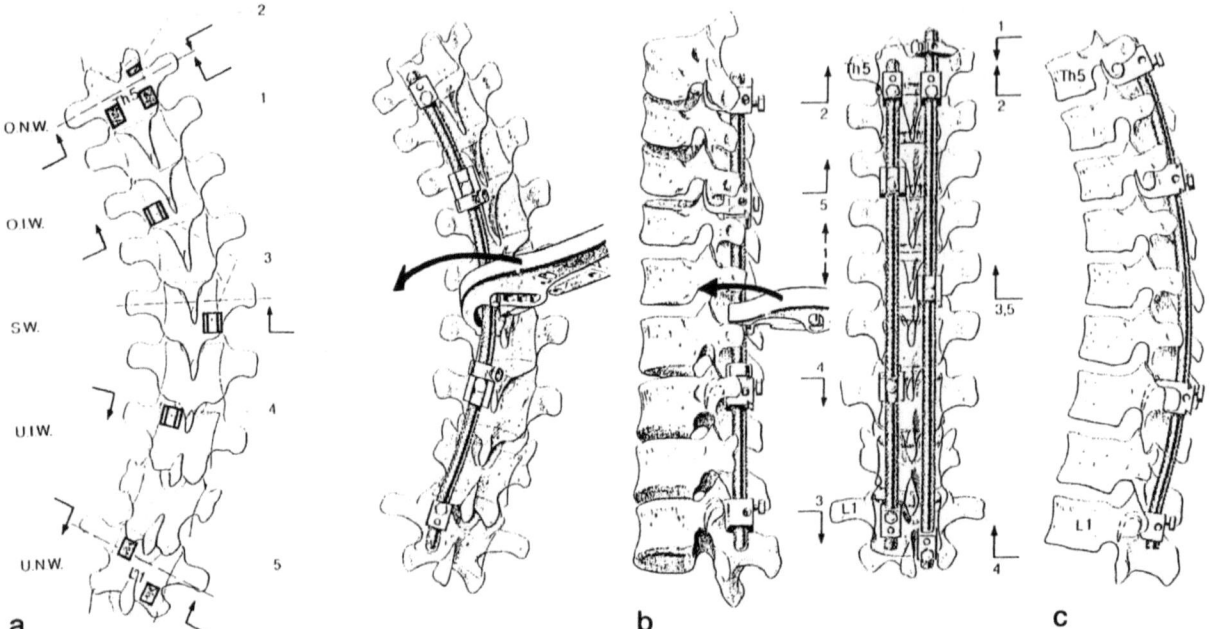

Abb. 12. Schematische Darstellung der CD-Instrumentation einer mobilen thorakalen Lordoskoliose. **a** Indentifikation der Scheitel-, End- und Intermediärwirbel. **b** In der Dorsalansicht ist der zuerst eingelegte konkavseitige Stab der Seitkrümmung entsprechend gebogen, in der seitlichen Ansicht ist er vor dem dorsalen Derota-tionsvorgang gerade. **c** Nach der 90°-Rotation ist der konkavseitige Stab in der Dorsalansicht gerade und in der seitlichen Ansicht entsprechend der eingetretenen Kyphosierung gekrümmt. Der konvexseitige Stab ist ebenfalls implantiert und auf Kompression belastet

Anhand einer mobilen thorakalen Lordoskoliose soll der CD-Korrekturvorgang beschrieben werden (Abb. 12). Zunächst werden End-, Scheitel- und Intermediärwirbel einer Krümmung bestimmt (letztere befinden sich am kranialen und kaudalen Ende der rigiden Zone am Krümmungsscheitel). Die Endwirbel werden beiderseits mit geschlossenen Pedikelhaken (kranial) bzw. Laminahaken (kaudal) gefaßt. Kranial konvexseitig wird zur sicheren Fixation ein Transversalhaken hinzugefügt. Am Scheitelwirbel konvexseitig und am oberen Intermediärwirbel konkavseitig wird je ein offener Pedikelhaken plaziert, am unteren Intermediärwirbel konkavseitig ein offener Laminahaken. Der konkavseitige Stab, der bestehenden Seitkrümmung und der postoperativen Kyphose entsprechend gebogen, wird in die vier Haken eingelegt; die 90°-Rotation überführt die Seitkrümmung in eine erwünschte BWS-Kyphose. Distraktion der Konkavität und Kompression der Konvexität komplettieren die Korrektur. Abschließend werden alle Haken blockiert und die DDT-Systeme installiert.

Für die verschiedenen Krümmungstypen gibt es detailliert ausgearbeitete Richtlinien für die Korrekturtechnik. Insgesamt sind die erforderlichen Instrumentationsstrecken lumbal länger als bei ventralen Korrekturverfahren. Die Kor-rekturergebnisse von durchschnittlich 70% in der Frontalebene sind beachtlich [5]. Probleme mit der Rumpfbalance sind nicht selten, die Derotation wird wohl nur bei kleineren und mobilen Skoliosen erreicht. Nach Shufflebarger ist das neurologische Risiko von über 1% durch Hakendislokationen für idiopathische Skoliosen nicht unerheblich [30].

3. Subkutane Zielke-Ascani-Instrumentation. Das System besteht aus speziellen Doppelhaken, die an einem Gewindestab mittels Muttern fixiert werden können. Als Längsstab dient der VDS-Distraktor [11].

Bei der Operation werden die beiden Endwirbel über kurze Inzisionen dargestellt und nach Flavektomie die Ascani-Haken gesetzt. Zwischen beiden Haken wird ein subkutaner Kanal hergestellt, in den der VDS-Distraktor eingebracht wird. Die Stabenden werden mit je zwei Muttern fixiert. Die Distraktion erfolgt durch Drehen der Sechskanthülse des Stabes, der wie ein Wantenspanner funktioniert. Eine Spondylodese erfolgt nicht. In Abhängigkeit vom Längenwachstum des Patienten muß alle 6-9 Monate eine Nachdistraktion über eine kurze Hautinzision durchgeführt werden, bis mit etwa 12 Jahren die endgültige Instrumentation und Fusion erfolgt. Trotz der obligaten Korsettversorgung sind Stabbrüche häufig; wegen der wiederholten Eingriffe sind auch Infektionen häufig.

4. Mobilisierende Osteotomien. Bei der idiopathischen Skoliose sind Osteotomien selten indiziert. Lediglich bei hochgradigen rigiden und langbogigen Erwachsenen-(Skolio-)Kyphosen ist es sinnvoll, einen dorsalen Release durchzuführen, um mit nachfolgender Halo-Extension und dorsaler Instrumentation eine bessere Korrektur zu erreichen. Technisch wird bei der Osteotomie das Ligamentum flavum reseziert und anschließend im Gelenkbereich eine quere Osteotomie mittels Kugelfräse oder Stanze hergestellt (Abb. 13). Die Osteotomien müssen in mehreren Segmenten erfolgen. Dorsale Osteotomien bei einer bereits fusionierten skoliotischen Wirbelsäule können dann sinnvoll sein, wenn es eine grotesk verformte und unbalancierte Wirbelsäule zu korrigieren gilt. Auch hier ist nach Halo-Zug die dorsale Korrekturinstrumentation zweizeitig durchzuführen. Technisch ist dieses Verfahren recht schwierig, weil die Orientierung an der normalen Anatomie fehlt, dicke Knochenmassen über dem Spinalkanal zu entfernen sind und die Osteotomien mit ausgewogener gegenläufiger Keilbasis erfolgen müssen, um später eine balancierte Korrektur erreichen zu können. Diese Eingriffe sind sämtlich mit einem hohen neurologischen Risiko und langwierigen stationären Prozeduren verbunden. Meistens ist es weiser, sich mit einer moderaten Korrektur zu begnügen und das Behandlungsziel in der Stabilisierung einer Deformität zu sehen. Bei Kyphoskoliosen ist die Harrington-Stagnara-Instrumentation die Methode der Wahl (31): Ein Distraktionsstab wird konkavseits intrathorakal retropleural plaziert und wirkt somit auch an der Konkavität der Kyphose. In einer zweiten Sitzung wird dann eine dicke Spanstraße angelegt, die, wiederum konkavseits an Skoliose und Kyphose gelegen, eine solide Stabilisierung der Deformität gewährleistet.

Gleichermaßen ungewöhnlich ist die Indikation zu ventralen Osteotomien bei idiopathischen Skoliokyphosen. Lediglich im Rahmen einer ventralen Dekompression wegen progredienter Rückenmarksläsion ist es ratsam, durch Resektion der angrenzenden Bandscheiben die Mobilität für eine posteriore Korrektur- und Stabilisierungsinstrumentation zu verbessern.

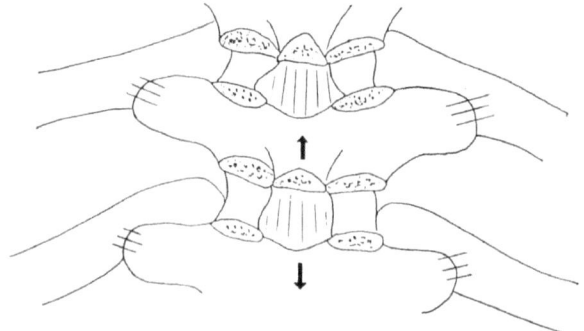

Abb. 13. Schematische Darstellung thorakaler dorsaler Osteotomien im Gelenkbereich; median liegt der Duralsack frei und die Pfeile symbolisieren die eingetretene Mobilität

5. Resektion des skoliotischen Rippenbuckels. Die Resektion des konkavseitigen Rippenbuckels kann im Rahmen der Korrektur einer Erwachensenskoliose oder auch bei einem großen Rippenbuckel nach Skoliosekorrektur sinnvoll sein. Das Motiv für den Eingriff ist immer die kosmetische Verbesserung; die Lungenfunktion verschlechtert sich regelmäßig, so daß nur Patienten mit mehr als 60% der Soll-Vitalkapazität in Frage kommen [29].

Technisch werden von einer medianen oder paramedianen Inzision her die prominenten Rippen subperiostal dargestellt. Die scharf angulierten Rippensegmente werden ausgeschält, eventuell auch die Querfortsätze gekürzt. Die Rippen werden entweder entfernt oder so geschwenkt und mit Nähten fixiert, daß die Prominenz verschwindet. In jedem Fall ist wegen der Gefahr eines Hämatothorax eine Thoraxdrainage zu legen.

6. Ventrale Derotationsspondylodese. Das VDS-System besteht aus wenigen Elementen: VDS-Schrauben, Unterlagscheiben, Gewindestab (3 oder 4 mm Durchmesser) und Muttern.

Die Korrekturprinzipien bei der VDS sind die ventrale Derotation, die konvexseitige Kompression und die Profilnormalisierung durch bedarfsweise Kyphosierung oder Lordosierung (Abb. 14 und 15). Wesentliches Element ist der Release der Krümmung durch die Resektion der Bandscheiben.

Bei idiopathischen Skoliosen sehen wir die Indikation zur VDS bei thorakalen, thorakolumbalen, lumbalen und kombinierten Krümmungen; bei letzteren erfolgt nach der lumbalen VDS eine dorsale Harrington- oder CD-Instrumentation zur Korrektur der oberen Krümmung. King-Typ-I-Krümmungen werden im Gegensatz zu

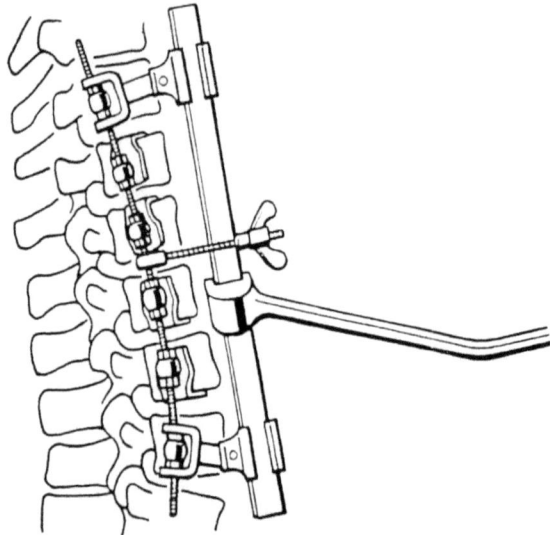

Abb. 14. Derotator und VDS-Instrumentation. Über ‚Gleitschuhe'
ist die Derotatorschiene auf den Endwirbeln drehbar abgestützt;
über die Zugschraube am Scheitelwirbel wird der Krümmungsscheitel mit dem Derotationshebel derotiert und nach ventral gezogen, und zwar in Relation zu den Endwirbeln

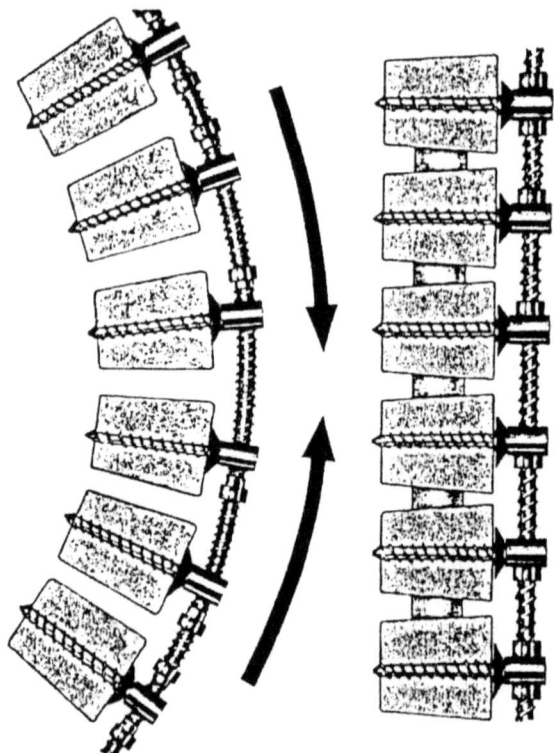

Abb. 15. Schematische Darstellung der VDS-Instrumentation.
Schrauben und Gewindestab sind an der Konvexseite plaziert;
segmentale Kompression am Gewindestab erzeugt konvexseitige
Verkürzung und Begradigung

dorsalen Techniken nur lumbal instrumentiert,
King-Typ-II-Krümmungen werden nur thorakal
instrumentiert. Die Instrumentation geht von
End- zu Endwirbel der Krümmung, wobei der
lumbale Endwirbel nicht mehr als 15° zur Bek-
kenquerachse geneigt und nicht mehr als 20% rotiert sein darf. Hervorzuheben ist, daß mit der
VDS im Vergleich zu dorsalen Instrumentationen im Durchschnitt 1,5 lumbale Bewegungssegmente mehr erhalten werden können und daß bei
korrekter Technik wahlweise Kyphosierung oder
Lordosierung einstellbar sind [8, 9]. VDS-Instru-
mentationen höher als T4 oder bis S1 sind nicht
möglich bzw. nicht sinnvoll.

Technisch werden nach Darstellung der Krümmung zunächst die Endwirbel identifiziert, und
zwar anhand der leicht abzählbaren Rippen. Die
Resektion der Bandscheiben erfolgt bis zum hinteren Längsband, sodaß allseits blutender subchondraler Deckplattenknochen freiliegt und
die Krümmung mobil ist. Die Schrauben werden
in transversaler Richtung eingebracht, wobei sie
der Wirbelrotation folgen. Nach Einlegen und Fi-
xieren des Gewindestabes ergibt sich durch das
Alignment der Schraubenköpfe bereits Derotation. Durch konvexseitige Kompression entsteht
dann thorakal Korrektur in der Frontalebene
und Kyphosierung. Lumbal wird mit dem Derotator zusätzlich Korrektur in der Horizontalebene und Lordosierung erzeugt (Abb. 14). Hierbei
erfolgt vor der konvexseitigen Kompression die
Einlage von hohen kortikospongiösen Becken-
kammblöcken, so daß die Lordose trotz ventraler Kompression erhalten bleibt. Beim Abschluß
der Korrektur muß die Instrumentation mechanisch stabil sein. Bei der thorakolumbalen und
lumbalen VDS-Instrumentation besteht die
Schwierigkeit der Korrekturdosierung: Absolute
Überkorrekturen sind leicht möglich und müssen gegebenenfalls durch ein intraoperatives
Röntgenbild ausgeschlossen werden. Bei thorakalen Nebenkrümmungen darf die Hauptkrüm-
mungskorrektur lumbal nur bis zum Bending-
test-Korrekturwert der Nebenkrümmung erfolgen, weil andernfalls ein Rumpfüberhang und/
oder ein ipsilaterales Klaffen mobiler lumbosa-
kraler Bandscheiben resultieren.

Zusammenfassung

Korrekturoperationen bei der idiopathischen Skoliose sind zahlenmäßig rückläufig; die frühere Erkennung der Erkrankung und eine bessere konservative Therapie werden als Ursachen hierfür diskutiert. Die Indikation zur Korrekturoperation orientiert sich nach wie vor am Krümmungsausmaß und an der Krümmungsprogredienz, wobei die Kenntnis und Berücksichtigung der natural history von entscheidender Bedeutung sind. Nach wie vor geht Krümmungskorrektur mit der Versteifung einer Wirbelsäulenregion einher.

Seit Jahren sind die Harrington-Distraktionsspondylodese, die Ventrale Derotationsspondylodese und die CD-Instrumentation konkurrierende Verfahren zur Korrektur der idiopathischen Skoliose. Im Vergleich haben alle drei Techniken Vor- und Nachteile, die u.a. von Shufflebarger, Nachemson und uns selbst pronociert dargestellt wurden [8, 27, 30]. Als Eckdaten für die Beurteilung erscheinen uns die Korrekturergebnisse und das neurologische Risiko, wobei andere Faktoren in ihrer Bedeutung zurücktreten. Das generelle neurologische Risiko in der 'major spine surgery' wird mit knapp 2 Prozent angegeben (zentrale und periphere Läsionen), bei der idiopathischen Skoliose mit 0,26%. In der SRS-Studie 1987 wurde das Risiko einer Rückenmarksläsion für die Harrington-Operation mit 0,23%, für die CD-Instrumentation mit 0,60% und für die VDS mit 0,30% beziffert [22]. Nach Dickson und Suk beträgt die durchschnittliche Krümmungskorrektur idiopathischer Skoliosen bei der Harrington-Operation in der Frontalebene etwa 60%, bei der CD-Instrumentation 60–70% und bei der VDS 70–80% [4, 34]. Nach Suk ist die Korrektur in der Sagittalebene beim CD-Verfahren besser und die Derotation bei der VDS besser [34]. Schließlich sollte uns Nachemson zu denken geben, wenn er formulierte: „Das Ergebnis der operativen Skoliosebehandlung ist nicht auf dem Röntgenbild abzulesen, sondern an der Zufriedenheit der Patienten" [27]. Er fand in einer großen Serie von Harrington-Operationen fast ausschließlich zufriedene Patienten.

Literatur

1. Aaro S, Dahlborn M (1981) Estimation of vertebral rotation and the spinal and rib cage deformity in scoliosis by computer tomography. Spine 6:460
2. Cotrel Y, Dubousset J (1987) A new technique of spine fixation by a posterior approrach in the treatment of scoliosis. Rev Chir Orthop 70:489
3. Cotrel Y (1975) Traction in the treatment of vertebral deformity. J Bone Joint Surg Br 57:260
4. Dickson JH, Wendell DE, Rossi D (1990) Harrington Instrumentation and Arthrodesis for Idiopathic Scoliosis. J Bone Joint Surg Am 77:678
5. Dubousset I, Cotrel Y (1989) Die CD-Instrumentation in der Behandlung von Wirbelsäulendeformitäten. Orthopäde 18:118
6. Dwyer AF, Newton NC, Sherwood AA (1969) An anterior approach to scoliosis - a preliminary report. Clin Orthop 62:192
7. Fowles JV, Drummond DS, L'Ecuyer S (1978) Untreated scoliosis in the adult. Clin Orthop 134:212
8. Giehl JP, Zielke K, Hack HP (1989) Die Ventrale Derotationsspondylodese. Orthopäde 18:101
9. Giehl JP, Völpel J, Heinrich E, Zielke K (1992) Correction of the sagittal plane in idiopathic scoliosis using the Zielke precedure (VDS). Int Orthop 16:213
10. Giehl JP, Wilke H, Copf P (1996) Primary stability of double-rod VDS-instrumentation – An experimental study. Abstract Volume 20th SICOT world congress, Amsterdam 18.–23.8.1996, P 395
11. Hack HP, Zielke K, Harms J (1985) Spinal instrumentation and monitoring. In: The Pediatric Spine: Ed. Bradford DS, Hensinger DN, Thieme Inc., New York
12. Halm H, Liljenqvist U, Castro WH, Jerosch J (1995) Augmentation of ventral derotation spondylodesis according to Zielke with doublerod instrumentation. Acta Orthop Belg 61(4):286
13. Harrington PR (1962) Treatment of scoliosis: correction and fixation by spine instrumentation. J Bone Joint Surg A-44:591
14. Hibbs RA (1924) A report of 59 cases of scolisosi treated by fusion operation. J Bone Joint Surg 6:3
15. Hopf C, Eysel P, Dubousset J (1995) CDH: preliminary report on a new anterior spinal instrumentation. Eur Spine J 4(3):194
16. Jackson RP, Simmons EH, Stripinus D (1983) Incidence and severity of back pain in adult idopathic scoliosis. Spine 8:749
17. Kaminski G (1978) Psychosoziale Probleme im Umkreis der operativen Skoliosebehandlung. In: Junghanns II (IIrsg) Skoliose and Kyphose. Die Wirbelsäule in Forschung und Praxis, Bd 72. Hippokrates Verlag Stuttgart
18. King HA, Moe JH, Bradford DS, Winter RB (1983) The selection of fusion levels in thoracic idiopathic scoliosis. J Bone Joint Surg A-65:1302
19. King HA (1988) Selection of Fusion Levels for Posterior Instrumentation and Fusion in Idiopathic Scoliosis. Orth Clin North Am 19-2:247

20. Lonstein JE, Winter RB, Moe JH, Bradford DS, Chou SN, Pinto MD (1980) Neurological deficits secundary to spinal deformity. Spine 5:331

21. Lonstein JE, Carlson JM (1984) The Prediction of Curve Progression in Untreated Idiopathic Scoliosis during Growth. J Bone Joint Surg Am 66(7):1061

22. Lowe TG (1987) SRS Morbidity and Mortality Committee, Report 1987

23. Luque ER (1982) Segmental spinal instrumentation for correction of scoliosis. Clin Orthop 163:192

24. Moe JH, Byrd III JA (1987) Idiopathic Scoliosis. In: Moe's Textbook of Scoliosis and Other Spinal Deformities. Ed: WB Saunders Staff, Saunders Company, Philadelphia

25. Nachemson A (1968) A long-term follow-up study of nontreated scoliosis. Acta Orthop Scand 39:446

26. Nachemson A, Nordwall A (1977) Effectiveness of preoperative Cotrel traction for correction of idiopathic scoliosis. J Bone Joint Surg A-59:504

27. Nachemson A (1994) Bracing and Harrington rod fusion for adolescent idiopathic scoliosis, are they outmoded treatment measures? Paper International Symposium ,Scoliosis Correction – Importance of Profile and Rotation', Tübingen 18–19 Nov 1994

28. Nilsonne U, Lundgren KD (1968) Long-term prognosis in idiopathic scoliosis. Acta Orthop Scand 39:456

29. Owen R, Turner A, Banforth JSG, Taylor JF, Jones RS (1986) Costectomy as the first stage of surgery fo scoliosis. J Bone Joint Surg Br-68:91

30. Shufflebarger HL (1994) Cotrel-Dubousset Spinal Instrumentation. In: The Pediatric Spine. Principles and Practice. Raven Press, New York

31. Stagnara P, Jouvinroux P, Peloux J, Pauchet R, Mazoyer D, Callay C (1969) Cypho-scolioses essentielles de l'adult. Formes sévères de plus de 100 degrès. Redressement partial et arthrodèse. XI. SICOT Meeting, Mexico City, pp 206–233

32. Stagnara P (1973) Traitement chirurgical des Scolioses majeures de l'adult. Réunion du Groupe d'étude de la Scoliose et da la Scoliosis Research Society, Lyon

33. Suk II S, Lee CK, Kim WJ, Chung YJ, Park YB (1995) Segmental pedicle screw fixation in the treatment of thoracic idiopathic scoliosis. Spine 20(12):1399

34. Suk II S, Lee CK, Chung SS (1994) Comparison of Zielke Ventral Derotation System and Cotrel-Dubousset Instrumentation in the Treatment of Idiopathic Lumbar and Thoracolumbar Scoliosis. Spine 19(4):419

35. Vaucelle C, Stagnara P, Jouvinroux P (1973) Functional monitoring of spinal cord activity during spinal surgery. Clin Orthop Rel Res 93:173

36. Webb JK, Burwell RG, Cole AA, Lieberman I (1995) Posterior instrumentation in scoliosis. Eur Spine J 4(1):2

37. Weinstein SL, Zavala DC, Ponseti IV (1981) Idiopathic scoliosis: Ion-term follow-up and prognosis in untreated patients. J Bone Joint Surg A-63:702

38. Winter RB, Lovell WW, Moe JH (1975) Excessive thoracic lordosis and loss of pulmonary function in patients with idiopathic scoliosis. J Bone Joint Surg A-57:972

39. Zielke K, Stunkat R, Duquesne J, Beaujean F (1975) Ventrale Derotationsspondylodese. Orthopädische Praxis 11:562

40. Zielke K (1985) Der heutige Stand der operativen Behandlung der Skoliose. Vortrag XXVI. Fortbildungsveranstaltung Berufsverband der Fachärzte für Orthopädie, Hamburg, 9. November 1985

CT- und endoskopisch kontrollierte perkutane Behandlung von subligamentären und sequestrierten Bandscheibenvorfällen

G. Vogl

Die ambulant durchgeführte Entfernung subligamentärer und sequestrierter Bandscheibenvorfälle gliedert sich in 2 Behandlungsabschnitte:

- die CT-kontrollierte Plazierung der Arbeitskanüle,
- die endoskopisch kontrollierte Materialentfernung mittels Mikrozangen.

Plazierung der Arbeitskanüle

Diese erfolgt CT-kontrolliert, da durch die Schichtbilddarstellung und Darstellung von Knochen- und Weichteilstrukturen im Gegensatz zur Bildwandlerkontrolle wesentlich mehr Zugangswege zum Bandscheibenvorfall zur Verfügung stehen, die Arbeitskanüle exakter plaziert werden kann und während des Behandlungsverlaufes jederzeit eine CT-Kontrolle möglich ist.

Zunächst wird der zu behandelnde Bandscheibenvorfall in Bauchlage durchgeschichtet. Anhand dieser Bilder wird dann die beste Zugangs*ebene*, welche der Gantryneigung entspricht, gewählt. Nun wird der beste Zugangs*weg* an der CT-Konsole mittels der CT-Maus eingezeichnet und die Distanz der gewünschten Einstichstelle zur zuvor am Patient aufgebrachten Hautmarke berechnet. Mit diesem Wert kann im Lichtvisier der CT-Gantry die geplante Einstichstelle am Patient exakt markiert werden. Nach Desinfektion und sterilem Abdecken des Patienten kann unter sterilen Bedingungen eine 18 G-Kanüle CT-kontrolliert bis zum Ligamentum flavum unter gleichzeitiger Injektion von Xylocain vorgeschoben werden. Nach Durchdringen des Ligamentum flavums wird die Kanüle ohne Lokalanästhetikum bis zum prolabierten Bandscheibenmaterial vorgeschoben. Hierdurch wird gewährleistet, daß die Nervenwurzel durch die Punktionskanüle nicht ge-

schädigt werden kann, da diese unbetäubt passiert wird. Dann wird ein Kontrastmittel-Xylocaingemisch in den Bandscheibenvorfall injiziert, so daß sich dieser einerseits im Sinne einer CT-Diskographie deutlich darstellt, durch Abrinnen nach epidural erfolgt gleichzeitig eine oberflächliche Periduralanästhesie. Nun kann über einen Kirschnerdraht mittels zweier ineinander passender Dilatoren aufgedehnt werden, so daß die 5,5 mm starke Arbeitskanüle über den äußeren Dilator bis in das prolabierte Bandscheibenmaterial vorgeschoben werden kann. Nun erfolgt nach Entfernung von Dilatoren und Kirschnerdraht eine CT-Kontrolle der Lage der Arbeitskanüle. Damit ist der erste Abschnitt abgeschlossen.

Dabei sind mit Hilfe der Computertomographie folgende Zugangswege möglich:
- von dorsal-parathekal:
  - zwischen Nervenwurzel und Duralsack
  - lateral von Nervenwurzel und Duralsack
  - von kontralateral schräg zum Eingang des Foramen intervertebrale
  - von einem tieferen Segment aus
- von dorso-lateral:
  - intradiskal
  - extraforaminal
  - intraforaminal
  - transforaminal.

Endoskopisch kontrollierte Materialentfernung mittels Mikrozangen

Nachdem die Kontrollschicht die korrekte Kanülenlage bestätigt hat, erfolgt eine erste endoskopische Inspektion. Dann wird bei subligamentären Bandscheibenvorfällen das hintere Längsband eröffnet. Hierfür wird ein 2 mm Kirschnerdraht mit Lanzettschliff oder ein Trepan verwendet. Im weiteren Verlauf kann mittels verschiedener Mikrozangen das subligamentäre oder sequestrierte Bandscheibenmaterial unter immer wieder durchgeführter endoskopischer Kontrolle und zum Teil auch CT-Kontrolle entfernt werden. Verwendet werden Optiken mit geradem Blickwinkel von 2,7 und 4 mm Dicke. Der mittels einer Druckmanschette unter Druck stehenden Spülflüssigkeit geben wir ein Antibiotikum (Mandokef) bei. Nach Entfernung des Bandscheibenmaterials und abschließender endoskopischer Inspektion wird die Kanüle zurückgezogen, der ca. 4 mm große Hautschnitt mit einem Steristrip versorgt. Der Patient bleibt noch etwa 1–2 Stunden bei uns zur Beobachtung. Er kann unmittelbar nach dem Eingriff und der klinischen Untersuchung aufstehen. Während der darauffolgenden 3 Wochen sollen rasche Bewegungen und schwere körperliche Arbeit gemieden werden. Der Patient wird sofort mobilisiert, er soll spazieren gehen und radfahren. Eine klinische Kontrolle erfolgt nach einer Woche, bei Auftreten von Beschwerden jederzeit sofort.

Bei ausreichend gegebenen Zugangsmöglichkeiten wird die Behandlung bei Patienten mit therapieresistenten Schmerzen mit und ohne Parese durchgeführt, bei einer kompletten Parese sowie einer Kaudasymptomatik ist eine offene klassische Operation erforderlich. Die CT-kontrollierte Technik wird seit 1990 von mir durchgeführt, bisher wurden etwa 1000 Patienten behandelt. An Komplikationen traten transiente Weichteilhämatome beim dorsolateralen Zugang in weniger als 5% auf, welche sich stets unter konservativer Therapie zurückbildeten, Duralsackverletzungen mit transienten Beschwerden im Sinne eines postpunktionellen Syndroms traten beim dorsalen Zugang in ca. 1% auf. Die Diszitisrate lag zunächst bei knapp 1%, in einem Fall trat ein Abszeß nach Entfernung eines extraforaminalen Bandscheibenvorfalles auf. Auch diese Komplikationen konnten konservativ behandelt werden. Seit Beigabe eines Antibiotikums zur Spülflüssigkeit hatten wir keine Infektion mehr.

Zusammenfassend stellt die endoskopisch kontrollierte Entfernung von Bandscheibenmaterial eine wenig invasive Methode dar, welche bei gleichzeitiger CT-Kontrolle der Kanülenplazierung im Vergleich zur Bildwandlermethode eine Indikationserweiterung sowie eine größere Sicherheit bei der Wahl des geeigneten Zugangsweges liefert.

KAPITEL 9

Endoskopische Bandscheibenchirurgie – Facts und Trends

Hj. Leu

Perkutane Operationsverfahren im Bereich der Wirbelsäule haben ihre Vorläufer bereits in den Vierzigerjahren, als Ottolenghi in Argentinien erste radio-stereometrisch geführte Biopsien durchführte. Seit der ersten Veröffentlichung zur perkutanen Nukleotomie von Hijikata im Jahre 1975 hat sich dieser für die Behandlung lumbaler Bandscheibenvorfälle neue, minimal invasive Zugang vielseitig weiterentwickelt. Marksteine der Entwicklung waren die 1982 erstmals eingesetzte endoskopische Arbeitskontrolle, die als „Dioskopie" eine ganze Reihe weiterer Verfahren erst ermöglichte. Andere nicht endoskopische Ansätze brachten mit der von Onik 1985 eingeführten automatisierten Nukleotomie in der zweiten Hälfte der Achtzigerjahre einen eigentlichen Boom perkutaner Verfahren. Die initial in nicht visuell kontrollierte Techniken gesetzten Hoffnungen haben sich allerdings nicht zuletzt durch oft unkritische Indikationsstellungen nicht erfüllt, so daß diese heute nur noch vereinzelt zur Anwendung kommen.

Von wesentlicher Bedeutung für die perkutan intradiskal geführten Dekompressionsverfahren ist die zielgerichtet dorsale Entlastung, die mit zentrodiskalen Verfahren wie der automatisierten Technik oder gegen das Bandscheibenzentrum gerichtet nadelgeführten Laser-Vaporisationsverfahren nicht erreicht werden kann. Visuell endoskopisch geführte Verfahren bieten hier bessere Möglichkeiten mit geeigneter Positionierung im hinteren Abschnitt des Intervertebralraumes die nach dorsal migrierten Fragmente im subligamentären Raum gezielt zu entlasten. Zu dieser Gruppe gehören die biportal manuell endoskopische Technik sowie die koaxial-endoskopisch geführte Laserablation mit hochflexiblen Faserendoskopen.

Als grundsätzliche Regel wurde bereits in den Achtzigerjahren klar, daß transligamentäre Sequestrationen in den Spinalkanal oder gegen die foraminäre Zone mit Intradiskal geführten Verfahren nicht erreicht werden können. In diesen Fällen waren bis dahin nach wie vor offene, allenfalls mikroskopisch assistierte Techniken verfügbar. Endoskopische Anwendungen im Bereich des Anulus fibrosus waren uns von der biportal perkutanen Nukleotomie her vertraut, blieben jedoch bei dieser intradiskalen Technik ohne therapeutischen Wert. In den USA benutzte Kambin diese Anuloskopie seit 1988 zur endoskopischen Dokumentation der Anulus-Fasern unmittelbar vor deren Trepanation, die damals zu seiner Operationstechnik gehörte. Dies um die Gefahr einer Läsion der abgehenden Nervenwurzel bestmöglcih zu bannen.

Aufgrund unserer günstigen Erfahrungen mit der Diskoskopie haben wir im Jahre 1990 erste Versuche unternommen, mit herkömmlichen Stablinsenendoskopen über die damals verfügbaren 7,5 mm Arbeitskanülen nach erfolgter intradiskaler Dekompression beim Zurückziehen im Bereich der posterolateralen anulären Pforte die foraminäre Zone endoskopisch zu explorieren. Dies waren die Vorerfahrungen, auf denen die klinische Einführung der Foraminoskopie im Jahre 1991 aufbaute. Ähnliche Wege führten auch Mathews in den USA zu einer foraminären Explorationstechnik, die er seit 1993 auch erfolgreich für dekompressive Indikationen einsetzte.

Im anatomischen Situs ist das Foramen im wesentlichen mit lockerem Polsterfett ausgefüllt, in dem die segmentär austretende Nervenwurzel unter dem Pedikel nach ventral austritt um sich in der Fossa lumbalis im paravertebralen Raum dem Plexus lumbalis einzugliedern. Weiter ziehen kleinere Venen aus dem paravertebralen Venenplexus durch das Foramen zum periduralen Venengeflecht. Die lumbalen Segmentarterien verlaufen in aller Regel außerhalb der foraminären Zone etwas oberhalb seitlich am Pedikel und liegen somit außerhalb des foraminären Explorationsgebietes.

Unsere ersten Erfahrungen mit der foraminoskopischen Exploration zeigten, daß aufgrund des örtlichen Fettpolsters und der unterschiedlich starken Venenzüge in diesem nicht anatomisch präkonfigurierten Raum eine optische Orientierung ohne temporäre Ausbildung einer virtuellen optischen Kammer an enge Grenzen stößt. Bereits in einfachen experimentellen Versuchen zeigte es sich, daß die damals für die intradisklae Neodymium:YAG Laseranwendung verfügbare NO_2-Insufflation auch auch eine arthroskopische CO_2-„Spülung" hier nicht in Frage kamen. Weit besser geeignet erwiesen sich isotonische Spüllösungen wie Ringer-Lactat und NaCl-Lösung. Um einen genügenden Dilatationseffekt im Mündungsbereich der Arbeitskanüle zu erreichen, mußten aber erheblich Spülmengen eingesetzt werden, die erst durch weitgehend wasserdichte Abschottung der äußeren Kanülenzugägne reduziert werden konnten.

Eine weitere Einschränkung ergab sich durch die Kaliber der anfänglich in der Arbeitskanüle noch frei geführten Stablinsenoptik, welche damals nur mit 3,2 mm Außendurchmesser zur Verfügung stand und somit bei Verwendung von 3,5 mm Rongeuren sehr wenig Bewegungsspielraum bot. Hier konnte erst mit der Einführung eines von der Urologie stammenden, modifizierten Arbeitsendoskopes mit ausreichend weitem 3,2 mm Arbeitskanal und abgewinkeltem Optikschaft die für die klinische Einführung im Februar 1991 erforderliche Verbesserung erzielt werden.

Indikationsstellung

Das jeweils anwendbare Indikationsspektrum perkutaner Verfahren bei lumbaler Diskushernie ist in enger Relation zu der Lokalisation der Zielstruktur respektive der mit der Technik optimal erreichbaren Form des Bandscheibenvorfalles zu beurteilen. Nachstehendes Schema erläutert die heute verfügbaren Techniken mit der jeweils damit erfolgreich angehbaren strukturellen Veränderung. Links oben sind als nichtendoskopische Verfahren die Chemonukleolyse, die nadelgeführte zentrodiskale Laserbehandlung sowie die ebenso heute als relativ unspezifisch erkannte automatisierte Nukleotomie noch angeführt. Im mittleren Bereich der subligamentär kontinenten Herniationen liegen die perkutan endoskopisch gesteuerten Operationsverfahren. Rechts der dritten Trennlinie liegt das Feld der freien Sequestrationen, die bisher bei intrakanalärer Lage minimalisiert offenen Verfahren reserviert blieben. Einzig im Falle der foraminär bis extraforaminär gelegenen freien Vorfälle konkurrenziert seit 1991 die Foraminoskopie (rechts unten) offene Verfahren in diesem spezifischen Indikationsbereich.

Die Zielindikation für die Technik der foraminoskopischen Dekompression umfaßt seit ihrer klinischen Einführung im Jahre 1991 den umgrenzten Bereich der latero- bis extra-foraminären Diskushernien, die in ihrer klassischen

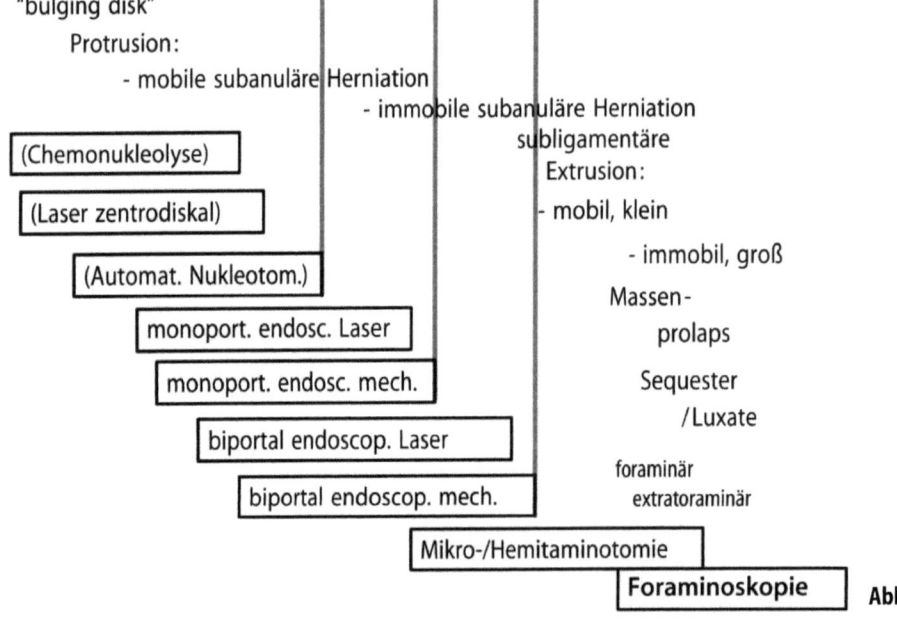

Abb. 1.

Form nach Benini lediglich bis 10% aller operierten Diskushernien ausmachen.

Da diese diskogenen Raumforderungen aufgrund ihrer anatomischen Lage außerhalb des lumbalen Spinalkanals nicht den dem Segment zugehörigen Wurzelabgang, sondern lateral die von der nächst höheren Etage nach distal verlaufende Wurzel beeinträchtigen, kann die klinische und radiologische Diagnostik erschwert sein. Die konventionelle Myelographie bleibt meist negativ, da die Wurzelabgänge im Verlaufe der Wurzeltaschen von der foraminären Beengung noch kaum beeinträchtigt werden, so daß hier zur bildgebenden Dokumentation die Computer- und die Kernspintomographie im Vordergrund stehen. Bei foraminären Rezidivsequestern nach früher mediolateral konventionel interlaminärer Dekompression kann neben zusätzlicher Kontrastgabe auch eine Diskographie mit anschließender Computertomographie die nötige Abgrenzung der diskogenen Komponente bringen. Bei der diskographischen Vorabklärung kann zudem die Zugänglichkeit für das Foraminoskop nochmals geprüft werden, was vor allem im Segment L5/S1 vor unliebsamen Überraschungen bewahren kann.

Einmal diagnostiziert, liegt die chirurgisch therapeutische Herausforderung darin, daß diese Sequester über den dorsal interlaminären Zugang kaum direkt erreicht und somit genügend entlastet werden können. Durch Abtragen medio-ventraler Anteile der Gelenksfacetten kann zwar der Zugang zum Foramen Intervertebrale erweitert werden, doch ist diese strukturelle Beeinträchtigung der Intervertebralgelenke mit Blick auf das jüngere bis mittlere Lebensalter der Patienten nicht ganz unbedenklich. Daß dabei intrakanalär große Wundflächen gesetzt werden, die ihrerseits zu Vernarbungen nicht nur im foraminären Bereich Anlaß geben können, bleibt als prospektive Inkonvenienz zusätzlich zu gewärtigen.

Bei extraforaminär lateralen Diskushernien, die sich nicht mehr über ein auch erweitertes Foramen vom Spinalkanal her erreichen lassen, steht zur operativen Entlastung der konventionell offen dorsolaterale Zugang zur Verfügung. Dieser erfordert zur genügenden Übersicht eine eher großzügige muskuläre Ablösung und, je nach Technik, auch eine Beeinträchtigung der lateral intertransversal stabilisierenden Ligamente. Dieses Verfahren kommt heute allenfalls dort noch zu Einsatz, wo medio- bis lateroforaminär sanduhrförmige Massensequester bei zugleich relativer ossärer Stenose der foraminären Pforte eine jedenfalls auch gezielte ossäre Dekompression erfordern.

Bei foraminären Sequestern mit nur kleinem intraforaminärem und größerem lateroforaminärem Anteil bietet heute die direkte foraminoskopische Dekompression mit Sequesterextraktion die schonendste Therapievariante.

Operative Technik

Die Wahl der Anaesthesietechnik richtet sich einerseits nach den Präferenzen des Patienten. Bei frischen freien Sequestern kann die Lokalanaesthesie bei systemisch leichter Sedation eingesetzt werden. Die Infiltration mit einer 1%-Lösung erfolgt dabei in den tiefen Schichten direkt mit der Diskographienadel, wobei die Infiltration primär nicht tiefer als bis knapp unter die intertransversalen Muskelschichten vorgeführt werden soll. Später kann unter foraminoskopischer Sicht immer noch eine ergänzende Infiltration am Anulus fibrosus ergänzt werden. Die übrige foraminäre Zone ist nicht sehr empfindlich, so daß zur Sicherstellung des radikulären Feedbacks bei foraminärer Manipulation auf eine ungezielt foraminäre Infiltration verzichtet werden kann.

Bei schon älteren freien Sequestern muß andererseits mit perifokaler Narbenbildung gerechnet werden, so daß bei somit etwas erhöhtem Zeitbedarf für die Mobilisation des Sequesters eher eine Neurolept-Allgemeinanaesthesie ohne muskuläre Relaxation zu empfehlen ist. Bei dieser Technik ist die bewegungsfreie Lagerung des Patienten auf dem OP-Tisch bei gleichzeitig erhaltener radikulär motorischer Reizreaktion optimal gewährleistet.

Der Patient wird auf dem Bauch gelagert. Die Beckenkämme werden mit Schaumstoffblöcken unterlagert um eine bestmögliche Entlastung der lumbalen Venenplexus zu erreichen. Bei eher enger foraminärer Pforte und bei Problemstellung im Bereich der lumbosakralen Bandscheibe kann es hilfreich sein, den Oberkörper bei fixiertem Becken etwas zu Gegenseite zu lagern, um eine relative seitliche Aufdehnung des Segmentes im Zugangsbereich zu erhalten.

Als erster Schritt erfolgt nach Desinfektion und Abdecken des OP-Situs mit einer Sterilfolie die Einzeichnung der Landmarken im Röntgenbildverstärker. Die untere Endplatte des der Sequestration oben anliegenden Wirbelkörpers muß dabei bezüglich Lordosekippung planparallel eingestellt werden. Entsprechend wird auf dieser Höhe eine Querlinie zur Körperlängsachse markiert. Darauf werden von der Mittellinie ab Dornfortsatz 6–8 cm abgemessen. Soll eine mehr intraforaminäre Freilegung erfolgen, erfolgt der Zugang 10–12 cm lateral der Mittellinie.

Eine Diskographienadel wird nun unter biplanarer Bildwandkontrolle von dorsolateral gegen die lateroforaminäre Zone eingeführt. Die Nadel soll günstigerweise den Sequester bei entsprechender Lokalisation transfixieren und dann 1–2 cm in den Intervertebralraum vorgeschoben werden.

Durch die Diskographienadel wird nun ein passender Führungsdraht eingeführt, über den dann die weiteren Dilatationskanülen zur Bougierung des Arbeitskanals schrittweise eingebracht werden. Bei Patienten mit kräftiger Muskulatur und entsprechend resistenten Fascienblättern ist dieses schrittweise Aufdehnen günstig. Bei schlanken Patienten kann auch in zwei Stufen gleich die Arbeitsschaft über die Diskographienadel und einen konischen Dilator in einem Zug eingeführt werden. Das Foraminoskop wird nun in den Arbeitsschaft eingeführt, wobei der immer noch zentral liegende Führungsdraht vom Arbeitskanal aufgenommen wird und somit eine Orientierung der Optik gleich auf den Sequester ermöglicht.

In dieser Position werden nun Spülung und Aspiration angeschlossen und der Arbeitsraum im vorderen Abschnitt des Arbeitsschaftes wird erstmals gespült.

Aufgrund unserer Erfahrungen mit verschiedenen Spülmedien auch bei der periduralen Endoskopie des Spinalkanals eignet sich Kochsalzlösung mit einer Temperatur von 6–8 °C am besten. Damit läßt sich der bei anderen Mischlösungen beobachtete Koagulationstendenz am ehesten ausweichen. Koagulationsbildungen schränken die Lichtkraft der Ausleuchtung und flottieren störend im optischen Arbeitsbereich. Deren dann immer wieder nötige Entfernung ist zeitraubend und kann zu unerfreulichen Positionsverlusten führen.

Nach Aufklaren der Spülung kann nun der Führungsdraht langsam zurückgezogen werden, wobei sich der Sequester der Mündung des Arbeitsschaftes weiter nähert und optisch meist bereits identifiziert werden kann. Mit einem über den 3,2 mm weiten Arbeitskanal eingeführten Tasthäckchen kann der Sequester falls erforder-

lich weiter zur Mündung des Arbeitsschaftes mobilisiert werden. Mit einer dann über den Arbeitsschaft geführten kleinen Rongeurzange kann der Sequester anschließend gefaßt und ausgezogen werden. Bei größeren Fragmenten kann dann das Foraminoskop vom Arbeitsschaft abgekoppelt und mitsamt dem durch den Arbeitskanal gefaßten Sequester durch den in Position verbleibenden Arbeitsschaft ausgezogen werden.

Nach erneutem Einsetzen des Foraminoskopes im Arbeitsschaft können dann weitere Restfragmente unter optischer Kontrolle identifiziert, im lockeren Fettgewebe mobilisiert und ausgezogen werden. Dies, bis nach proximal lateral die abgehende Wurzel erkennbar freigelegt ist und die foraminäre Pforte offen und für das Tasthäckchen frei passierbar geworden ist.

Eine abschließende Injektion von 10 mg kristalliner Steroidlösung am hinteren Anulus mit sofort sistierter Saugspülung im Bereich der Dekompression unterstützt die örtliche Reizminderung. Das System wird in einem Zuge ausgezogen und die kleine Hautincision mit einer Einzelknopfnaht oder wahlweise mit einem Steril-Klebestreifen adaptiert.

Die postoperative Mobilisation ist noch am gleichen Tage erlaubt. Das physikalische Therapieprogramm, bereits präoperativ mit isometrischer Stabilisation begonnen, wird bei Austritt ab 2. oder 3. Tag für vier Wochen rezeptiert.

Erfahrungen

Seit Februar 1991 konnte dieses neue Verfahren foraminoskopischer Dekompression mit Sequesterentfernung bei 45 Patienten mit latero- bis intraforaminärer Sequestration eingesetzt werden. Das mittlere Alter der Patienten lag bei 51 Jahren. Angegangen wurden dabei foraminäre Vorfälle auf L1/2 bis L5/S1. Bei den 41/45 Patienten gelang es, den kompressionsrelevanten Sequester mit unmittelbar klinischer Entlastung zu entfernen. 3 Patienten mußten im Mittel 4 Monate nach foraminoskopischer Vorbehandlung offen nachoperiert werden. In 2 dieser Fälle war nach vorübergehend gutem Erfolg rezidivierende medio foraminärer Sequester vorhanden. In einem Falle mit foraminärer Begleitstenose konnte foraminoskopisch keine genügende Entlastung erzielt werden. Als Komplikation kam es in einem Falle auf L4/5 zu einer teilweisen Wurzelläsion L4 mit sensiblem Ausfallfenster L 4 am Unterschenkel mit nur teilweiser Rekuperation im weiteren Verlauf. Die Operationszeiten verkürzten sich von über 80 Minuten im Jahre 1991 auf unter 45 Minuten im Jahre 1997 und zeigen so die typische „Lernkurve" neuer Operationsverfahren. Grundlegende Bedeutung kommt zur Sicherung ausreichender Inspektionsverhältnisse der Spültechnik zu. Hier gilt es durch bestmögliche Abdichtung des Arbeitskanals auch während dem Einsatz von Tasthäckchen und Rongeurzangen im optischen Kontrollbereich einen ausreichend hohen Spüldruck aufrecht zu erhalten. Dieser sollte über dem örtlichen Venendruck gehalten werden, also günstigerweise 30–40 cm H_2O betragen. Dies kann optimal mit einer druckgesteuerten Pumpe erreicht werden. Derart bieten sich praktisch keine Probleme mit venösen Einblutungen, arterielle Einblutungen haben wir bis anhin noch nicht beobachtet. Die Hospitalisationszeit kann mit nunmehr rund drei Tagen kurz gehalten werden. Bei Patienten mit gewährleisteter ambulanter Kontrollmöglichkeit kann die Entlassung nach 24 h Überwachung und erfolgreicher Primärmobilisation am Abend des der Operation nachfolgenden Tages erfolgen. Die Nachbehandlung wird mit isometrisch stabilisierender Physiotherapie geführt. Körperlich belastende Tätigkeiten haben wir grundsätzlich nicht vor der vierten postoperativen Woche gestattet. Ein Zusammenhang zwischen postoperativem Belastungsaufbau und Rezidivhernie war bei unseren 2 Patienten mit später offener Reoperation nicht erkennbar.

Trends

Mit der Einführung der foraminoskopischen Dekompression als minimal Invasive Alterantive zur Behandlung freier foraminärer Vorfälle hat die Endoskopie nicht präformierter Räume auch im Bereich der Lendenwirbelsäule ein klar definiertes therapeutisches Indikationsgebiet erhalten. Die bisher zur Verfügung stehenden Stablinsensysteme bedingen noch Arbeitsdurchmesser, die eine schaftgeführte transforaminäre Exploration erschweren. Seit Ende 1992 stehen neue faseroptisch konzipierte Arbeitsendoskope zur Verfügung, die nicht nur eine weitere Reduktion der Systemkaliber bei gleichzeitig relativ großen Nutzlumen zulassen. Erste Anwendungen solcher Systeme seit 1995 ermöglichen heute bereits eine transforaminäre Inspektion des medialen Abschnittes der hinteren Bandscheibenbegrenzung bei gleichzeitig hohem Nutzkaliber von über 3 mm. Dank der nicht mehr auf lineare Führung angewiesenen Faseroptik dürften in ersten Prototypen vorliegende kurvierbare Arbeitsendoskope bald weiteren herkömmlichen Operationstechniken zur Dekompression auch intrakanalärer Bandscheibenvorfälle weitere direkte Konkurrenz bieten.

Literatur

Leu HjF, Hauser RK (1996) Percutaneous endoscopic lumbar spine fusion. Neurosurgery Clinics of North America 7:107–117

Leu HjF, Schreiber A, Elsig J-P, Zweifel K (1996) Percutaneous Disc surgery since 1979 – from discoscopy to interbody fusion. Bulletin of the Hospital for Joint Diseases 45:190–199

Leu HjF, Hauser R, Schreiber A (1997) Lumbar percutaneous endoscopic interbody fusion. Clinical Orthopaedics and related research 337/4:58–63

Leu HjF, Hauser RK (1997) Foraminoskopische Dekompression bei foraminärer Diskushernie lumbal: Technik, Indikation, Erfahrungen seit 1991. Schweiz Med Wochenschr (Suppl) 127:91/7 S

KAPITEL 10

Die endoskopische foraminale Diskusextraktion
– Indikationen, Technik und Ergebnisse –

H. G. Kollmann

Mit der endoskopischen foraminalen Diskusextraktion (EFD) können Bandscheibenvorfälle der LWS minimal invasiv operiert werden. Im Gegensatz zu bisher angewandten perkutanen Methoden (z. B. Laser), können damit auch Bandscheibendurchbrüche unter Sicht der neuralen Strukturen direkt entfernt werden und kann somit die Indikationsbreite wesentlich vergrößert werden.

Mixter und Barr [6] haben 1934 die erste offene lumbale Diskusextraktion beschrieben. Dabei wurde mittels Hemilaminektomie ein rupturierter Bandscheibensequester aus dem Spinalkanal entfernt. Seither wurde die Operationstechnik verbessert und mit der Einführung des Operationsmikroskopes auch verfeinert. 1964 wurde von Smith [10] mit der Chemonukleolyse erstmals ein minimal invasives Verfahren zur Behandlung des Bandscheibenleidens vorgestellt. In den 70er und 80er Jahren gelangten dann auch manuelle perkutane Techniken zur Anwendung, als deren Protagonisten Schreiber [8], Kambin [4] und Hijikata [3] zu nennen sind. Ascher [1] und Onik [7] versuchten mit der Einführung des Laser bzw. der automatisierten perkutanen lumbalen Diskektomie (APLD) das Spektrum zu erweitern.

All diesen Systemen gemeinsam war und ist es, über einen posterolateralen Zugang aus den Bandscheiben*raum* zu punktieren und dort Gewebe zu entfernen. Dies kann mechanisch (perkutane Dicsketomie, Absaugung), chemisch (Chemonukleolyse) oder thermisch (Laser) bewerkstelligt werden. In allen Fällen wird aber nicht am Bandscheiben*vorfall* selbst gearbeitet, sondern kann nur *indirekt* über eine Druckentlastung gleichsam eine Rückverschiebung des Prolaps angestrebt werden. Es ist nur zu logisch, daß damit nur kleine Bandscheibenprotrusionen behandelbar sind, ganz sicher aber nicht in den Spinalkanal sequestrierte Vorfälle. Dementsprechend unbefriedigend waren auch die Ergebnisse und Indikationen. Dies gilt insbesondere auch für die Laserdiskektomie, die in keinster Weise die in sie gesetzten Erwartungen als „high-tech"-Methode erfüllen konnte. Dunkster [2] sah nach einer diesbezüglichen Studie nur eine Indikation in 5% aller Bandscheibenprotrusionen, Revel [9] spricht im Zusammenhang mit der APLD überhaupt nur von „Placebo" und sieht keine Überlegenheit gegenüber konservativen Therapien.

Mit der von Mathews [5] 1994 vorgestellten *endoskopischen foraminalen Diskusextraktion* konnte erstmals eine wirksame minimalinvasive Technik in die spinale Chirurgie eingeführt werden.

Im Gegensatz zu den obengenannten Methoden kann damit der Bandscheiben*vorfall* direkt erreicht und entfernt werden, ist die Zielregion daher nicht mehr der Bandscheiben*raum* sondern das Foramen intervertebrale bzw. der laterale Teil des *Spinalkanales*. Möglich wurde dies mit der technischen Vereinigung von Arbeitskanal und Optik in einem Instrumentarium, womit unter Sicht der neuralen Strukturen direkt am (sequestrierten) Vorfall gearbeitet werden kann.

Technik der endoskopischen Diskusextraktion

In Bauchlagerung erfolgt der Zugang paravertebral von einem ca. 8 mm kleinen Hautschnitt aus. Die Entfernung der Inzisionsstelle von der Mittellinie hängt ab von der Lokalisation des Prolaps und von der Körpergröße und beträgt zwischen 8 u. 15 cm. Bei extraforaminalen Sequestern wird der Zugang steiler gewählt, ist der Abstand also kürzer, um besser von dorsal und medial an der austretenden Nervenwurzel vorbei zu kommen. Bei medio-lateralen Vorfällen muß ein möglichst flacher Winkel gewählt werden, um möglichst weit und flach in den Spinalkanal zu gelangen, liegt die Inzisionsstelle daher möglichst weit lateral.

Unter Bildwandlerkontrolle wird danach das gewünschte Foramen intervertebrale mit einem Führungsdraht punktiert. Aus Sicherheitsgründen erfolgt dies immer im seitlichen Strahlengang mit Richtung auf die Gelenksfacette, an deren ventraler Zirkumferenz man sich anschließend unter fortschreitender Ventralisation der Drahtspitze gleichsam in das Foramen „hineinfallen" läßt. Die Punktion gelingt mit einiger Erfahrung sehr leicht und kann auch im engen Foramen L5/S1 i.a. ohne Probleme durchgeführt werden. Die Spitze des Führungsdrahtes soll dabei im Bereich der medialen Pedikelebene am Annulus andocken (Abb. 1).

Danach wird unter nochmaliger Röntgenkontrolle die Arbeits- oder Schutzkanüle über dem Dilatator eingeführt, wobei hier bereits ein fester Halt im Foramen sowie die unmittelbare Nähe des Bandscheibenvorfalles oder des Annulus angestrebt werden sollen. Auf diese Weise können unangenehme Blutungen oder Präparationen im Fettgewebe vermieden werden. Nach Entfernen des Dilatators wird das Endoskop über den Führungsdraht vorgeschoben, das diesen im Annulus perforiert zeigt. Nach Entfernen des Drahtes kann mit der Präparation begonnen werden, wobei mit Skalpellen, Dissektoren und kleinen Faßzangen der Bandscheibenvorfall erst zerkleinert und dann entfernt wird.

Mitunter lassen sich Blutungen nicht vermeiden. Mit eisgekühlter Spülflüssigkeit und Druck über die Kanüle auf den Annulus sind sie aber i.a. nur sehr kurzzeitig und problemlos. In unserem Krankengut war nur einmal die Entfernung eines im Spinalkanal nach kranial verlagerten Sequesters bei L1/L2 (!) wegen immer wiederkehrender Blutungen aus endoskopisch gut sichtbaren Venen nicht möglich. Bei der nachfolgenden offenen Operation hat sich dann eine massive epidurale Varikositas gezeigt.

Obwohl die Punktion auch bei L5/S1 in der Regel problemlos ist – im Gegensatz zum herkömmlichen posterolat. Zugang – kann es doch bei der Präparation eines lumbosakralen Bandscheibenvorfalls technische Schwierigkeiten geben. Einerseits kann das Foramen sehr eng sein, andererseits findet sich mitunter ein distaler Abgang der Nervenwurzel L5, oder auch ihre frühe Auffächerung ins Ganglion als anatomische Variante, wodurch oft nur mehr ein kleiner Zugang dorsal davon zum Bandscheibenraum frei bleibt.

Gerade in solchen Fällen bewährt sich die in unserer Klinik angewandte reduzierte Lumbalanästhesie in Form eines Analgetikums (Suffenta) intraspinal, womit für den Patienten der Komfort einer weitgehend schmerzfreien Operation gegeben ist und die Motorik erhalten bleibt, im Falle eines Kontaktes mit der Nervenwurzel aber eine geringe Schmerzempfindung vorhanden ist, die dem Operateur mitgeteilt wird. Dadurch können iatrogene Schädigungen am Nerven mit großer Sicherheit vermieden werden.

Die Präparation am Bandscheibenvorfall und/oder Sequester erfordert meist ein Zerkleinern mittels Skalpell oder Schere und anschließende Mobilisation mit Hilfe von Dissektoren. Kleine Stücke können über die angeschlossenen zwei Saugvorrichtungen direkt abtransportiert werden, große werden durch das Herausziehen des Endoskops aus der Arbeitskanüle entfernt. Beim intra-/extraforaminalen Prolaps entsteht dadurch rasch ein Hohlraum, der Einblick in den Spinalkanal ermöglicht. Die austretende Nervenwurzel kann dabei bis zur Axilla dargestellt und dekomprimiert werden. Eine genaue Beurteilung der vorliegenden neuroradiologischen Bilder seitens des Operateurs ist dazu unbedingt erforderlich.

Etwas anders verhält es sich bei medio-lateralen Vorfällen. Hier ist mit Ausnahme der oben geschilderten Varianten bei L5/S1 die im Fora-

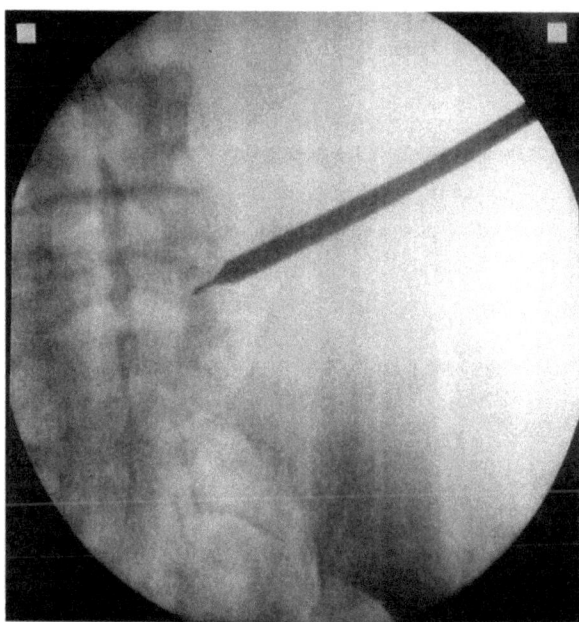

Abb. 1. Spitze des Führungsdrahtes im Bereich der med. Pedikelebene, darüber Dilatator u. Arbeitskanüle bis zur lateralen Pedikelebene vorgeschoben

men austretende Wurzel ebensowenig sichtbar wie die segmental komprimierte. Letztere fällt erst nach fortgeschrittener Ausräumung als Zeichen der erreichten Dekompression von oben (= dorsal) mit dem Duralsack ins Blickfeld vor.

Ergebnisse

Eine konsekutive Serie von 75 Patienten (30 männlich, 33 weiblich, Alter: 18–81 Jahre, Durchschnittsalter 48 Jahre) wurde wegen eines Bandscheibenvorfalls operiert, davon 63 endoskopisch (84%) und 12 (16%) in der herkömmlichen Weise offen interlaminär. Mit Ausnahme von 3 Patienten wurden alle endoskopisch operierten in einer Nachbeobachtungszeit zwischen 2 und 8 Monaten nachuntersucht.

Von diesen 60 Patienten waren 46 (76%) beschwerdefrei, 7 (12%) gaben ihren Zustand wesentlich (mind. zu 80%) gebessert an. Damit konnte bei 53 Patienten (88%) ein positives Ergebnis erzielt werden. In 7 Fällen mußte eine offene Diskusextraktion angeschlossen werden, davon 5mal noch in derselben Sitzung, weil die Sequesterentfernung nicht möglich war. Bei 2 Patienten erfolgte die Reoperation nach 5 Tagen wegen unveränderter Beschwerden. Mit Ausnahme eines Falles einer intraforaminalen Lokalisation waren sämtliche reoperierten Vorfälle medio-lateral im Wirbelkanal gelegen. In jenem Fall war der Zugang in das Foramen (L5/S1) aufgrund einer knöchernen Stenose technisch nicht möglich.

3 Patienten gaben postoperativ Parästhesien im Segment L5 über einige Tage bis zu 3 Wochen an, möglicherweise als Folge einer Druckwirkung der Schutzkanüle. Es waren dies durchwegs Fälle mit Bandscheibenvorfällen in Höhe L5/S1 mit präoperativen Paresen. Sonstige Komplikationen wurden erfreulicherweise nicht beobachtet.

Im gesamten gesehen war es daher möglich, die endoskopische Diskusextraktion bei 53 von 75 Patienten (= 74% aller Bandscheibenvorfälle!) erfolgreich anzuwenden.

Indikationen

Eine Methode ist immer nur so gut wie ihre Indikation. Dieser Grundsatz erfolgreicher (chir-

urgischer) Therapie gilt selbstverständlich auch für die spinale Endoskopie. Vor allem handelt es sich dabei nicht um eine Methode zur Behandlung von simplen „Kreuzschmerzen" oder auch von Bandscheibenverschiebungen (Protrusionen). Vielmehr gelten auch hier alle Grundsätze der strengen Indikation zur chirurgischen Therapie eines Bandscheibenvorfalles. Das heißt Ausschöpfen aller konservativen Maßnahmen und bei Therapieresistenz unbedingte Übereinstimmung von klinischem und radiologischem Befund.

Unter dieser Voraussetzung ist der lateral liegende extra-/intraforaminale Prolaps (Abb. 2) als Methode der Wahl zu betrachten. Gerade in diesem Bereich liegt die Andockzone des Endoskops und ist dies andererseits jene Lokalisation, die im Falle einer offenen Operation eine ausgedehnte Entfernung des Wirbelbogens voraussetzt, u. U. mit Schädigung des Wirbelgelenkes, sofern nicht – richtigerweise – ein extraforaminaler Zugang gewählt wird. Dieser wiederum erfordert meist ein größeres Abschieben der Muskulatur und kann lumbosakral technisch schwierig werden. Endoskopisch dagegen wird der laterale Sequester unmittelbar und ohne Gewebsdeformierung erreicht.

Als relative Indikation ist der medio-laterale Prolaps anzusehen. Hier ist die lokale Anatomie unter dem Aspekt eines möglichst weit lateralen Zuganges zu beachten. Dazu liegt die Inzisionsstelle je nach Körpergröße bis zu 15 cm paravertebral, um möglichst flach durch das Foramen in den Spinalkanal zu gelangen (Abb. 3 u. 4).

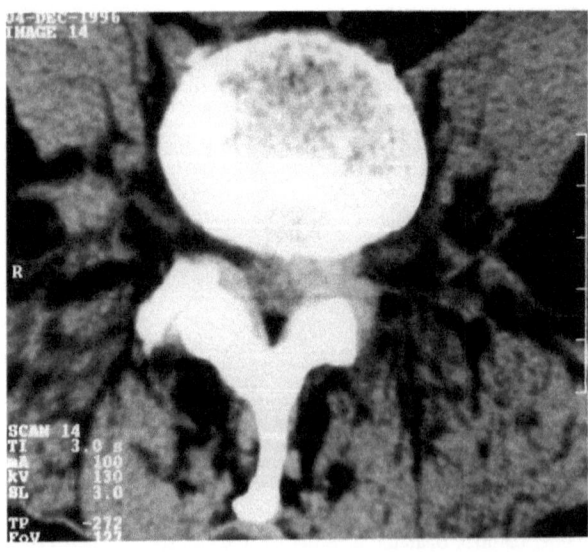

Abb. 2. Intraforaminaler. Sequester L4/5 li – ideale Indikation

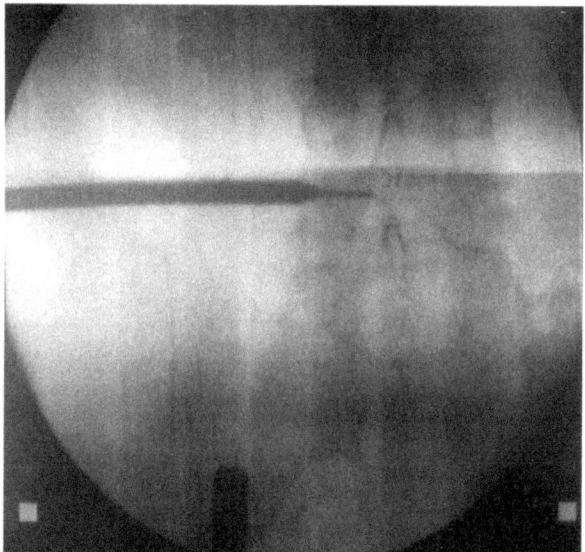

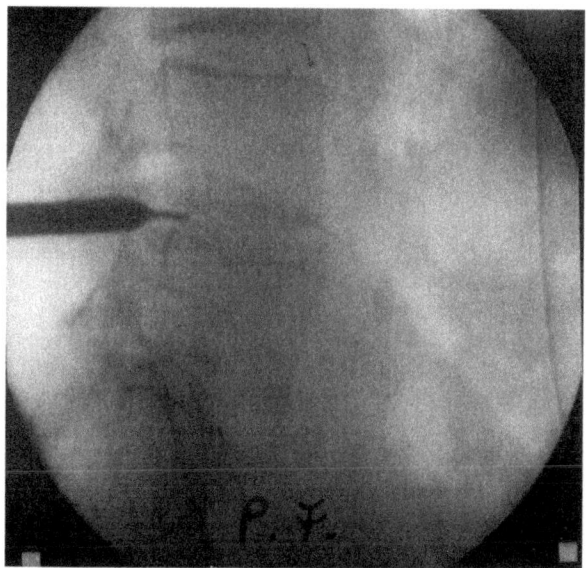

Abb. 3. u. 4. Flach eingeführtes Instrumentarium, Spitze der Faßzange median u. im dorsalen Bereich der Bandscheibe

Abb. 4.

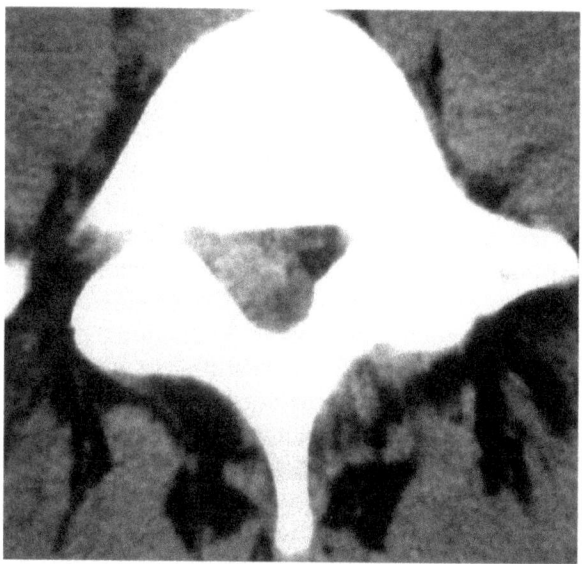

Abb. 5. Großer, kaudal im Rezessus liegender Sequester – keine Indikation

Vorteile für den Patienten

Die Operation wird in lokaler Betäubung durchgeführt, die Mobilisation ist nach 2 Stunden möglich, der stationäre Aufenthalt beträgt 3–4 Tage. Mit isometrischen Übungen wird bereits am 2. postoperativen Tag begonnen. Die durchschnittliche Dauer der postoperativen Arbeitsunfähigkeit liegt bei 7–10 Tagen, womit auch die volkswirtschaftliche Bedeutung gegenüber der herkömmlichen Bandscheibenoperation mit einer postoperativen Arbeitsunfähigkeit von bis zu 3 Monaten evident wird.

Der größte medizinische Vorteil liegt in der weitgehenden Vermeidung von intraspinalen Narben und von einer operationsinduzierten segmentalen Instabilität, da nur der die Nervenwurzel komprimierende Bandscheibenvorfall (Sequester) entfernt wird, die übrige Bandscheibe aber belassen wird. Als klinisches Substrat dafür kann gewertet werden, daß kein einziger Patient unter postoperativen Kreuzschmerzen gelitten hat, welche nach offenen Diskusextraktionen von ca. 30% aller Patienten angegeben werden.

Zusammenfassung

Mit der endoskopischen foraminalen Diskusextraktion können etwa 75% aller operationsbedürftigen Bandscheibenvorfälle entfernt werden. Gegenüber bisher angewandten perkutanen

Sicher nicht geeignet sind große mediane Vorfälle, ein akutes Kaudasyndrom und im Spinalkanal außerhalb des Bandscheibenniveaus nach kaudal in den Recessus (Abb. 5) oder kranial verlagerte Sequester. Für letztere gilt dies allerdings so nur für die Segmente kaudal von L3/4, da hier der Beckenkamm eine Punktionsrichtung von kaudal nach kranial in den Spinalkanal verhindert. Abgesehen von der Ausnahme Kaudasyndrom ist ansonsten nicht der klinisch-neurologische Befund (z.B. Paresen) entscheidend, sondern nur die Lokalisation des Bandscheibenvorfalles.

Techniken, für die stellvertretend die Lasernukleotomie zu nennen ist, mit einer Indikationsmöglichkeit von nur 5% (!), erweist sich diese Methode daher als wesentliche Ergänzung im therapeutischen Spektrum des Bandscheibenleidens. Unter Beachtung einer strengen Indikation können in fast 90% der Fälle positive Ergebnisse erzielt werden. Voraussetzung dafür ist allerdings, neben einer entsprechenden Operationstechnik, vor allem auch eine genaue Beurteilung der radiologischen Befunde in Relation zur klinischen Symptomatik, und damit notwendigerweise langjährige Erfahrung im Umgang mit der Erkrankung „Bandscheibenleiden".

Bei allem ist zu beachten, daß es sich bei diesem um einen chronischen Degenerationsprozeß handelt, der durch eine Operation nicht im eigentlichen Sinne geheilt werden kann. Operabel ist letzten Endes nur das Symptom der Nervenwurzelkompression mit seiner entsprechenden neurologischen Ausprägung und Ischialgie, nicht aber die Degeneration an sich. Die EFD eignet sich daher nicht zur Behandlung von akuten oder chronischen *Kreuzschmerzen*, sondern bietet nur die Möglichkeit, eine durch einen nachgewiesenen Bandscheibenvorfall komprimierte Nervenwurzel für die Wirbelsäule möglichst schonend und wenig invasiv zu dekomprimieren. Unter diesem Aspekt ist sie aber als wichtigste Innovation seit Begründung der Bandscheibenchirurgie zu betrachten und könnte in wenigen Jahren einen ähnlichen Stellenwert erlangt haben wie andere endoskopische Techniken in den diversen chirurgischen Fächern.

Literatur

1. Ascher PW (1986) Application of the laser in neurosurgery. Lasers Surg Med 2:91–97
2. Dunkster SB (1994) Kommentar. Spine 19:56
3. Hijikata S et al. (1975) Percutaneous nucleotomy: a new treatment for lumbar disc herniation. J Toden Hosp 5:39
4. Kambin P et al. (1983) Percutaneous lateral discectomy of the lumbar spine: a preliminary report. Clin Orthop 174:127
5. Mathews HH et al. (1994) Foraminoscopic approach to lumbar disc sequestrum: a surgical technique for closed free fragment removal. 7th Annual International Intradiscal Therapy Society Meeting, Aberdeen, Scotland, May 18–22, Abstract 17
6. Mixter WJ, Barr J (1934) Rupture of intervertebral disc with involvement of spinal canal. N Engl J Med 211:210
7. Onik G et al. (1985) Percutaneous lumbar discectomy – using a new aspiration probe. AJNR 6:290
8. Schreiber A, Suezawa Y (1986) Transdiscopic percutaneous nucleotomy in disc herniation. Orthop Rev 15:75
9. Revel M et al. (1993) Automated percutaneous lumbar discectomy versus chemonucleolysis in the treatment of sciatica. Spine 18:1
10. Smith L (1964) Enzyme dissolution of the nucleus pulposus in humans. JAMA 187:137

Laserassistierte Operationsverfahren zur Behandlung des lumbalen Bandscheibenvorfalls

W. Siebert, J. Kaiser, U. Pfeil

Minimal-invasive Bandscheiben-Operationsverfahren wurden aufgrund enttäuschender Ergebnisse der offenen Bandscheibenchirurgie schon seit Anfang der 50er Jahre gesucht. Insbesondere war versucht worden, den Zugangsweg über den Spinalkanal zu vermeiden. Hult beschrieb schon 1951 einen retroperitonealen Zugang zur Fensterung der Bandscheibe bei Rückenschmerzen und radikulären Beschwerden [10]. Die Laserchirurgie ist nur ein Teilaspekt minimalinvasiver Bandscheiben-Operationsverfahren. Craig berichtete 1956 über dorsolaterale Bandscheiben- und Wirbelkörperpunktionen mit einem Nadelset und zeigte hiermit den Weg für die dann eingeführten Verfahren wie Chemonukleolyse, perkutane Nukleotomie und später Laser-Bandscheiben-Dekompression auf [6].

Neben der Chemonukleolyse entwickelten sich verschiedene perkutane Disketomieverfahren durch Hijikata 1975, Kambin 1976 sowie Schreiber, Suezawa und Leu [9, 11, 12, 16, 20, 22]. Erste Untersuchungen zur Gewebeablation mit Laserenergie erfolgten 1984 durch Gropper [8]. Die erste klinische Anwendung erfolgte durch Ascher und Choy 1986 [2, 3]. Computertomographisch gesteuerte perkutane Nukleotomieverfahren wurden von Seibel und Grönemeyer seit 1989 durchgeführt [17].

Sowohl der CO_2 (10.600 nm), der KTP (532 nm), Excimer (308 nm), Holmium:YAG (2.100 nm) und der Neodym:YAG-Laser mit seinen verschiedenen Wellenlängen (1.064 nm, 1.320 nm und 1.440 nm) wurden experimentell oder klinisch eingesetzt [1, 4, 5, 7, 8, 13, 14, 15, 18, 19, 22].

Neben den sog. blinden intradiskalen Verfahren, die nur unter dem Bildwandler kontrolliert wurden, kamen auch endoskopische, peri-epidurale, foraminoskopische sowie laparoskopische und thorakoskopische Dekompressionsverfahren zur Anwendung.

Im wesentlichen werden heute für die intradiskalen Verfahren der KTP, der Neodym:YAG und der Holmium:YAG-Laser verwendet. Endoskopisch kommt eigentlich nur der Holmium:YAG-Laser zum Einsatz, da er das geeignete Gerät für die Anwendung unter Wasser bei Anwendung einer Spülflüssigkeit darstellt [22].

Eine Reihe von Autoren haben grundsätzliche Untersuchungen zu Abtragungsraten und physikalischen Eigenschaften vorgelegt. Zu nennen sind hier Min und Leu aus Zürich, Choy aus New York sowie Schlangmann, Schmolke und Siebert aus Hannover bzw. Kassel [4, 15, 16, 22]. Für den Neodym:YAG-Laser berichten Choy und Mitarbeiter über eine klinische Erfolgsquote von 78% [5]. In der Literatur finden sich Angaben von 55–88% [1, 7, 13, 14, 19, 22]. Sherk und Mitarbeiter verglichen in einer nicht-randomisierten Untersuchung konservative Behandlung und intradiskale endoskopische Lasertherapie. Sie konnten keinen Unterschied im Behandlungsergebnis finden [18].

Unsere eigenen Untersuchungen – experimentell und klinisch – haben wir mehrfach publiziert [15, 19]. Die klinischen Studien begannen 1989 noch mit dem Neodym:YAG-Laser und wurden später dann mit dem Holmium:YAG-Laser fortgesetzt.

Material und Methoden

In eine erste klinische Untersuchung vom 30.10.89 bis 17.12.93 konnten wir 180 Patienten aufnehmen, bei denen wir eine perkutane Laser-Diskus-Dekompression an lumbalen Bandscheiben in ein oder zwei Höhen in Lokalanästhesie nach vorausgegangener Diskographie und Distensionstest durchgeführt haben. Die Höhe L3/4 wurde 6mal, die Höhe L4/5 102mal, die Höhe L5/S1 104mal, die Höhe L5/L6 2mal operiert. 26% der Patienten wurden in zwei Höhen behandelt.

In einer zweiten Studie vom 01.07.94 bis 31.12.96 wurden nochmals 165 Patienten mit

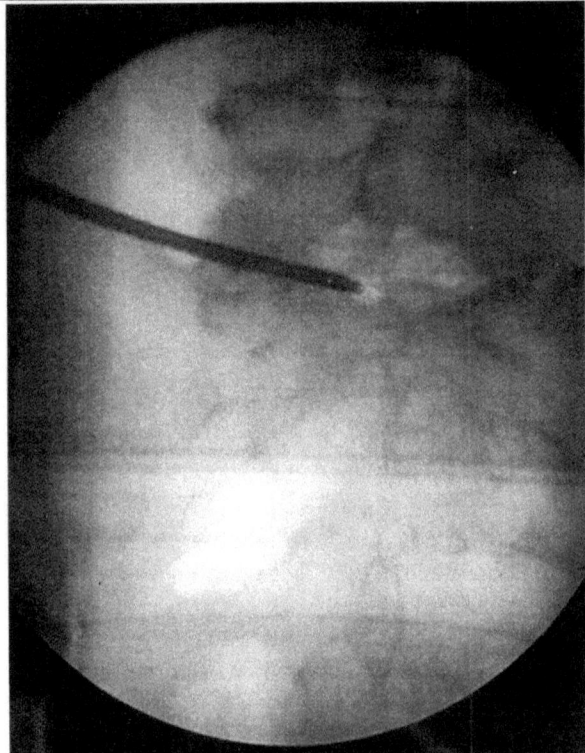

Abb. 1. Röntgenbild der intradiskalen Nadellage bei der perkutanen Laser-Diskus-Dekompression in Höhe L5/S1

einem lumbalen Bandscheibenvorfall in laserassistierter Technik mit dem Holmium:YAG-Laser operiert. In der zweiten Serie konnten 129 Patienten nachuntersucht werden. Dies entspricht einer Wiederfindungsquote von 78,2%. Das durchschnittliche Alter lag bei 43 Jahren; die mittlere Nachuntersuchungszeit betrug für die zweite Gruppe 21 Monate. 66mal war die Etage L4/5 behandelt worden, 48mal die Etage L5/S1, 42mal wurde in zwei Etagen behandelt, 4mal wurde L3 bis L5, einmal L3 bis S1, 3mal L3/4 und einmal die Bandscheibe L2/3 mit dem Laser behandelt.

Von den 165 Patienten waren 27 binnen 7,5 Monaten von uns selbst mikrochirurgisch nachoperiert worden. Weitere 18 Patienten der 165 Personen waren in einer anderen Klinik zwischenzeitlich mikrodiskektomiert worden.

Operationsvorbereitung und Operationstechnik

Die Operation wird grundsätzlich in örtlicher Betäubung durchgeführt. Der Patient wird auf einem röntgenstrahlendurchlässigen OP-Tisch in entlordosierter Stellung gelagert. Die korrekte Höhe der betroffenen Bandscheibe wird mit Hilfe des Bildwandlers eingestellt und markiert. Nach Lokalanästhesie der Haut wird über eine kleine Stichinzision, Subkutangewebe und Muskulatur infiltriert. Unter Bildwandlerkontrolle wird dann eine Diskographienadel in der Bandscheibe plaziert. In der Zwei-Nadel-Technik wird eine Diskographie und ein Distensionstest ausgeführt.

Liegt eine Indikation für die PLDD (Perkutane Laser Diskus Dekompression) bei positivem Distensionstest vor, wird über einen Führungsdraht das Original-Instrumentarium zur Laser-Diskus-Dekompression eingebracht. Die Länge des Lichtleiters ist vorher so markiert worden, daß die Faser maximal 4 mm über die Spitze der Kanüle frei in das Bandscheibengewebe ragt.

Wir hatten für den Holmium:YAG-Laser nachfolgende Parameter verwendet:
- 0,8 Joule
- 6–8 Hertz
- Gesamtenergie 1 600 Joule
  L5/S1   1 200 Joule

Jeweils nach Gabe von 100 Joule wird eine Pause von 5 Sekunden eingehalten. Nach jeweils 400 Joule wird die Faser entfernt und über die liegende Kanüle mit physiologischer Kochsalzlösung der Bandscheibenraum gespült. Die Anwendung erfolgt unter fortlaufender kontinuierlicher Saugung. Der Patient ist stets ansprechbar wach, und es erfolgt eine fortlaufende orientierende neurologische Kontrolle, um Komplikationen zu vermeiden. Frühmobilisation und stabilisierende krankengymnastische Nachbehandlung beginnen direkt am ersten postoperativen Tag.

Bis 1991 kam der Neodym:YAG-Laser zum Einsatz, danach in erster Linie der Holmium:YAG-Laser. Beim Neodym:YAG-Laser mit der Wellenlänge 1.064 nm wählten wir die Einstellung 20 Watt, Pulsdauer 0,5 bzw. 1 Sekunde und 5 Sekunden Pause nach jedem Impuls. Die Gesamt-Joule-Zahl war identisch mit der Holmium:YAG-Lasergruppe, also 1600 Joule bzw. 1200 Joule.

Indikationen
- Patienten mit therapieresistenten konservativ wenigstens 12 Wochen behandelten lumboischialgiformen Beschwerden mit radikulärer Symptomatik
  Im CT oder NMR kleiner bis mittelgroßer nicht sequestrierter Bandscheibenvorfall

- Positiver Distensionstest bei der Diskographie ohne Hinweis auf Sequestrierung

Kontra-Indikationen
- Sequestrierter Bandscheibenvorfall, Kaudasymptomatik
- Spinalkanalstenose
- Postdiskotomiesyndrom, Voroperationen, Narbenbildungen
- Spondylolisthesis
- Rentenverfahren

Ergebnisse

Klinische Ergebnisse 1989 bis 1993

In der ersten Serie, die vom 30.10.89 bis 17.12.93 operiert wurde, ergab die Nachuntersuchung 11,5% sehr gute, 38,5% gute und 28,5% befriedigende Ergebnisse. Unverändert war das Ergebnis bei 10,2% der Nachuntersuchten. Eine Verschlechterung mußte bei 11,3% festgestellt werden. Eine hohe Somatisierung in den Psycho-Tests bei den Patienten mit schlechtem Ergebnis war auffallend. Wesentliche Komplikationen, mit Ausnahme einer sterilen, konservativ ausgeheilten Diszitis, waren nicht aufgetreten. Die Ergebnisse sind in Siebert et al. [19] ausführlicher beschrieben.

In der zweiten Serie mit noch etwas größerer Erfahrung in der Indikationsstellung wurde sicherlich noch strenger ausgewählt. Zusätzlich kam ein präoperatives Evaluationsprogramm zur Einschätzung der Operationswürdigkeit des Befundes, auf das hier nicht eingegangen werden kann, mit zum Einsatz.

Ergebnisse

Untersuchung 01.07.94 bis 31.12.96

Von den 165 Patienten waren 81 weibliche und 84 männliche Patienten. Es wurden 129 Patienten nachuntersucht; Wiederfindungsquote 78,2%. Das durchschnittliche Alter lag bei 43 Jahren. Von den 129 Patienten, die wir nachuntersuchen konnten, haben wir selbst 27 nach durchschnittlich 7,5 Monaten mikrochirurgisch nachoperiert. 18 weitere wurden in anderen Kliniken einer Mikrodiskektomie zugeführt, so daß insgesamt von 129 Patienten 45 Patienten zum Untersuchungszeitpunkt im Mai 97 mikrochirurgisch nachoperiert worden waren.

Wir konnten bei der zweiten Untersuchung vom 01.07.94 bis 31.12.96 eine Erfolgsquote von 60% guten und sehr guten Ergebnissen erreichen. 66,7% der Patienten gaben anhand einer visuellen Analogskala eine Schmerzreduzierung an und lagen in der Schmerzstärke von Grad 1 bis 5, bei 10 möglichen Schmerzgraden. 78,3% (N = 101) schätzen den Grad der Zunahme ihrer Freizeitaktivitätsmöglichkeiten von 40 bis 100% höher ein als vor der Operation. 72,9% würden dieses intradiskale Laserverfahren noch einmal durchführen lassen.

Die intradiskale perkutane Laser-Diskus-Dekompression ist ein sicherlich wenig invasives Operationsverfahren, das durch die Einfachheit der Durchführung die geringe bis nicht vorhandene Komplikationsrate und die gegebene Preiswürdigkeit sicherlich Vorteile besitzt. Eine Erfolgsquote von allerdings 60% guter und sehr guter Ergebnisse muß fordern, daß nur sehr erfahrene Operateure dieses Verfahren bei strenger Indikation für ausgewählte Patienten einsetzen.

Wir besitzen neben dem goldenen Standard der Mikrodiskektomie heute laserassistierte endoskopische Verfahren, die höhere Erfolgsquoten bieten und die deshalb in unserer Klinik nach dieser erneuten Nachuntersuchung jetzt den Vorrang vor intradiskalen Lasertherapieverfahren erhalten haben.

Die endoskopische Bandscheibenoperation durch das Neuroforamen im Lumbalbereich

Die endoskopische transforaminelle Diskotomie in der Technik nach Mathews stellt eine der jüngeren minimal-invasiven laserassistierten perkutanen Techniken in der operativen Therapie des lumbalen Bandscheibenvorfalles dar. Sowohl nicht-sequestrierte als auch sequestrierte Vorfälle sind mit diesem Verfahren therapierbar. Naturgemäß bieten sich die extra- und intraforaminellen Vorfälle für die transforaminale Extraktion in der Technik nach Mathews an [21].

Mit zunehmender Erfahrung haben wir und andere Autoren festgestellt, daß auch medio-laterale und mediale Bandscheibenvorfälle zu operieren sind. Der Prolaps bzw. Sequester sollte allerdings weitgehend in Höhe des Bandscheibenniveaus liegen. Eine wesentliche Dislokation nach kaudal oder kranial ist eine Kontraindikation [22].

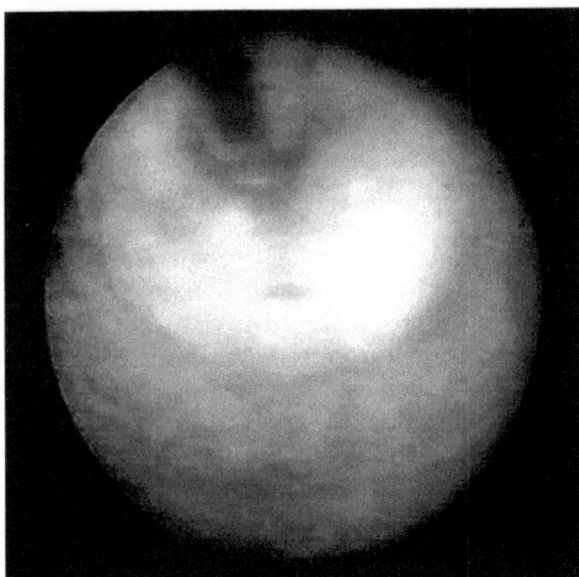

Abb. 2. Endoskopisches Bild vor der Prolapsresektion, Zielstrahl der 90° abstrahlenden Laserfaser als roter Punkt erkennbar

Das Verfahren wird weiterhin dadurch eingeschränkt, daß bei hochstehenden Beckenkämmen, die oberhalb des Intervertebralraumes L4/5 zu liegen kommen, ein außerordentlich spitzer Zugangswinkel zum Foramen L5/S1 entsteht, so daß hier die Technik nicht anwendbar ist.

Zur exakten Beschreibung der OP-Technik darf auf die Arbeit von Stücker – Der perkutane transforaminale Zugang zum Epiduralraum – Orthopäde 1997, 26:280-287, Springer Verlag, verwiesen werden [21].

In dieser Technik lassen sich nach Austasten und Identifikation der anatomischen Strukturen intraforaminale Sequester und insbesondere auch extraforaminale Sequester mit einer Faßzange gut extrahieren. Die von uns benutzten Endoskope besitzen Arbeitskanäle von 2,5 und 3,5 mm Durchmesser, und es können insbesondere mit dem großen Endoskop auch kräftige Instrumente eingebracht werden. Das Endoskop mit dem Außendurchmesser 4,6 mm ist vor allem bei engen Foramina noch einsetzbar. Das Instrument mit 6,2 mm Außendurchmesser limitiert die Bewegungsmöglichkeit im Neuroforamen und ist deshalb bisweilen nur schwer einsetzbar.

Die zusätzliche Applikation einer Holmium:YAG-Laserfaser mit 90° seitlich abstrahlendem Laser, der über den Zielstrahl gut kontrolliert werden kann, ist eine sehr sichere Möglichkeit, um hier palpatorisch präparatorisch das Gewebe vorzubereiten, es dann mit einem Haken zu luxieren und mit einer Zange zu entfernen. Mit hohen Energien des Lasers sind auch Abtragun-

gen von ossärem oder verkalktem Gewebe durch den Laser möglich. Die lasertechnischen Grundlagen haben wir in unserer Arbeitsgruppe ebenso wie andere beschrieben [15, 21].

Da wir mit gekühlter Flüssigkeit arbeiten, sind laserbedingte Schädigungen weder zu befürchten noch bisher aufgetreten. Es können hingegen auftretende Blutungen aus epiduralen Venen mit niedrigen Energiestufen mit dem Laser sehr gut gestillt werden ohne daß bei der Technik Verklebungen, wie sie bei der bipolaren Pinzette zu beobachten sind, auftreten können. Eine Überprüfung der entspannten Wurzeln mit dem Tasthaken schließt die Operation ab.

Frühmobilisation nach Abklingen der Spinalanästhesie, die wir mit zunehmender Erfahrung jetzt einsetzen, ist möglich. Die sorgfältige präoperative Auswahl der Patienten ist ebenso wichtig wie postoperativ die frühfunktionelle stabilisierende krankengymnastische Nachbehandlung und Rückenschule.

Material und Methodik

In einer Studie von Januar 95 bis Dezember 96 führten wir 37 endoskopische Diskotomien an 36 Patienten durch. 12 weibliche, 23 männliche Patienten mit einem Durchschnittsalter von 40,3 Jahren (25–72 Jahre) wurden operiert. Die Bandscheibenhöhe L3/4 wurde 8mal, L4/5 19mal, L5/6 1mal und L5/S1 9mal einer endoskopischen Operation unterzogen. Bei einem Patienten wurden in einer Sitzung die Etagen L4/5 und L5/S1 operiert.

95% der Patienten konnten nachuntersucht werden. Der mittlere Nachuntersuchungszeitraum betrug 13,3 Monate.

Ergebnisse

Im Rahmen unserer Ergebnisanalyse konnten wir feststellen, daß bei 8 Patienten (23%) die Beinschmerzen völlig verschwunden waren, bei 18 Patienten (51%) eine deutliche Besserung vorlag. 6 Patienten (17%) gaben gleichbleibende Beschwerden und 3 Patienten (9%) eine Verschlechterung ihrer Beschwerden an.

Insgesamt profitierten 74% der Patienten hinsichtlich ihrer ischialgiformen Beschwerden deutlich vom Eingriff. Die Rückenschmerzen konnten in 7 Fällen (20%) vollständig beseitigt werden, in 20 Fällen (57%) war eine deutliche Besserung festzustellen. Bei 5 Patienten (14%) waren die Lumbalgien unverändert, bei 3 (9%) waren sie sogar stärker geworden. Insgesamt hatten 77% der Patienten ihre Rückenschmerzen verloren oder waren deutlich beschwerdegebessert. 5 (14%) der endoskopisch operierten Patienten wurden offen nachoperiert, 4 davon in unserer Klinik durch eine Mikrodiskektomie.

Die Frage: „Würden sie denselben Eingriff noch einmal an sich durchführen lassen?" wurde von 86% der Patienten mit „ja" und von 14% mit „nein" beantwortet. Bezüglich der Schmerzstärke noch bestehender Beschwerden auf einer Analogskala von 1 bis 10, wobei 1 - minimal Schmerzen und 10 - unerträgliche Schmerzen bedeuten, lagen 21 Patienten im Bereich leichterer Beschwerden von Stärke 1 bis 3, 11 im mittleren Schmerzbereich 4 bis 7 und drei im Schmerzniveau 8.

Schmerzstärke 9 und 10 wurde nicht mehr festgestellt.

Schlußfolgerung

Die Technik der transforaminalen Endoskopie stellt ein junges Operationsverfahren in der Bandscheibenchirurgie dar. Im Verlauf der Anwendung in unserer Klinik wurden die Operationsschritte zunehmend standardisiert und verbessert. Es gab Erweiterungen und Weiterentwicklungen des Instrumentariums.

Die hier vorgestellte endoskopische Methode hat eine lange Lernkurve und sollte nur von erfahrenen Operateuren durchgeführt werden. Stücker berichtet in diesem Zusammenhang von einer deutlichen Verbesserung der Operationsergebnisse seiner 85 endoskopisch operierten Patienten beim Vergleich der ersten 20 mit den folgenden 65 Fällen [21]. Bei den von uns nachoperierten Patienten lagen Befunde vor, bei denen es durch die endoskopische Technik nicht gelungen war, eine ausreichende Dekompression der Nervenwurzel zu erzielen. Echte Rezidive waren in unserem Kollektiv nicht zu verzeichnen. Größere Fallzahlen werden sowohl hinsichtlich der Indikationsstellung zur Foramenendoskopie als auch zur Rezidivrate Klärung schaffen müssen.

Die endoskopische pathologiezentrierte Technik der Prolapsentfernung unter weitgehender Belassung des Restbandscheibengewebes muß sowohl die Erfolgsquote der Mikrodiskektomie erreichen als auch den Nachweis, daß keine erhöhte Rezidivrate zu befürchten ist, führen. Die eigenen Ergebnisse sowie die von Stücker veröffentlichten sprechen nicht für eine erhöhte Rezidivrate [21].

Bei der transforaminalen endoskopischen Bandscheibenoperation, die laserassistiert wesentlich leichter und sicherer durchgeführt werden kann, kommt es zu keiner wesentlichen mechanischen Reizung neuraler Strukturen. Die den offenen dorsalen Zugangswegen eigene Manipulation von Dura und Radix entfällt aufgrund des lateralen Zugangs.

Unsere Ergebnisse mit ca. 75% beschwerdefreien und deutlich gebesserten Patienten ermuntern uns dazu, diese Technik weiterzuentwickeln und die Möglichkeiten und Grenzen dieser Technik zu erarbeiten. Der Vergleich zum „goldenen Standard" der Mikrodiskektomie sollte in einer prospektiven Untersuchung erfolgen.

In Einzelfällen kommt in unserem klinischen Einsatz auch unter dem Mikroskop bei Revisionsoperationen bzw. bei mit der bipolaren Pinzette nicht sicher stillbaren Blutungen der Holmium:YAG-Laser auch bei nicht-endoskopischen Techniken zum Einsatz. Insbesondere wenn Rezidivvorfälle von Narben getrennt werden müssen, hat sich uns das Instrument mit niedrigen Parametereinstellungen von etwa 0,8 Joule und 5 – 10 Hertz im Non-Kontakt-Verfahren bewährt. Das oftmals lästige Verkleben der bipolaren Pinzette mit den Blutgefäßen kann dadurch vermieden werden und insbesondere im Narbenbereich eine sichere und blutfreie Präparation ermöglicht werden.

In der Hand des erfahrenen laserchirurgisch geübten Operateurs besteht dadurch eine sinnvolle Erweiterung der Operationsmöglichkeiten bei schwierigen Fällen. Es muß nochmals darauf hingewiesen werden, daß in jedem Falle im Operationsmikroskop ein entsprechendes Schutzglas eingebaut werden muß, bevor diese laserassistierte Technik angewandt werden kann. Zusätzlich ist als Vorsichtsmaßnahme zu beachten, daß von den weiteren Personen einschließlich Patient und Anästhesist im OP-Saal Schutzbrillen zu tragen sind.

Minimal-invasive laserassistierte Operationstechniken im Bereich des lumbalen Bandscheibenvorfalls besitzen eine eingeschränkte Indikation. Die Verfahren haben sich von intradiskalen Methoden Ende der 80er Jahre zu zunehmend endoskopisch-assistierten Verfahren weiterentwikkelt. Wir haben, wenn nicht die Indikation zur mikrochirurgischen Operation gestellt wird, das intradiskale Verfahren zu Gunsten der endoskopischen, transforaminären Technik weitgehend verlassen und sehen hier, auch entsprechend unserer Nachuntersuchung, bessere Ergebnisse bei geringer Patientenbelastung. Komplikationen sind beim transforaminären endoskopischen Verfahren bisher nicht zu verzeichnen gewesen, insbesondere keine Infektionen und keine Nervenschädigungen.

Gesamthaft stellen die minimal-invasiven laserassistierten Verfahren bei möglicherweise etwas reduzierter Erfolgsquote, verglichen mit dem „goldenen Standard" der Mikrodiskektomie, sehr komplikationsarme Verfahren dar. Die Verbesserung der Technik, Weiterentwicklung der Instrumente und größere Erfahrung der Operateure durch größere Fallzahlen lassen hier insbesondere für die endoskopischen Verfahren noch bessere Ergebnisse in der Zukunft erwarten.

Prospektive Vergleichsstudien zur Mikrodiskektomie sollten deshalb mit dem endoskopischen transforaminären Verfahren durchgeführt werden.

Literatur

1. Ascher PW, Holzer P, Sutter B, Tritthart H (1991) Nukleus-pulposus-Denaturierung bei Bandscheibenprotrusionen. In: Siebert WE, Wirth CJ (ed). *Laser in der Orthopädie*, Stuttgart: Thieme, pp 169–172
2. Choy DSJ, Case RB, Fielding W, Hughes J, Ascher PW (1987) Percutaneous laser ablation of lumbar discs. A preliminary report of in vitro and in vivo experience in animals and four human patients. Presented at the 33rd annual meeting of the Orthopedic Research Society (abstract 323), San Francisco, CA, Han 19–22
3. Choy DSJ, Case RB, Fielding W et al. (1987) Percutaneous laser nucleolysis of lumbar disc. N Engl J Med 317:771–772
4. Choy DSJ et al. (1991) Laser radiation at various wavelengths for decompression of intevertebral disc. Clin Orthop. 267:245–250
5. Choy DSJ, Ascher PW, Saddekni S, Alcaitis D, Liebler W, Hughes J, Diwan S, Altman P (1992) Percutaneous laser disc decompression. A new therapeutic modality. Spine 17:949–956
6. Craig FS (1956) Vertebral body biopsie. JBJS 38-A:93–95
7. Davis LK (1992) Early experience with laser disc decompression. J Florida Assoc 799(1):37–39
8. Gropper GR, Robertson JH, McClellan G (1984) Comparative histological and radiographic effects of CO_2 laser vs. standard surgical anterior discectomy in the dog. Neurosurg 1:42–47
9. Hijkata S, Yamiagishi M, Nakkayamma T et al. (1975) Percutaneous discectomy: A new treatment method for lumbar disc herniation. Toden Hosp 5:5–13
10. Hult L (1951) Retroperitoneal disc fenestration in low back pain and sciatica. Acta Orthop Scand 20:342–349
11. Kambin P, Brager MD (1987) Percutaneous posterolateral discectomy. Anatomy and mechanism. Clin Orthop 223:145–154
12. Kambin P (1991) Arthroscopic microdiscectomy, minimal intervention in spinal surgery. München: Urban & Schwarzenberg
13. Liebler WA (1993) Percutaneous laser disc decompression: Clinical experience with Nd:YAG and KTP lasers. State of the Art Rev (Spine) 7:55–65
14. Mannmeiss DD, Guyer RD, Hochschuler StH (1994) Laser disc decompression. The importance of patient selection. Spine 19:2054–2059
15. Schlangmann B, Schmolke S, Berendsen BT, Siebert W (1996) Temperatur-Ablationsmessungen bei der Laserbehandlung von Bandscheibengewebe. Der Orthopäde 25:1–3
16. Schreiber A, Suezawa Y, Leu HJ (1989) Does percutaneous nucleotomy with discopy replace conventional discectomy? Clin Orth 238:35–42
17. Seibel RMM, Grönemeyer DHW, Sörensen RAL (1992) Percutaneous nucleotomy with CT and fluoroscopic guidance. J Vasc and Interven Rad Aug 571–577
18. Sherk HH, Rhodes A, Black J, Prodoehl JA (1993) Results of percutaneous lumbar discectomy with lasers. Spine – State of the Art Rev 7:141–150
19. Siebert W, Berendsen BT, Tollgaard J (1996) Die perkutane Laser Diskus Dekompression (PLDD). Erfahrungen seit 1989. Der Orthopäde 25:42–48
20. Smith L, Gravin PJ, Gesler RM, Jennings RB (1963) Enzyme dissolution of the Nucleus pulposus. Nature 198:1311–1312
21. Stücker R, Krug Ch, Reichelt A (1997) Endoskopische Behandlung sequestrierter Bandscheibenvorfälle. Der perkutane transforaminale Zugang zum Epiduralraum. Orthopäde 26:280–287
22. Zweifel K, Panoussopoulos A (1996) Laser und Bandscheibenchirurgie. In: Berlien HP, Müller G (eds): *Angewandte Lasermedizin. Lehr- und Handbuch für Praxis und Klinik.* Landsberg: ecomed, pp III-3.11.3

KAPITEL 12

Indikation, Technik und Ergebnisse der laparoskopischen Spondylodese an der LWS

A. Krödel, R. Bosch, G. Meyer, D. Staupendahl

Einleitung

Williams stellte 1937 fest, daß im natürlichen Verlauf der Bandscheibendegeneration üblicherweise eine Ankylose resultierte, die regelmäßig zur Besserung einer vorbestehenden discogenen Beschwerdesymptomatik führte. Er folgerte daraus, daß die operative Versteifung geschädigter Bewegungssegmente den natürlichen Krankheitsverlauf vorwegnahm und damit als geeignete Maßnahme zur Beschwerdelinderung bandscheibenbedingter Schmerzsyndrome anzusehen sei.

Basierend auf diesen empirischen Erkenntnissen hat sich die ventrale interkorporelle Spondylodese als eine der wichtigsten orthopädischen Operationen an der Wirbelsäule etabliert (Crock 1982, Salis-Soglio 1989). Da die Durchführung interkorporeller Spondylodesen infolge des notwendigen retroperitonealen oder transperitonealen Zuganges mit einem erheblichen Operationstrauma für die Patienten verbunden war, lag es nahe, Erkenntnisse aus der Bauchchirurgie, die den Wert des endoskopischen Vorgehens eindeutig belegten, zu nutzen. Reddick und Olsen hatten so 1989 eine statistisch eindeutige Optimierung des postoperativen Verlaufs nach laparoskopischer Cholezytektomie im Vergleich zur konventionellen Operation mit Minilaparotomie aufgezeigt. Obenchain (1991), Mathews et al. (1995), McAffe (1995) sowie Zucherman (1995) und Regan (1994) nutzten so transabdominelle, laparoskopische Techniken zur Fusionierung der kaudalen Lendenwirbelsäulensegmente. Im folgenden werden Indikation, Technik und eigene Ergebnisse mit diesem neuen Therapieverfahren dargelegt.

Indikation

Generell unterscheidet sich die Indikation zur laparoskopischen lumbalen Fusion nicht von der zur offenen Operation. Es stehen so schmerzhafte Bandscheibenleiden, die degenerativ bedingt sind, oder in der Folge von Bandscheibenoperationen auftreten, im Vordergrund. Insbesondere erosive Osteochondrosen, wie sie kernspintomographisch gut objektivierbar sind, stellen bei entsprechender Beschwerdesymptomatik und Resistenz gegenüber konservativen Therapiemaßnahmen eine Indikation zur ventralen interkorporellen laparoskopischen Fusion dar (Stäbler et al. 1996, Krödel u. Breitner 1992, Krödel 1995).

Des weiteren ist die laparoskopische Fusion zur Durchführung der ventralen Abstützung bei Spondylolisthesen und polysegmentalen lumbosakralen Fusionen geeignet.

Kontraindikationen zum laparoskopischen Vorgehen stellen schwere intraabdominelle Verwachsungen nach Voroperationen dar. Leichte Adhäsionen können endoskopisch mit geringem Aufwand gelöst werden, so daß vielfach auch nach unkomplizierten Appendektomien oder Hernienoperationen eine laparoskopische Fusion technisch ausführbar bleibt.

Technik

Als technische Voraussetzung zur Durchführung laparoskopischer Fusionen ist die Existenz einer kompletten Endoskopieausrüstung anzusehen. Diese besteht typischerweise aus einem Insufflator zur Anlage eines Pneumoperitoneums, einer Lichtquelle, einer Videokamera sowie zweier Monitore. Gleichzeitig sollte ein Printer zur Verfügung stehen. Die endoskopischen Arbeitsinstrumente umfassen Trokare verschiedener Größe (5–18 mm Durchmesser) sowie endoskopische Klemmen, Scheren und Retraktoren. Für den orthopädischen Teil der Operation sind langschaftige Küretten, scharfe Löffel, Meißel und Cobb-Rasparatorien Voraussetzung.

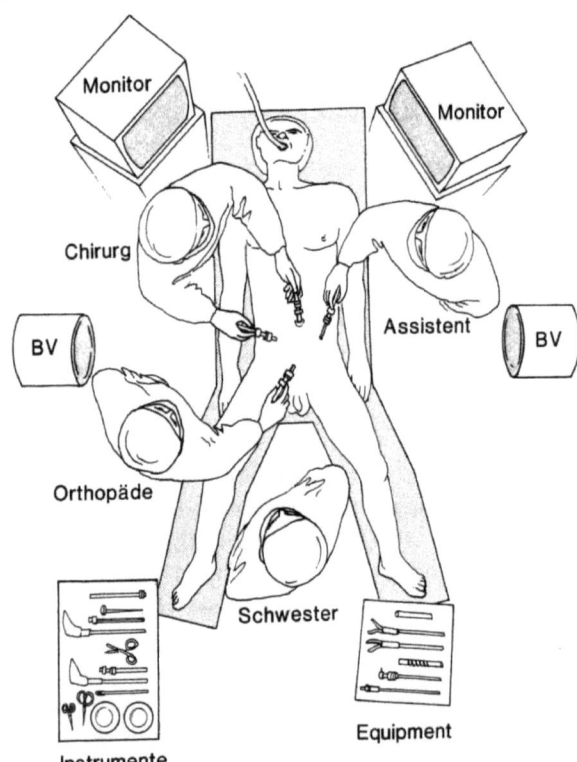

Abb. 1. Standardpositionierung der Trokare für lumbosakrale Fusionen

Die Lagerung der Patienten erfolgt in Rükkenlage, wobei der lumbosakrale Übergang durch Unterlage einer Polsterrolle bei Bedarf überstreckt werden kann. Wichtig ist die leichte Beugung in Hüft- und Kniegelenk zur Entspannung der Iliakalgefäße. Wegen der intraoperativ durchzuführenden Trendelenburg-Lagerung müssen kranial entsprechende Polster angebracht werden, die ein Rutschen des Patienten intraoperativ verhindern. Die Arme werden in leichter Anteversion über dem Brustkorb in Armhaltern aufgehängt. Vor Beginn der Operation wird mit dem Bildwandler die Segmenthöhe dargestellt und auf der Haut markiert. Gleichzeitig wird die überlagerungsfreie Durchleuchtungsfähigkeit in 2 Ebenen geprüft.

Der typische Zugang zur unteren Lendenwirbelsäule erfolgt über 4 laparoskopische Ports (Abb. 1). Der erste Port wird periumbilikal nach Auffüllung des Peritoneums mit einer Verres-Nadel gesetzt und dient als Kameraeingang. Die nachfolgenden Ports werden unter endoskopischer Sicht eingebracht. Die Darstellung des lumbosakralen Überganges erfolgt über eine rechtsseitige parailiakale, longitudinale Spaltung des Peritoneums mit dem Ultraschallskalpell (Harmonic scalpell, Fa. Ethikon). Es kann hier-

durch auf monopolare Kauterisation verzichtet werden, wodurch eine Schonung des Plexus hypogastricus zu erwarten ist. Nach Spalten des Peritoneums erfolgt das weitere Vorgehen durch stumpfe Dissektion, wobei mit Tupfern die lumbosakrale Bandscheibe dargestellt wird. Arteria und Vena sacralis mediana werden mit Clips versorgt und durchtrennt. Mit Tupfern können jetzt die Iliakalgefäße nach rechts und links weggehalten und die Bandscheibe in üblicher Weise ausgeräumt werden. Gleichfalls kann die Anfrischung der Gund- und Deckplatten endoskopisch erfolgen. Die Bandscheibenpräparation wird üblicherweise über den suprapubischen Port, der in einer Linie mit der sagittalen Inklination des Bandscheibenraumes in der Mittellinie gesetzt wird, ausgeführt. In unserem Krankengut wurde die laparoskopische Fusion in allen Fällen mit BAK-Cage durchgeführt (Fa. Medinorm). Diese bilatereal, paramedian zu applizierenden spongiosagefüllten Cages können über ein spezielles Instrumentationssystem laparoskopisch appliziert werden. Hierzu wird der suprapubische, 18 mm Trokar, über einen Führungsstab durch einen speziellen 20 mm Trokar ersetzt. Über diesen kann das Cagelager mit speziellen Raspeln geschnitten werden. Die Cages werden dann in ein vorbereitetes Gewinde eingedreht, wobei durch die vorangegangene Distraktion des operierten Bewegungssegments und nachfolgende Kompression des Cages zwischen den Endplatten eine hohe Primärstabilität erreicht wird. Eine zusätzliche dorsale Fixation ist deshalb nicht in allen Fällen notwendig (Abb. 2).

Die laparoskopische Darstellung der kranial von L5/S1 gelegenen Segmente bereitet größere Schwierigkeiten infolge der vaskulären Anatomie. Insbesondere die Darstellung des Segmentes L4/L5 kann sich wegen der direkt darüberliegenden Iliakalgefäßgabel schwierig gestalten. Typischerweise wird das Peritoneum links paramedian über dem Segment L4/L5 gespalten. Es folgt die Darstellung und Unterbindung von Segmentgefäßen sowie der Vena lumbalis-ascendens, die direkt aus der linken Vena ilia communis entspringt. Hierdurch wird die Mobilität der großen Gefäße deutlich erhöht und die Präparation nach rechts lateral ermöglicht. Leichte Schräglage des Patienten, mit Kippung nach rechts, erleichtert ebenfalls die Darstellung des Segmentes L4/L5. Vielfach reicht jedoch die Darstellung des Bandscheibenraumes nicht zur Implantation von 2 BAK-Cages, so daß dann

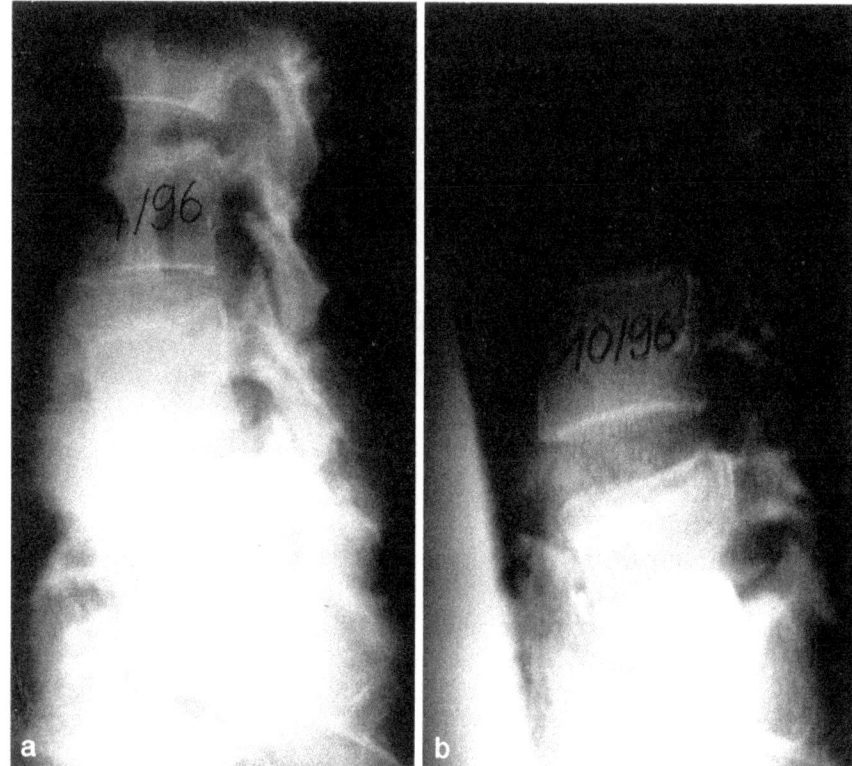

Abb. 2. a 46jährige Patientin mit Osteochondrose L5/S1. **b** Zustand 6 Monate nach BAK-Cage-Implantation

1 Cage von antero-lateraler Richtung einge-bracht wird. Eine zusätzliche dorsale Fixation, z.B. durch translaminäre Schrauben oder in Form der Kompressions-Sypondylodese (Krödel, 1996) wird dann notwendig.

Ergebnisse

In der Zeit von 11/95 bis 3/97 wurden an unse-rer Klinik 27 Patienten (33 Segmente) einer la-paroskopischen lumbalen Fusion mit BAK-Cage unterzogen. Zu intraoperativen, perioperativen Komplikationen kam es in insgesamt 4 Fällen, dreimal handelte es sich um Gefäßverletzungen, die zweimal endoskopisch kontrolliert werden konnten. In einem Fall zwang neben der endo-skopisch kontrollierbaren Aortenläsion ein ver-klemmter Distraktionsdübel des BAK-Instru-mentariums zu einem offenen Vorgehen. Der weitere Verlauf war in diesem Fall völlig un-kompliziert.

In einem Fall kam es im Gefolge der Cage-Lagerpräparation zu einer Dislokation von Bandscheibenmaterial in den Spinalkanal, die eine dorsale Dekompression und Fusion in zweiter Sitzung notwendig machte. Die eingetre-tene radikuläre Reizung bildete sich komplett zurück. Eine retrograde Ejakulation wurde von einem Patienten beklagt.

Die durchschnittliche Operationszeit belief sich für eine monosegmentale Fusion durch-schnittlich auf 150 Min. (95–235 Min.), wobei ein deutlicher Lerneffekt mit reduzierten Op.-Zeiten zu verzeichnen war. Die letzten 5 L5/S1 Fusionen erfolgten so in durchschnittlich 130 Min. (nach 3/97). Der intraoperative Blut-verlust bei der laparoskopischen Fusion betrug unter Einschluß der beschriebenen Gefäßverlet-zungen durchschnittlich < 100 ml. Morphinhal-tige Analgetika wurden in postoperativen Ver-lauf durchschnittlich 2,8 Tage eingesetzt. Nach 2,3 Tagen kam es zur Wiederherstellung der normalen Darmmotorik.

18 Patienten wiesen zum Zeitpunkt der Nach-untersuchung (4/97) einen postoperativen Ver-laufszeitraum von 3 und mehr Monaten auf. In allen Fällen war es zu einer Besserung der Schmerzsymptomatik gekommen, die sich in einer Reduktion des aktuellen Schmerzwertes auf einer visual analog scale von präoperativ 74 auf postoperativ 54 dokumentierte (Skala 0= keine Schmerzen, 100=stärkster vorstellbarer Schmerz).

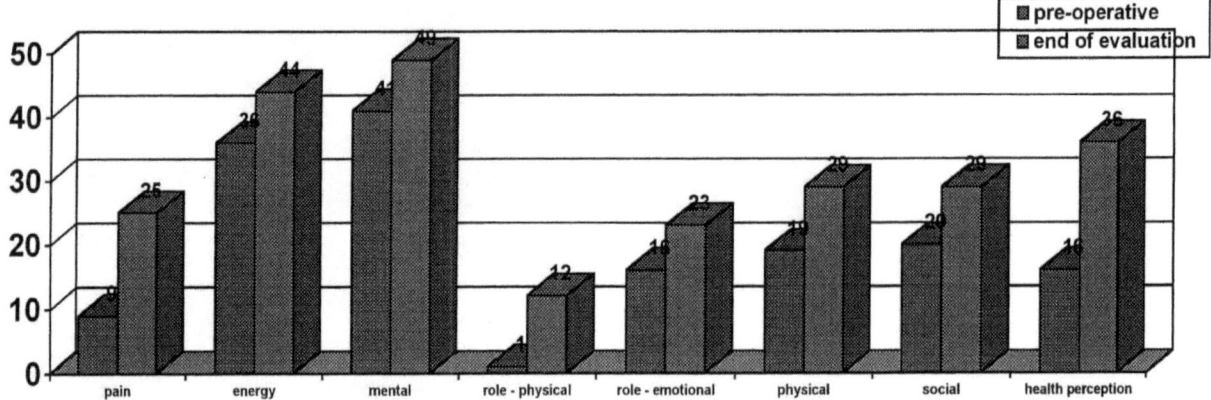

Abb. 3. Messung der Lebensqualität anhand S F 36

Die Lebensqualität wurde mittels des short-form 36 item health survey (Ware u. Sherbourne 1992) gemessen. Es zeigte sich bei allen Untersuchungskriterien eine Verbesserung des scores im postoperativen Verlauf (Abb. 3).

Diskussion

Die laparoskopische lumbale Fusion ist als technisch aufwendige Operation anzusehen, die an bestimmte räumliche und personelle Voraussetzungen gebunden ist. Insbesondere das endoskopische Arbeiten und die Präparation der Wirbelsäule benötigen die Adaptation des orthopädischen Chirurgen an die Technik des endoskopischen Vorgehens. Es resultiert hieraus eine Lernkurve, die es jedoch im weiteren Verlauf ermöglicht, die anfangs langen Operationszeiten deutlich zu reduzieren. Im Vergleich zu McAfee et al. (1995) und Zucherman et al. (1995) waren unsere Op.-Zeiten jedoch insgesamt etwas geringer. Mittlerweile liegen die Operationszeiten für eine monosegmentale L5/ S 1-Fusion bei laparoskopischem Vorgehen regelmäßig bei 2 Stunden, was in etwa Angaben von Mayer (1997) für minilaparotomische Zugänge entspricht.

Der laparoskopische Zugang zu den Segmenten kranial des lumbosakralen Überganges ist wegen der Gefäßanatomie deutlich erschwert (Zuchermann et al. 1995, McAfee et al. 1995). Dies spiegelt sich auch in der Tatsache wider, daß die Mehrzahl der von uns beobachteten vaskulären Komplikationen bei der Präparation des Segmentes L4/L5 auftraten. Eine Verbesserung der Exposition ließ sich durch rechtsseiti-

ge Schräglage erreichen, wobei jedoch die Gefäßpräparation aufwendig blieb. Eine Erleichterung der Präparation verspricht der endoskopisch-assistierte extraperitoneale Zugang zu den Segmenten L2 bis S1, der in der Zwischenzeit entwickelt und auch praktiziert wurde:

Extraperitonealer Zugang/videoassistiert – Technik L 2/S 1 – I
* Rückenlage
* Inzision lat. zwischen Rippenbogen u. Beckenschaufel f. Endoskop
* Dilatationsballon (Origin) →Entwicklung des retroperitonealen Raumes
* Spezialtrocar mit Abdichtung lat. f. E'skop
* CO_2 Insuffl.
* Setzen v. Hilfstrocaren u. Darstellung des OP-Gebietes

Extraperitonealer Zugang/videoassistiert – Technik L 2/S 1 – II
* Pararectalschnitt ü. OP-Gebiet/Gas aus Spondylodese über 20–30 mm Pararectal-
* schnitt mit konvent. Instrumenten
* ggf. Laparolift

Die Kurzzeitergebnisse der beobachteten Patientenverläufe zeigen eine signifikante Verbesserung der Lebensqualität, gemessen im SF 36 score, auf. Zu bedenken ist hierbei jedoch, daß die Werte einer alterskorrelierten Vergleichsgruppe der Normalpopulation nicht erreicht werden. Es spiegelt sich hierin die Tatsache wider, daß die behandelten Patienten zu einem Krankengut gehören, welches durch eine lange und chronische Schmerzanamnese, sowohl in der physischen als auch psychischen und sozialen Ebene, geschädigt ist. Gleichwohl weisen die subjektiv deutlich reduzierten Schmerzsymptome auf die Wertigkeit der interkorporellen Fusionsoperation bei chronischen Rückenschmerzen hin.

Zusammenfassend ist festzustellen, daß die laparoskopischen Fusionen an der Lendenwirbelsäule zu einer deutlichen Reduktion des Operationstraumas im Vergleich zu offenen Techniken führen, wodurch Patienten regelmäßig früher rehabilitiert werden können. Möglicherweise gelingt hierdurch eine zeitgerechtere Reintegration des Patienten in sein soziales Umfeld und eine Optimierung der Dauerergebnisse ventraler Interkorporeller Spondylodesen. Eine Entscheidung hierüber bleibt weiterführenden Studien mit längerem postoperativen Verlaufszeitraum vorbehalten. Im Rahmen solcher müßten auch Fusionsraten und das Verhalten von Metallcages geprüft werden.

Literatur

Crock HV (1982) Anterior lumbar interbody fusion. Indications for its use and notes on surgical technique. Clin Orthop 165:157–162

Krödel A, Breitner S (1992) Die ventro-dorsale Stabilisierung bei degenerativen Bandscheibenschäden im Lumbalbereich. In: Matzen KA (Hrsg) Wirbelsäulenchirurgie II. Thieme

Krödel A, Reinhard P, Stäbler S, Weiss M (1995) Pathological disc vascularization – MRI and histological findings. J Bone Joint Surg B 77 Suppl.1:14

Krödel A (1996) Mechanical principles of compressive interbody fusion. Spine 21:821–826

McAffee PC, Regan JR, Zdeblick T, Zucherman J, Picetti PG, Heim S, Geis WP, Fedder JL (1995) The incidence of complications in endoscopic anterior thoracolumbar spinal reconstructive surgery. Spine 20:1624–1632

Mathews HH, Evans MT, Molligan HJ, Long BH (1995) Laparoscopic discectomy with anterior lumbar interbody fusion. Spine 20:1797–1802

Mayer HM (1997) A new microsurgical technique for minimally invasive anterior lumbar interbody fusion. Spine 22:691–700

Obenchain TG (1991) Laparoscopic lumbar discetomy. Case report. J Laparoendosc Surg 1:145–149

Reddick EJ, Olsen DE (1989) Laparoscopic laser cholecystectomy. A comparison with mini-lap cholecystectomy. Surg Endosc. 3:331–333

Regan JH, McAffee C, Mack MJ (1994) P: Atlas of endoscopic spine surgery. Lippincot Publ

Salis-Soglio G (1989) Die Memory-Spondylodese an der LWS – Ergebnisse nach 76 Operationen. Z Orthop 127:191–196

Stäbler A, Weiss M, Scheidler J, Krödel A, Seiderer M, Reiser M (1996) Degenerative disk vascularization on MRI: correlation with clinical and histopathologic findings. Skeletal Radiol 25:119–126

Ware JE, Sherbourne CD (1992) The MOS 36 item short-form health survey. Med Care 30:473–483

Williams PC (1937) Lesion of the lumbosacral spine. J Bone Joint Surg 19:343

Zucherman JF, Zdeblick TA, Bailey SA, Mahvi D, Hsu KY, Kohrs D (1995) Instrumented laparoscopic spinal fusion. Spine 20:2029–2035

KAPITEL 13

Skoliosechirurgie bei Myelomeningozele

C. Carstens, H. Mau, M. Thomsen

Zusammenfassung

Zwischen 1984 und 1993 wurden an der Orthopädischen Universitätsklinik Heidelberg 54 Patienten (31 Mädchen, 23 Jungen) mit Myelomeningozele wegen einer Skoliose operiert. Der Skoliosegrad konnte von 90,9° auf 41,1° (55%), der Beckenschiefstand von 20,9° auf 8,1° (61%) und der Rumpfüberhang von 27,9° auf 11,2° (59,9%) verbessert werden. Korrekturverluste, die nach einem durchschnittlichen Nachuntersuchungszeitraum von 2 Jahren und 7 Monaten auftraten, gehen im wesentlichen zu Lasten einer zu kurzen Spondylodesestrecke. Der Vergleich von 5 unterschiedlichen Operationsverfahren zeigt die günstigsten Ergebnisse bei einer kombinierten ventralen und dorsalen Instrumentation. Eine relativ hohe Komplikationsrate läßt sich deutlich reduzieren durch präoperative Ventilkontrolle, transpedikuläre lumbosakrale Verschraubung, ventrale Instrumentation, zusätzliche dorsale Stabilisierung mit LUQUE-Cerclagen, sorgfältige Wunddrainage mit ggf. primärer plastischer Dekkung des Zelenbereiches und durch frühzeitige Indikation zur Spondylodese.

Einleitung

Gegenüber der sogenannten „idiopathischen" Skoliose bietet die Skoliose bei der Myelomeningozele eine Reihe von Besonderheiten, die sowohl bei der Festlegung des Ausmaßes der Spondylodese als auch bei der operativ-technischen Durchführung zu berücksichtigen sind:

- Die dorsale Verankerung von Wirbelsäuleninstrumentarien ist im Zelenbereich technisch außerordentlich anspruchsvoll.
- Die Ausbildung einer stabilen Spondylodesestrecke wird durch die fehlenden dorsalen Bogenstrukturen gefährdet.
- Im Bereich des dorsalen Zuganges befindet sich die Narbe nach operativem Zelenverschluß, so daß bei der Präparation mit einer Duraverletzung und postoperativ mit Wundheilungsstörungen gerechnet werden muß [8, 15].
Infolge der lähmungsbedingten muskulären Instabilität besteht bei zu kurzer Spondylodesestrecke die Gefahr einer sekundären Verschlechterung [2].
- Bei einem Teil der Patienten ist die Beweglichkeit der Gelenke der unteren Extremitäten eingeschränkt und wird durch lumbale Mobilität kompensiert. Eine Versteifung dieses Bereiches kann daher mit funktionellen Einbußen verbunden sein [9].
- Wirbelfehlbildungen sind außerordentlich häufig [1].
- Als Folge von vorausgegangenen urologischen Eingriffen kann ein ventraler Zugang erschwert oder unmöglich sein.

An der Orthopädischen Universitätsklinik Heidelberg sind zwischen 1984 und 1993 bei insgesamt 54 Patienten mit Myelomeningozele Spondylodesen zur Korrektur von Skoliosen durchgeführt worden. Im Laufe dieser Jahre hat sich das Therapieschema durch die zunehmende Erfahrung mit dieser speziellen Problematik einerseits und durch die Weiterentwicklung der Operationsinstrumentarien andererseits mehrfach gewandelt, so daß insgesamt 5 verschiedene Behandlungsverfahren angewendet worden sind. Im Folgenden sollen diese angewendeten Operationsverfahren insbesondere unter den Gesichtspunkten der erzielten Primärkorrektur, der langfristigen Stabilität und den möglichen Korrekturverlusten genauer analysiert werden.

Patienten

Zwischen September 1984 und Juni 1993 wurde bei 54 Patienten mit Myelomeningozele und Skoliose eine operative Aufrichtung und Stabilisierung der Wirbelsäule vorgenommen.

Es handelt sich um 31 Mädchen und 23 Jungen. Das Durchschnittsalter zum Zeitpunkt der Operation betrug 13 Jahre, 3 Monate (Tabelle 1).

Methodik

– der Operation

Entsprechend den angewendeten unterschiedlichen Operationsverfahren ergeben sich für die Nachuntersuchung 5 Patientengruppen:

- Bei den ersten 4 Patienten, die zwischen September 1984 und Juli 1986 operiert wurden, erfolgte die dorsale Stabilisierung mit dem Harrington-Instrumentarium (Gruppe I), dreimal in Kombination mit einer ventralen Derotationsspondylodese (VDS) nach Zielke (Gruppe II).
- Von September 1986 bis Mai 1990 kam für das dorsale Vorgehen das Cotrel-Dubousset (CD)-Instrumentarium zum Einsatz; ab September 1990 bis Juni 1993 wurde das Spine-Fix-Instrumentarium verwendet.
- Bei 21 Patienten wurde ausschließlich eine dorsale Fusion und Instrumentation durchgeführt [14mal CD, 7mal Spinc-Fix] (Gruppe III).
- 13mal wurde eine ventrale Osteodiskektomie ohne Instrumentation mit einer dorsalen Fusion und Instrumentation [10mal CD, 3mal Spine-Fix] kombiniert; dabei wurden die entsprechenden Grund- und Deckplatten angefrischt und mit Spongiosa aufgefüllt (Gruppe IV). Zwischen dem ventralen und dem dorsalen Vorgehen lag in der Regel eine 14tägige Traktionsbehandlung im Halo.
- Bei 16 Patienten wurde neben einer dorsalen Fusion und Instrumentation [3mal CD, 13mal Spine-Fix] auch eine ventrale Osteodiskektomie und Instrumentation nach Zielke durchgeführt (Gruppe V).

Für die Spongiosaanlagerung zwischen die Grund- und Deckplatten wurde bei einem ventralen transthorakalen Zugang die resezierte Rippe benutzt. Für die dorsale Spondylodese kam autologe Spongiosa aus dem Beckenkamm und homologe Spongiosa aus der Knochenbank zum Einsatz.

Präoperativ wurde bei allen Patienten, bei denen lediglich ein dorsaler Eingriff geplant war, eine Halo-Schwerkraft-Behandlung durchgeführt. Bei einem ventralen Vorgehen wurde in der Regel auf eine Vorextension verzichtet.

Postoperativ ist allen Fällen eine Ruhigstellung in einem Rumpfkorsett aus thermoplastischem Kunststoff (Streifelast oder Sansplint) für 6 Monate erfolgt.

– der Nachuntersuchung

Der Skoliosegrad wurde nach Cobb [3] gemessen. Der Beckenschiefstand als Maß für die lumbosakral erreichte Korrektur und der Rumpfüberhang als Maß für die nach kranial erzielte Korrektur wurden in Anlehnung an die von Osebold et al. [11] angegebenen Methode bestimmt [2].

Ergebnisse

Der präoperative Skoliosewinkel lag zwischen 45° und 165°, im Mittel bei 90,9°. Er konnte durch die Operation auf 41,1° korrigiert werden; dies entspricht einer Verbesserung um 55%. Bezüglich der Initialkorrektur sind die dorsalen Rahmenkonstruktionen (CD, Spine-Fix) der unilateralen Fixation (Harrington) deutlich überlegen: in den Gruppen I + II beträgt die Verbesserung lediglich zwischen 29% und 45%, während die Verbesserung in den Gruppen III–V zwischen 53% und 59% liegt. Die besten Korrekturergebnisse (59%) werden bei einer Kombination von ventraler und dorsaler Instrumentation gemessen (Gruppe V) (Tabelle 1, Abb. 1a+b).

Nach einem mittleren Nachuntersuchungszeitraum von 2 Jahren und 7 Monaten war eine durchschnittliche Verschlechterung des Skoliosewinkels auf 51,5° festzustellen. Dies entspricht – gemessen am Ursprungsgewinn – einem Korrekturverlust von 21%. Auch in dieser Hinsicht sind die Gruppen III–V den Gruppen I+II deutlich überlegen. Die stabilsten Verhältnisse zeigen sich wiederum in der Gruppe V; der Korrekturverlust beträgt lediglich 9%. Allerdings ist in dieser Gruppe auch der Nachuntersuchungszeitraum mit 1 Jahr/6 Monaten am kürzesten.

Tabelle 1. Klinische Grunddaten und Ergebnisse der prä- und postoperativen Skolioseentwicklung. Angegeben sind jeweils die Durchschnittsergebnisse der einzelnen Behandlungsgruppen und der Gesamtdurchschnitt. Genauere Erläuterungen siehe Text

Behand-lungs gruppe	Durchschnittsalter		Nachuntersuchungszeitraum		Skollose-grad prä-OP	Skollose-grad post-OP	Skollose-grad-besserung (%)	Skollose-grad letzte Kontrolle	Korrektur-verlust (%)
	Jahre	Monate	Jahre	Monate					
I	12	9	6	0	45	32	29	56	185
II	14	6	5	6	97,7	53,3	45	78,3	56
III	13	1	2	7	81,6	38,5	53	49,8	26
IV	13	11	3	2	103,8	46,1	56	58,1	21
V	12	10	1	6	94,1	38,6	59	43,4	9
Gesamt	13	9	2	7	90,9	41,1	55	51,5	21

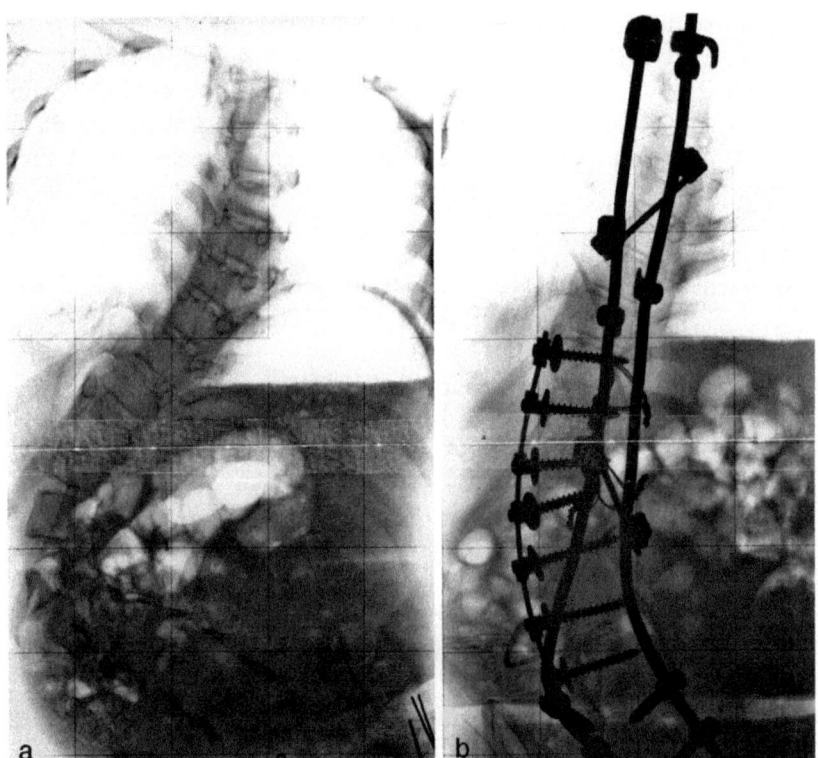

Abb. 1. a 13jähriger Patient mit thorakalem Lähmungsniveau. Präoperativ besteht eine rechtskonvexe Lumbalskoliose von 99°. **b** Die Korrektur erfolgte in 1. Sitzung durch ventrale Derotationsspondylodese von Th10 bis L4 und in 2. Sitzung durch dorsale In-strumentation von Th3 bis S1. Zur Fixation zwischen L5 und S1 wurde eine transpedikuläre Verschraubung vorgenommen. Bei einer Gesamtkorrektur auf 40° bestehen auch 5 Jahre postoperativ stabile Verhältnisse

Der Beckenschiefstand konnte im Durchschnitt von präoperativ 20,9° auf 8,1° verringert werden; dies entspricht einer Verbesserung um 61%. Auch hier war ein Korrekturverlust zu registrieren, da der entsprechende Wert bei der letztmaligen Kontrolle um durchschnittlich 3,2°, gleichbedeutend mit 24,8%, angestiegen war.

Der durchschnittliche präoperative Rumpf-überhang von 27,9° konnte durch die Operation auf 11,2° verbessert werden. Bei der letztmaligen Kontrolle war eine Verschlechterung von 3,7°, d.h. um 22,1%, zu verzeichnen (Tabelle 2).

Bei 21 der 54 Patienten waren im weiteren postoperativen Verlauf Komplikationen zu verzeichnen.

1 Patient (Nr. 26) verstarb am 5. postoperativen Tag. Bei ihm war intraoperativ eine hypertensive Krise aufgetreten. 8 Stunden nach dem

Tabelle 2. Ergebnisse der prä- und postoperativen Entwicklung von Beckenschiefstand und Rumpfüberhang. Angegeben sind jeweils die Durchschnittsergebnisse der einzelnen Behandlungsgruppen und der Gesamtdurchschnitt. Genauere Erläuterungen siehe Text

Behand-lungs gruppe	BS prä-OP (Grad)	BS post-Op (Grad)	BS-änderung (%)	BS letzte Ko (Grad)	Korrektur-verlust (%)	RÜ prä-OP (Grad)	RÜ post-OP (Grad)	RÜ-besserung (%)	RÜ letzte Ko. (Grad)	Korrektur-verlust (%)
I	1	6	−500	18	−240	8	10	−25	28	−900
II	35,7	13,3	62,6	22,3	40,3	51,3	17,7	65,6	30,7	38,6
III	16	5,4	66,3	9,5	39,2	21,3	8,1	61,8	12,1	30
IV	21,5	10,2	52,9	10,8	5,2	31,9	12,6	60,5	15,8	16,2
V	25,1	9,3	62,8	11,6	14,5	29,8	12,8	57,2	13,9	6,9
Gesamt	20,9	8,1	61	11,3	24,8	27,9	11,2	59,9	14,9	22,1

Eingriff kam es zu einer Ventilkrise, von der er sich nicht mehr erholte. Die sofort durchgeführte computertomographische Untersuchung des Gehirns zeigte eine Auspressung der basalen Zisternen; Teile des Hirnstammes und des Kleinhirnes waren nach caudal in das Foramen occipitale magnum verlagert. Durch die Sektion konnte der Befund einer massiven Hirnschwellung mit unterer Einklemmung und Zeichen des dissoziierten Hirntodes bestätigt werden.

8mal kam es zu einer Wundheilungsstörung im Zelenbereich. In 4 Fällen war deshalb zur Sicherstellung des weiteren Heilungsverlaufes eine plastische Deckung durch einen Schwenklappen notwendig. 3mal mußte das Instrumentarium nach aufgetretenem tiefen Infekt ganz oder teilweise entfernt werden. Bei 3 Patienten traten postoperativ Serome im Zelenbereich auf, die jedoch unter konservativer Kompressionstherapie zur Abheilung gebracht werden konnten.

Bei 2 Patienten brach der Harrington-Stab. In dem einen Fall (Nr. 2) war die Materialentfernung ausreichend, um die aufgetretenen Beschwerden zu beheben. In dem zweiten Fall (Nr. 5) mußte eine Respondylodese mit dem CD-Instrumentarium vorgenommen werden, um das Korrekturergebnis zu halten.

In 6 Fällen entwickelte sich im Beobachtungszeitraum eine Pseudarthrose zwischen L5 und S1.

Bei 15 der 54 Patienten, deren Operation länger als ein Jahr zurückliegt, ist zwischen der ersten postoperativen Röntgenkontrolle, die noch im OP erfolgte, und der letzten Röntgen-Kontrolle, die im Sitzen oder Stehen durchgeführt wurde, ein Korrekturverlust von mehr als 10° zu verzeichnen. Diese 19 Patienten verteilen sich auf die Behandlungsgruppen wie folgt: 1mal Gruppe I, 2mal Gruppe II, 7mal Gruppe III, 3mal Gruppe IV, 2mal Gruppe V.

Die Analyse dieser Korrekturverluste zeigt, daß 3 von 4 Patienten betroffen sind, bei denen die dorsale Fixierung mit dem Harrington-Instrumentarium vorgenommen wurde (Gruppe I+II).

Bei 5 der 7 Patienten aus Gruppe III wurde die Spondylodese entweder nach kaudal nicht bis S1 (2mal) oder nach kranial nicht bis Th3 (5mal) vorgenommen. Die Dekompensation erfolgte dann jeweils darüber oder darunter (Abb. 2 a–c).

Auch in der Behandlungsgruppe IV gehen die 3 Befundverschlechterungen zu Lasten einer zu kurzen Fusion nach kranial (2mal) oder nach kaudal (1mal).

In der Gruppe V ergab sich eine Verschlechterung kranial einer Fusion, die lediglich bis Th 8 reichte. Bei der 2. Patientin betrug der präoperative Ausgangswert 115°. Der Korrekturverlust ergab sich nach einem Ausriß der 2 proximalen von ventral eingebrachten Zielke-Schrauben.

16 der 54 Patienten sind nicht bis S1 fusioniert worden. Lediglich 5 von ihnen haben sich im Beobachtungszeitraum bezüglich des Beckenschiefstandes verschlechtert; eine Beziehung zum Ausgangsbefund war nicht erkennbar. In 9 Fällen war eine Verschlechterung des Rumpfüberhanges bei der letzten Kontrolle festzustellen.

Bei 18 Patienten endete die kraniale Fusion kaudal von Th6; bei 9 von ihnen verschlechterte sich im Beobachtungszeitraum der Rumpfüberhang.

Diskussion

Die Skoliose bei der Myelomeningozele stellt für den Operateur insofern eine besondere Heraus-

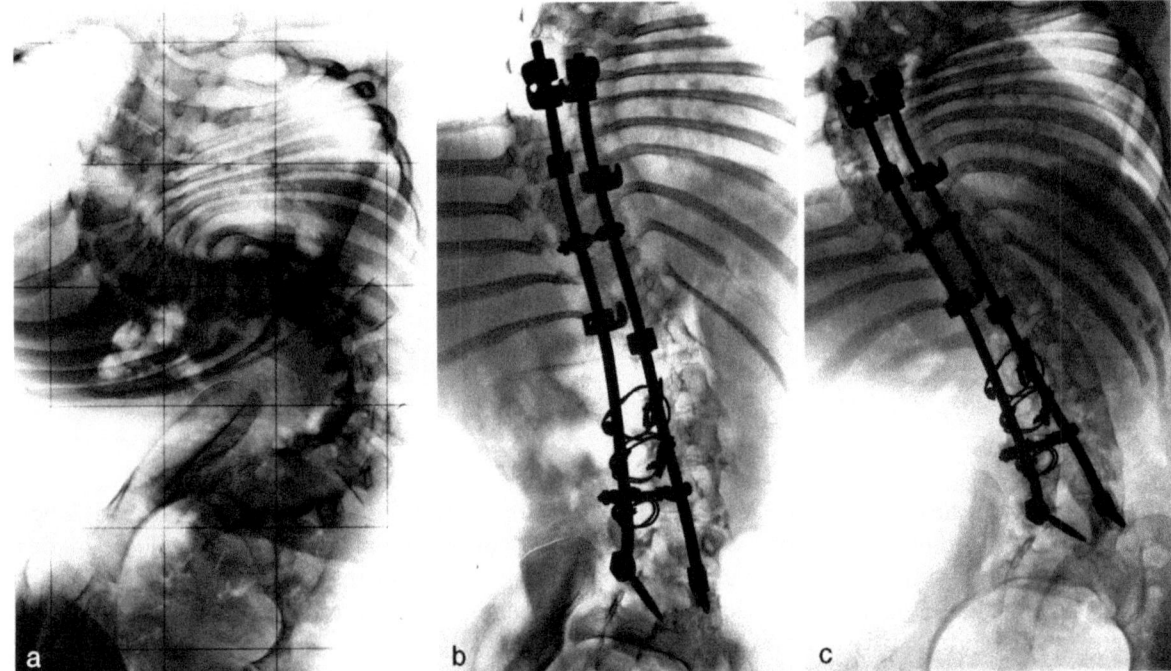

Abb. 2. a 13-jähriger Patient mit thorakalem Lähmungsniveau. Präoperativ besteht eine massive Skoliose von lumbal 130°. **b** Nach ventraler Osteodiskektomie zwischen Th10 und L4 sowie dorsaler CD-Spondylodese von Th5 bis L5 konnte zunächst eine

Korrektur auf 60° erzielt werden. **c** 2 Jahre und 6 Monate postoperativ ist die Wirbelsäule sowohl kranial als auch kaudal des spondylodesierten Bereiches dekompensiert, so daß eine Nachkorrektur erforderlich wurde

forderung dar, als Beckenschiefstand, Rumpfüberhang und fehlende dorsale Bogenstrukturen in der präoperativen Planung berücksichtigt werden müssen.

Ein ausschließlich ventrales Operationsverfahren ist deshalb nicht empfehlenswert, weil hiermit die beiden erstgenannten Faktoren nur unzureichend korrigiert werden können und mit einer weiteren Progredienz der Skoliose gerechnet werden muß [9, 14]. Wir haben mit dieser Vorgehensweise keine Erfahrung.

Die vorliegenden Ergebnisse zeigen, daß bei ausschließlich dorsaler Fusion und Instrumentation die Rahmenkonstruktionen (CD, Spine-Fix) dem Harrington-Instrumentarium – auch im Literaturvergleich – bezüglich der Primärkorrektur deutlich überlegen sind. Wegen der fehlenden Bogenstrukturen ist bei einem ausschließlich dorsalen Vorgehen allerdings die Ausbildung einer stabilen Spondylodesestrecke gefährdet [12].

Es herrscht deshalb mittlerweile weitgehende Einigkeit darüber, daß die höchste Stabilität mit einem kombinierten ventralen und dorsalen Vorgehen zu erzielen ist [9–12, 15]. Nach unseren Erfahrungen ist dabei einer ventralen Instrumentation gegenüber einer ausschließlichen Osteodiskektomie der Vorzug zu geben. So weist

unsere Behandlungsgruppe V nicht nur bezüglich der Primärkorrektur mit 59% die günstigsten Werte auf, sondern zeigt auch mit 9% den geringsten Korrekturverlust bei der letztmaligen Kontrolle.

Die Entwicklung der funktionell bedeutsamen Parameter „Beckenschiefstand" und „Rumpfüberhang" ist dagegen vor allem von der Länge der Spondylodesestrecke abhängig. Seit wir gelernt haben, daß bei freier Hüftgelenksbeweglichkeit keine wesentlichen funktionellen Nachteile bei Fusion des lumbosakralen Überganges zu befürchten sind [2], haben wir – entsprechend den Empfehlungen Winter's [16] – im Zweifelsfall von hochthorakal bis S1 fusioniert. Nur so ist nach unseren Erfahrungen bezüglich Beckenschiefstand und Rumpfüberhang langfristig ein Korrekturverlust zu vermeiden.

Am lumbosacralen Übergang besteht allerdings trotz allem ein hohes Pseudarthrosenrisiko, da einerseits hier eine ventrale Instrumentation kaum möglich ist, und da andererseits dieser Bereich durch die oft bestehende Hyperlordose besonderen mechanischen Belastungen unterliegt [4, 5, 7, 11, 13]. Mit der Einführung des Spine-Fix-Instrumentariums ab September 1990 wurde die transpedikuläre Verschraubung von L5 mit S1 und damit die Herstellung einer stabilen Spondylodese in diesem Wetterwinkel ganz erheblich erleichtert. Seither wurde lediglich bei 1 Patienten eine Pseudarthrose registriert. Er war community walker mit einer Hüftbeugekontraktur rechts von 40°, deren Korrektur er ablehnte. In der Folge hebelte jede Streckbewegung des Hüftgelenkes während des Gangablaufes am Instrumentarium und führte so zur Auslockerung. Als Konsequenz ergibt sich, daß eine freie Hüftgelenksbeweglichkeit die Voraussetzung für eine Fusion bis S1 ist, da sonst entweder eine Pseudarthrose oder eine funktionelle Verschlechterung zu befürchten ist.

Im vorliegenden Berichtszeitraum von knapp 10 Jahren ist nicht nur bezüglich der kurz- und mittelfristigen Korrekturergebnisse, sondern auch bezüglich der Komplikationen eine deutliche „learning curve" zu verzeichnen. So wurden 19 der 21 Komplikationen, die bei den 54 Patienten auftraten, bei den ersten 32 Fällen registriert. Auf Grundlage der Analyse dieser 32 Skoliosen, die zwischen September 1984 und Oktober 1989 operiert worden sind [2], haben wir unser operativ-taktisches Vorgehen insbesondere in folgenden Punkten geändert:

- Am schwerwiegendsten ist der postoperative Todesfall des Patienten Nr. 26. In Analogie zu unseren Erfahrungen mit der Columnotomie bei Patienten mit MMC muß auch in diesem Fall von einem Ventilversagen ausgegangen werden [17]. Seit wir uns präoperativ durch klinische und computertomographische Kontrolle von der Suffizienz des Liquorventils überzeugen, sind glücklicherweise keine weiteren Todesfälle eingetreten.
- Von Ausnahmen abgesehen, haben wir nicht nur von ventral fusioniert, sondern auch mit VDS instrumentiert. Hierdurch wird nicht nur die Initialkorrektur optimiert, sondern auch – insbesondere bei Zelen, die höher als bis L3 reichen – die langfristige Stabilität erhöht.
- Die Auslockerungen, die auch bei Verwendung des CD-Instrumentariums zu beobachten waren, können als Indiz dafür gewertet werden, daß durch Haken alleine eine ausreichende Stabilität nicht in allen Fällen erzielt werden kann. Seit März 1991 haben wir daher die dorsale Fixation der Stäbe an die Wirbelsäule mit Luque-Cerclagen verstärkt. Hierdurch wird – als Nebeneffekt – auch die Ausreißbeanspruchung der transpedikulären Schrauben verringert.

- Wegen der Gefahr der Wundheilungsstörung haben wir im Zelenbereich eine sorgfältige postoperative Wunddrainage und im Zweifelsfall eine primäre plastische Hautdeckung durchgeführt. Mit diesem Vorgehen konnten bei den letzten 16 Operationen ab September 1990 Wundheilungsstörungen vollständig vermieden werden.
- Die hohe Komplikationsquote muß aber auch auf die mit 90,9° relativ schlechte Ausgangssituation des Gesamtkollektives erklärt werden. Nach den vorliegenden Erfahrungen ist anzustreben, diese paralytischen Skoliosen bereits in einem früheren Entwicklungsstadium zu operieren, um eine möglichst vollständige Aufrichtung der Wirbelsäule erzielen zu können und um die Komplikationsquote möglichst gering zur halten. Durch den Arbeitskreis „Skoliose" in der DGOT ist daher die Empfehlung ausgesprochen worden, in Analogie zu idiopathischen Skoliose bereits ab 40° die Operationsindikation auszusprechen [6].

Literatur

1. Carstens C, Wiederspohn J (1989) Wirbel- und Rippenfehlbildungen bei der Myelomeningocele. Z Orthop. 27:653–660
2. Carstens C, Niethard FU, Pfeil J, Schneider E (1991) Erfahrungen mit der operativen Therapie von Skoliosen bei Patienten mit Myelomeningozele. Z Orthop 129:405–416
3. Cobb JR (1948) Outline for the study of scoliosis. Instructional course lectures. Am Acad Orthop Surg 5:261–275
4. Drummond DS, Moreau M, Cruess RL (1980) The results and complications of surgery for the paralytic hip and spine in myelomeningocele. J Bone Jt Surg 62-B:49–53
5. Gillespie R, Wedge JH (1974) The problems of scoliosis in paraplegic children. J Bone Jt Surg 56-A:1767
6. Hopf Ch, Forst R, Stürz H, Carstens C, Metz-Stavenhagen P (1993) Indikationsvorschläge zur operativen Behandlung von kongenitalen und bestimmten neuromuskulären Skoliosen. Deutsches Ärzteblatt 43:B-2107–B-2112
7. Hull WJ, Moe JH, Winter RB (1974) Spinal deformity in myelomeningocele: natural history, evaluation and treatment. J Bone Jt Surg 56-A:1767
8. Keessen W, van Ooy A, Pavlov P, Pruijs JEH, Scheers MM, Slot G, Verbout A, Wijers HMC (1992) Treatment of spinal deformity in myelomeningocele: a retrospective study in four hospitals. Eur J Pediatr Surg 2 (Suppl I):18–22

9. Mazur J, Menelaus MB, Dickens DRV, Doig WG (1986) Efficacy of surgical management for scoliosis in myelomeningocele: correction of deformity and alteration of functional status. J Pediatr Orthop 6:568–575

10. McMaster MJ (1987) Anterior and posterior instrumentation and fusion of thoracolumbar scoliosis due to myelomeningocele. J Bone Jt Surg 69-B:20–25

11. Osebold WR, Mayfield JK, Winter RB, Moe JH (1982) Surgical treatment of paralytic scoliosis associated with myelomeningocele. J Bone Jt Surg 64-A:841–856

12. Savini R, Cervellati S, Bettini N, Palmisani M, Bianco T (1991) Surgical treatment of vertebral deformity due to myelomeningocele. Ital J Orthop Traumatol 17:55–63

13. Sriram K, Bobechko WP, Hall JE (1972) Surgical management of spinal deformities in spina bifida. J Bone Jt Surg 54-B: 666–676

14. Stark A, Saraste H (1993) Anterior fusion insufficient for scoliosis in myelomeningocele. Acta Orthop Scand 64:22–24

15. Ward WT, Wenger DR, Roach JW (1989) Surgical correction of myelomeningocele scoliosis: a critical appraisal of various spinal instrumentation systems. J Ped Orthop 9:262–268

16. Winter RB (1987) Myelomeningocele. In: Bradford DS, Lonstein JE, Moe JH, Ogilvie JW, Winter RB (eds) Moe's textbook of scoliosis and other spinal deformities. WB Saunders Company, Philadelphia, pp 307–328

17. Winston K, Hall J, Johnson D, Micheli L (1977) Acute elevation of intracranial pressure following transection of non-functional spinal cord. Clin Orthop Rel Res 128:41–44

KAPITEL 14

Neurogene Wirbelsäulendeformitäten

Behandlung der Lähmungsskoliosen

H. Halm

Einleitung

Lähmungsskoliosen, sogenannte neuromuskuläre Skoliosen sind oft sehr progressiv, erreichen groteske Ausmaße und führen zu assoziierenden Begleiterkrankungen mit Funktionsverlusten (Brown et al. 1982, Lonstein und Akbarnia 1983). Da durch die Grunderkrankung neben der Intelligenz auch die Wahrnehmung und das autonome Nervensystem beeinträchtigt sein können, stellt die Behandlung der Deformität ein komplexes und anspruchsvolles Problem für den Skoliologen dar (Bradford und Hu 1995). Obwohl im Frühstadium die besten Therapieerfolge erzielbar sind, werden viele Patienten in Unkenntnis der therapeutischen Möglichkeiten oft erst vorgestellt, wenn sich bereits eine schwere Deformität entwickelt hat. Insbesondere mit der Entwicklung dorsaler und zunehmend auch ventraler primär stabiler Implantate wird die Frage des konservativen und operativen Vorgehens weiter kontrovers diskutiert.

Klassifikation und Terminologie

Die Scoliosis Research Society (SRS) hat die nachfolgende Klassifikation erarbeitet, welche sich an der Grunderkrankung orientiert (Bradford und Hu 1995, Winter 1994) (Tabelle 1).

Zu nennen sind weiterhin die Spina bifida (Myelodysplasie) und die Neurofibromatose, die jedoch von einigen Autoren als eigenständige Krankheitsbilder separat abgehandelt werden. Bei der Neurofibromatose ist eine idiopathische Skoliose radiologisch nicht von einer kurzbogig angulären, dystrophen Form zu unterscheiden (Ogilvie 1995). Die letztgenannte Form schreitet rasant fort, kann zu schweren neurologischen Störungen bis hin zur Paraparese führen (Malawski 1995, Degushi et al. 1995) und stellt des-

halb frühzeitig eine Operationsindikation dar (Hopf et al. 1993). Bei der Myelodysplasie ist eine paralytische von einer kongenitalen Form abzugrenzen (Koop 1995) (Abb. 1 a–c).

Allgemeines

Patienten mit neuromuskulärer Skoliose entwickeln häufig früher eine Skoliose als solche mit idiopathischer Ätiologie. Außerdem schreitet die Deformität schneller fort (Bradford und Hu 1995, Hopf 1992). Aufgrund der neurologischen

Tabelle 1. SRS-Klassifikation neuromuskulärer Skoliosen

I. Neuropathisch

A. Oberes Motoneuron
1. Zerebralparese
2. Spinocerebelläre Degeneration
   a Friedreich' Ataxie
   b Morbus Charcot-Marie-Tooth
   c Morbus Roussy-Levy
3. Syringomyelie
4. Rückenmarkstumor
5. Rückenmarkstrauma

B. Unteres Motoneuron
1. Poliomyelitis
2. Andere virale Myelitiden
3. Trauma
4. Spinale Muskelatrophie
   a Typ Werdnig-Hoffmann
   b Typ Kugelberg-Welander
5. Dysautonomie (Riley-Day-Syndrom)

II. Myopathisch

A. Arthrogryposis

B. Muskeldystrophie
1. Typ Duchenne (maligne Beckengürtelform)
2. Typ Becker-Kiener (benigner Beckengürteltyp)
3. Typ Erb (Fazioscapulohumeraler Typ)

C. Dysproportionaler Fasertyp

D. Kongenitale Hypotonie

E. Dystrophia myotonica (Curschmann- Steinert)

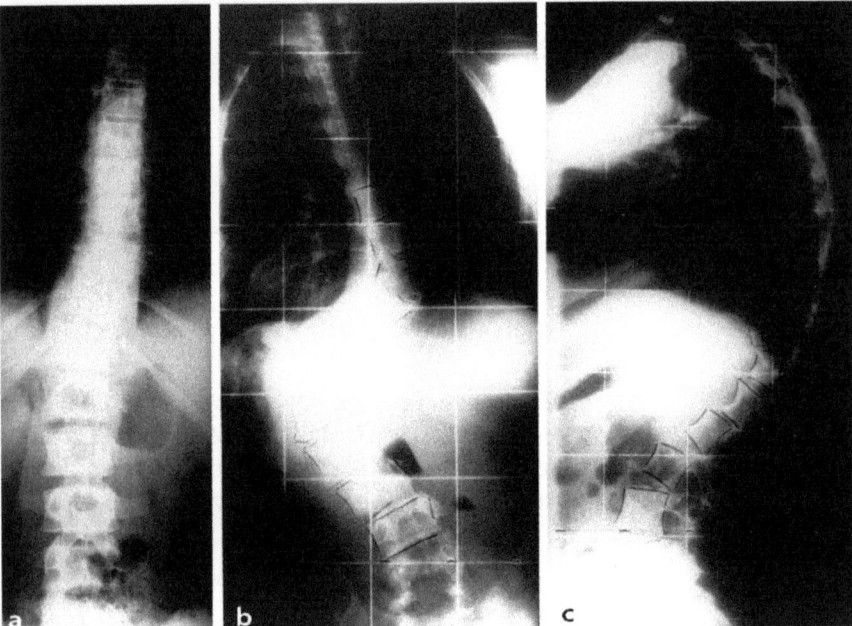

Abb. 1 a–c. Rasanter, 18-monatiger Verlauf einer dystrophen Form der Skoliokyphose bei Neurofibromatose. Zustand 2/95 (**a**), Zustand 8/96 (**b+c**)

Störungen hat die Zunahme der Verkrümmung, häufig assoziiert mit einem Beckenschiefstand, einen negativen Einfluß auf Grundfunktionen, wie z. B. das Gehen, Stehen und Sitzen (Bonnett 1976). So wird durch drohende oder bereits eingetretene Funktionsverluste nicht selten die Indikation zur Operation gestellt. Der Verlust des Hautgefühls bei Patienten mit angeborener (Spina bifida) oder erworbener Querschnittslähmung schränkt durch das Auftreten von Druckstellen die konservativen Behandlungsmöglichkeiten im Korsett ein. Das Fortschreiten der Skoliose verschlechtert zudem die auf dem Boden der Grunderkrankung häufig bereits eingeschränkte kardiopulmonale Leistungsfähigkeit, speziell bei Patienten mit Muskeldystrophie und spinaler Muskelatrophie. Die Muskeldystrophie Typ Duchenne ist mit der Entwicklung einer Kardiomyopathie assoziiert, die Friedreich' Ataxie führt zur Kardiomegalie (Winter 1994). Reduzierter Ernährungszustand, herabgesetztes Hautgefühl und Osteoporose erhöhen das Risiko intra-, peri- und postoperativer Komplikationen in Bezug auf Wundheilungsstörungen, Infektionen und Implantatverankerung. So traten im operativ behandelten Patientengut von Lonstein et al. (1983) in 81% der Fälle Komplikationen auf. Drei von 109 Patienten starben und 1 Patient erlitt eine Querschnittslähmung. Das Hauptkontingent der Komplikationen entfiel auf Druckstellen, Wundheilungsstörungen, Infektionen, Instrumentation, Krümmungsverlängerung und Pseudarthrose. Eine Ursache hierfür ist jedoch nach unseren Er-

fahrungen (Halm et al. 1995-A) sowie den Erfahrungen anderer Autoren (Hopf et al. 1994, Lonstein et al. 1983) auch die späte Zuweisung bzw. späte Bereitschaft zur Operation bei im Vergleich zu idiopathischen Skoliosen deutlich schwergradigeren Deformitäten. So liegt der Duchschnittswinkel bei Patienten mit idiopathischer Skoliose in unserem Krankengut bei 56°, bei Patienten mit neuromuskulären Skoliosen bei über 80° Cobb. Erfahrungsgemäß sinkt mit steigendem Krümmungswinkel das Ausmaß der Korrektur und steigen Operationsdauer, Blutverlust und Komplikationsträchtigkeit an.

Anamnese und allgemeine klinische Untersuchung

Im Rahmen der Anamneseerhebung bei der Erstuntersuchung muß nach der Ätiologie der Deformität gefragt bzw. geforscht werden. Die Familienanamnese kann bei vererbbarer Grunderkrankung wichtige Hinweise liefern, z. B. bei der Muskeldystrophie Typ Duchenne, spinaler Muskelatrophie oder Neurofibromatose. Geschwister sind häufig miterkrankt. Oft liegt zum Zeitpunkt der Untersuchung bereits das Ergebnis einer Muskelbiopsie vor. Alle bereits vorhandenen Unterlagen müssen angefordert werden. Unbedingt muß nach bereits bestehenden Beschwerden gefragt werden.

Bereits die Betrachtung des Patienten kann wichtige Hinweise auf die Grunderkrankung liefern, wie das Vorhandensein von Café au lait-Flecken bei Neurofibromatose und Pseudohypertrophie der Waden bei Muskeldystrophie, vor allem beim Typ Duchenne.

Eine interdisziplinäre Zusammenarbeit bei paralytischen Skoliosen ist unabdingbar zur Analyse begleitender kardiopulmonaler, gastrointestinaler und urologischer Begleiterkrankungen. Zur Vervollständigung des neurologischen Status muß man sich der Mithilfe von Neurologen und Neurophysiologen bedienen. Ein vollständiger funktioneller Status mit Erhebung evtl. bereits eingetretener Funktionsverluste ist zu erheben. Bei noch geh- und stehfähigen Patienten kann die Gangbildanalyse im Labor Hinweise der Auswirkung einer Fusion auf diesen Funktionsbereich liefern. Bei Patienten, die diese Funktion nicht mehr besitzen, ist zu analysieren, ob die freie Sitzfähigkeit eingeschränkt oder bereits verloren gegangen ist. Intelligenz, Kooperationsfähigkeit und Selbstständigkeit müssen überprüft werden, da sie die peri- und postoperative Nachsorge beeinflussen. Schmerzen sind bei juvenilen und adoleszenten Skoliosen oft nicht vorhanden. Patienten mit adulten Skoliosen werden jedoch oft wegen progredienter Schmerzzustände vorstellig, die sich dann bereits auch auf Bereiche von Nebenkrümmungen lokalisieren können. Schmerzort und -ausstrahlungen können wichtige Hinweise liefern.

Untersuchung der Wirbelsäule

Unabdingbar sind auch bei Patienten mit neuromuskulärer Skoliose die Standarduntersuchungsgänge wie bei der Untersuchung von Patienten mit idiopathischer Skoliose. Lotabweichungen, Krümmungslokalisation(en), Rippenbuckel, Lendenwulst, Schulter- und Beckenstand, Rumpf-Beinlängenverhältnisse und das Profil der Wirbelsäule müssen analysiert werden. Das Bewegungsausmaß der Wirbelsäule wird in allen Ebenen untersucht. Durch Seitneigung und Traktion wird der Grad der Fixierung der Deformität sowie des Beckenschiefstandes überprüft. Insbesondere bei Lähmungsskoliosen kann selbst bei schwergradigen Verkrümmungen noch eine gute Aufrichtbarkeit gegeben sein. Man spricht dann von einer „Collapsing Spine". Gleicht sich durch Traktion ein vorbestehender Beckenschiefstand nicht aus, liegt ein

sog. kontrakter Beckenschiefstand vor. Dieses kann bei gleichzeitig vorhandener, schwergradiger, fixierter Skoliose ein erster Hinweis darauf sein, daß operativ ein primär ventrales bzw. kombiniert ventrodorsales Vorgehen mit oder ohne Einschluß des Sakrums zu wählen ist.

Untersuchung der Extremitäten

Das Bewegungsausmaß der oberen und insbesondere der unteren Extremitäten muß überprüft werden. Etwaige Hüft- und Kniebeugekontrakturen müssen quantifiziert werden, da durch eine operative Korrektur der Deformität, insbesondere des Profils der Wirbelsäule, die Sitzfähigkeit auch ungünstig beeinflußt werden kann. In solchen Fällen sind ggf. knöcherne Eingriffe (z.B. Hüftkopfresektion bei hoher Hüftluxation) oder Weichteileingriffe im Sinne sogenannter Releaseoperationen (z.B. bei Zerebralparese und Muskeldystrophie Typ Duchenne) durchzuführen.

Spezielle Krankheitsbilder

Zerebralparese. Das Ausmaß der Zerebralparese kann bei den Betroffenen sehr unterschiedlich ausgeprägt sein und ist häufig mit mentaler Retardierung assoziiert. Das höchste Risiko für die Entwicklung einer Skoliose haben quadriplege Patienten, wohingegen noch geh- und stehfähige Zerebralparetiker ein deutlich geringeres Risiko haben. Die generelle Skolioseinzidenz bei Zerebralparetikern wird mit 6–64% (Madigan und Wallace 1981) bzw. 21–68% (Bradford und Hu 1995) angegeben. Auch nach Wachstumsabschluß wird insbesondere bei Skoliosen von mehr als 50° eine signifikante Krümmungsprogredienz beobachtet (Thometz 1988). Typische Skolioseformen sind die langbogige, C-förmige Skoliose (Collapsing spine) oder die doppelbogige Skoliose (Madigan und Wallace 1981), wobei insbesondere die erstgenannte mit einem Beckenschiefstand assoziiert ist. Insbesondere bei Patienten mit Cerebralparese können Hüftluxationen oder -subluxationen zu schmerzlosen oder schmerzhaften Bewegungseinschränkungen führen, die in Abhängigkeit vom Funktionsstatus des Patienten Eingriffe vom Weichteilrelease bis hin zur Hüftkopfresektion notwendig machen. Das Auftreten von Hüftveränderungen wird direkt auf den Beckenschiefstand zurück-geführt, soll aber mit der Entwicklung der Skoliose in keinem kausalen Zusammenhang stehen (Banta 1992). Letts et al. (1984) beschrieben bei Zerebralparetikern mit Tetraplegie eine Symptomtrias von Beckenschiefstand, Luxation der höhergelegenen Hüftseite und konvex zur Gegenseite gerichteter Skoliose. Zunächst fand sich ein zeitlicher Zusammenhang zwischen Hüftveränderung und Beckenschiefstand mit konsekutiver Skoliose. Später entdeckte man jedoch auch Fälle, bei denen die Entwicklung der Skoliose den beiden anderen Veränderungen vorausgegangen war (Abb. 2 a–d, Abb. 3 a+b)

Friedreich-Ataxie. Bei der Friedreich-Ataxie handelt es sich um eine autosomal rezessiv vererbbare Erkrankung, welche typischerweise vor der Pubertät einsetzt. Charakteristische klinische Merkmale sind wegen einer allmählich fortschreitenden Hinterstrangsymptomatik und spinozerebellärer Symptomatik ein ataktisches Gangbild und eine gestörte Tiefensensibilität. Später treten oft Pyramidenbahnsymptome mit spastischen Erscheinungen und einem positiven Babinskizeichen auf (Delank 1981, Johnson 1995). Die klassische Form der Friedreich-Ataxie ist auf dem langen Arm des neunten Chromosoms lokalisiert worden. Bisher ist es noch nicht möglich, das entsprechende Gen zu klonen. Johnson (1995) geht jedoch davon aus, daß dieses bald möglich sein wird. Fußdeformitäten („Friedreich-Fuß"), Skoliose, Diabetes mellitus und Kardiomegalie sind häufige Erscheinungsbilder. Die Pa-

tienten werden selten älter als 30 Jahre, obwohl auch eine weniger progressive Form mit längerer Überlebenszeit existiert. Skoliosen treten in 75–100% der Erkrankten auf (Cady und Bobechko 1984, Hensinger und McEwen 1976, Labelle et al. 1986). Die häufigste Krümmungsform ist die rechtskonvexe thorakale Skoliose, häufig in Begleitung einer Hyperkyphose. Die Korsettbehandlung gilt im Verlauf als nicht erfolgversprechend und kann die Gehfähigkeit ungünstig beeinflussen, jedoch kann der Operationszeitpunkt hinausgezögert werden (Bradford und Hu 1995). Eine Operationsindikation besteht ab Seitausbiegungen von 40 bis 50°. Die Fusionsstrecke entspricht im Gegensatz zu anderen Lähmungsskoliosen der von idiopathischen Skoliosen (Cady und Bobechko 1984, Daher et al. 1986).

Poliomyelitis. Bei der Poliomyelitis acuta anterior handelt es sich um eine peroral eintretende virale Erkrankung mit einer Inkubationszeit von 7- 21 Tagen. Das früher epidemische Auftreten der Erkrankung konnte durch die Schluckimpfung wirksam bekämpft werden, so daß heute nur noch sporadisch mit Krankheitsfällen zu rechnen ist. Die Entzündungszeichen finden sich in der grauen Substanz des zentralen Nervensystems mit Bevorzugung der motorischen Vorderhornzellen des Rückenmarks (Delank 1981).

Die Inzidenz der Skoliose beträgt bei Poliomyelitikern bis zu 30% und tritt oft innerhalb des ersten Jahres nach Beginn der Erkrankung auf (Colonna 1941, James 1956, Roaf 1956). Die Prävalenz der Skoliose scheint dabei abzuhängen vom Ausmaß der Muskelschwächen und deren Lokalisation. So fand Colonna (1941) in mehr als 80% der Patienten mit Beteiligung der oberen Extremitäten und des Rumpfes eine Skoliose, aber nur in 22% der Fälle, bei denen die unteren Extremitäten befallen waren.

Historisch gesehen führte die Poliomyelitis-Epidemie in den 50- iger Jahren dieses Jahrhunderts in den USA zur Entwicklung der Harrington- Instrumentation (Harrington 1962). Ohne Instrumentation beobachtete Gucker (1956) eine Pseudarthroserate von 71% in den Fällen, bei denen es postoperativ zu einer Progredienz der Deformität kam und von 65% in Fällen ohne Korrekturverlust. Moés (1978) Ergebnisse von nicht instrumentierten Fusionen waren vergleichbar (Abb. 4 a+b).

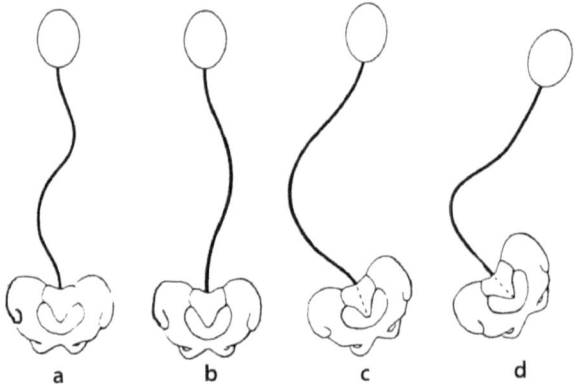

Abb. 2 a–d. Skoliosetypen bei Zerebralparese und geistiger Retardierung nach Lonstein und Mitarb. (1983). Gruppe I-Skoliosen sind doppelbogig, wobei entweder beide Seitausbiegungen stark ausgeprägt sind (**a**), oder die thorakale Krümmung überwiegt (**b**). Gruppe-II-Skoliosen sind langbogig-einbogige, thorakolumbale oder lumbale Skoliosen mit ausgeprägtem gegensinnigem Beckenschiefstand (**c**) oder gleichsinnigem Beckenschiefstand (**d**)

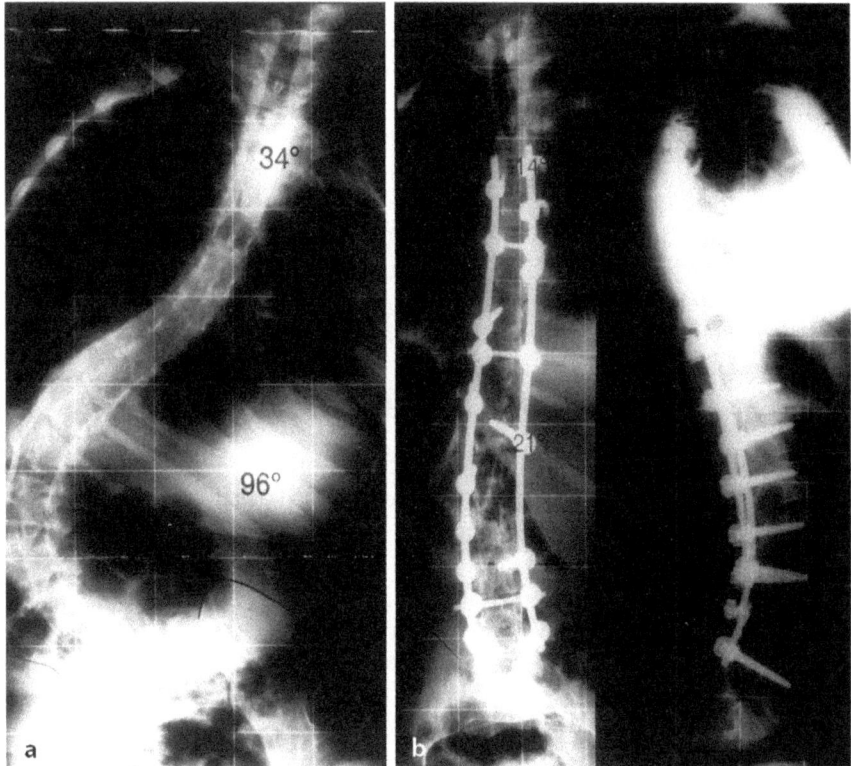

Abb. 3 a, b. 12-jährige Patientin mit Tetraspastik und schwerstgradiger, teilflexibler langbogig-einbogiger Skoliose. In Mayfield-Extension langstreckige MPDS-Instrumentationsspondylodese mit guter Formkorrektur bei Primärstabilität. Grenzbefund für ein rein dorsales Vorgehen. Bei geringerer Flexibilität und bei Vorliegen eines kontrakten Beckenschiefstandes hätten wir ein ventrodorsales Vorgehen (VDS und MPDS) gewählt

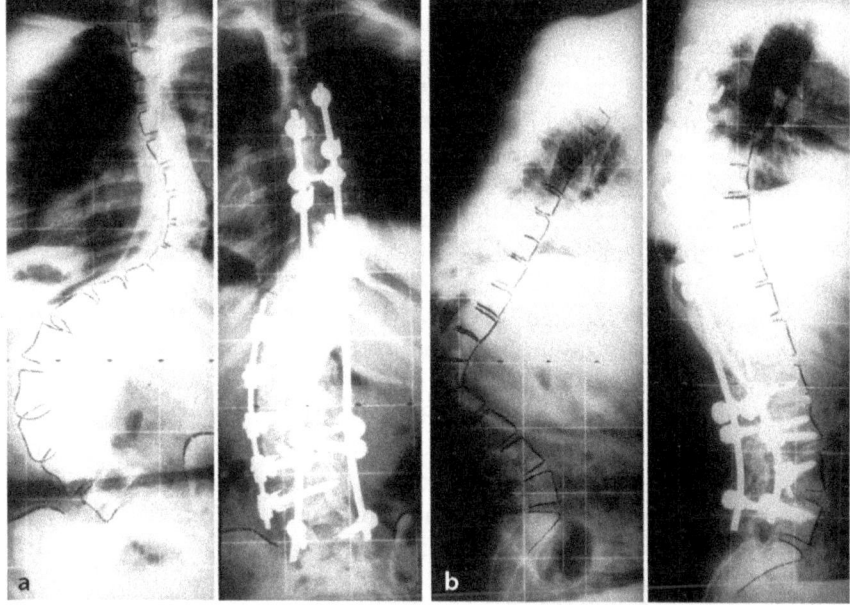

Abb. 4 a, b. 17-jähriges Mädchen mit doppelbogiger Skoliose auf dem Boden einer Poliomyelitis. Mittels einzeitigem, kombiniertem Vorgehen (VDS und MPDS) gute Aufrichtung der kombinierten Seitausbiegung. Insbesondere konnte die schwere lumbale Rotationskyphose mittels VDS durch Derotation und Erhalt der Bandscheibenraumhöhe vollständig aufgerichtet werden

Neurofibromatose. Zur Diagnosestellung bei der Neurofibromatosis-1 (NF-1) mit einem abnormalen Chromosom 17 müssen nach Bradford und Hu (1995), die sich u. a. auf die National Institutes of Health Consensus Development Conference (1988) beziehen, zwei der folgenden klinischen, radiologischen oder anamnestischen Merkmale vorhanden sein:

- 6 oder mehr Café au lait Flecken größer als 5 mm bei Kindern oder 15 mm bei Adoleszenten oder Erwachenen
- mindestens 2 Fibrome oder ein plexiformes Neurofibrom
- 2 oder mehr Iris-Hamarthome (Lisch Noduli)
- ossäre Läsionen, wie z.B. kortikale Ausdünnung mit oder ohne Pseudarthrose
  Verwandte 1. Grades mit NF-1.

Die häufigste skelettale Manifestation der Neurofibromatose ist die Skoliose. Wie bereits oben erwähnt, gibt es zwei Verlaufsformen, wobei die eine Verkrümmung von idiopathischen Skolioseformen nicht zu unterscheiden ist. Eine andere, sogenannte dystrophe Form ist nach Untersuchungen von Winter et al. (1979) die häufigere (80%) und damit typische Deformität. Im Korsett kam es Untersuchungen dieser Autoren zu Folge zu einer durchschnittlichen Krümmungsverschlechterung von 27°. Bei unqualifizierter, ausschließlicher Beobachtung des Verlaufes können noch weitaus rasantere Verläufe beobachtet werden (siehe Abb. 1 a–d, 5 a–f). Die Progredienz kann zu schwerwiegenden, neurologischen Störungen führen (Curtis et al. 1969, Degushi et al. 1995, Malawski 1995, Lonstein et al. 1980). Die dystrophe Skolioseform ist kurzbogig-angulär, oft mit erheblicher Kyphosierung assoziiert. Andere radiologische Zeichen sind das sog. „Scalloping-Sign" der Wirbelkörper, Vergrößerung der Neuroforamina, kortikale Ausdünnung der Rippen („Rib- pencilling") und Querfortsätze und erhebliche Rotation des Scheitelwirbels (Bradford und Hu 1995). Nach Biot et al. (1974) kann die idiopathisch anmutende Verlaufsform im Erwachsenenalter noch einen dystrophen Verlauf annehmen, eine Beobachtung, die auch wir in einem interessanten Fall gemacht haben (Abb. 6 a+b). Therapie der Wahl ist die frühzeitige Instrumentationsspondylodese. Jedoch kommt es Beobachtungen von Wilde et al. (1994) zu Folge im Langzeitverlauf zu einer deutlichen Krümmungszunahme der skoliotischen oder kyphotischen Komponente mit bis zu 60°, auch wenn eine kombinierte ventrale und dorsale Fusion durchgeführt wurde.

Spinale Muskelatrophie. Bei der progressiven spinalen Muskelatrophie (SMA) gehen die Vorderhornzellen allmählich degenerativ zugrunde. Es liegt eine vererbbare, isolierte Erkrankung des peripheren motorischen Neurons vor. In den befallenen Muskelgebieten sind meist deutliche Faszikulationen zu beobachten. Im Serum kann durch die fortschreitende Muskelatrophie die CPK erhöht sein. Die Verdachtsdiagnose wird mittels EMG und Muskelbiopsie gesichert. Beim Typ Werdnig-Hoffmann handelt es sich um eine infantile, schon im ersten Lebensjahr beginnende, maligne verlaufende Form mit Erstmanifestation im Beckengürtelbereich. Die Kinder werden zum Teil weniger als zwei, selten älter als sechs Jahre alt. Die benignere Verlaufsform vom Typ Kugelberg- Welander beginnt ebenfalls zunächst an der proximalen Beckengürtelmuskulatur (Delank 1981, Phillips et al. 1990). Weiterhin ist u. a. noch eine intermediäre Verlaufsform, wahrscheinlich eine langsam verlaufendere Form des Typ Werdnig-Hoffmann bekannt (Bradford und Hu 1995, Dubowitz 1964, Phillips 1990). Grundsätzlich besteht im wesentlichen Übereinstimmung darüber, daß die Prognose umso ungünstiger ist, je früher die Erkrankung beginnt (Byers und Banker 1961). Während Patienten mit der malignen Form der SMA das Laufen nie erlernen, können Patienten mit der intermediären und benignen Form für einige Jahre gehfähig werden. Merlini et al. (1989) beobachteten in ihrem Krankengut eine Letalität von 100% bei der malignen Form, von 10% bei der intermediären Form und von 0% bei der benignen Verlaufsform der SMA.

Die Prävalenz der Skoliose schwankt zwischen 30 und 90%, abhängig vom Typ der SMA (Evans et al. 1981, Granata et al. 1989, Hensinger und McEwen 1976, Phillips 1990, Rodillo et al. 1989). Am häufigsten kommt es zur Ausbildung einer langbogigen, C- förmigen Skoliose. Manche Autoren fanden eine Korrelation zwischen Verlust der Gehfähigkeit und dem Entstehen bzw. der Progredienz der Skoliose (Aprin et al. 1982, Evans et al. 1981, Granata et al. 1989).

Die Korsettbehandlung bei Patienten mit SMA und Skoliose ist wenig erfolgversprechend, jedoch kann der Operationszeitpunkt herausgezögert werden. Als Therapie der Wahl gilt bei Seitausbiegungen von 40 bis 60° die operative Aufrichtung und Stabilisierung (Bradford und

Hu 1995). Granata et al. (1993) fanden postoperativ einen Abfall der Vitalkapazität, welche sich jedoch später wieder besserte. Robinson et al. (1995) sahen in ihrem operierten Kollektiv eine Verbesserung der Lungenfunktionsparameter.

Muskeldystrophie. Der Gruppe der progressiven Muskeldystrophien ist die Heredität und eine progrediente Degeneration von Muskelfasern mit einem recht typischen histopathologischen Substrat (Muskelfaseruntergang in verschiedenen Stadien, Kernvermehrung und Zunahme von Fett- und Bindegewebe) gemeinsam. Unterschiede bei den verschiedenen Formen bestehen hinsichtlich des Erbganges, des Manifestationsalters, des Verteilungstyps und der Progredienz des Muskelschwundes. Mehr als die Hälfte aller Fälle gehören zur malignen Beckengürtelform des Typ Duchenne, der ebenso wie die benigne Beckengürtelform des Typ Becker-Kiener X-chromosomal rezessiv vererbt wird. Die fazio-skapulo- humerale Form vom Typ Erb wird au-

tosomal dominant vererbt. (Delank 1981). Auch beim malignen Typ Duchenne können die Patienten mittels nächtlicher oder Vollzeit-Maskenbeatmung in der heutigen Zeit das 40. Lebensjahr erreichen, wenn nicht die Kardiomyopathie die Lebenserwartung limitiert. (Bradford und Hu 1995). Netzer et al. (1995) fanden in ihrem allerdings gemischten Patientengut bei nächtlicher Maskenbeatmung (Nasal BIPAP: bilevel positive airway pressure) einen durchschnittlichen Anstieg der Sauerstoffsättigung um 11,9% in allen Fällen.

Die Patienten mit Muskeldystrophie vom Typ Duchenne (DMD) verlieren in aller Regel zwischen dem 7. und 15. Lebensjahr das Laufvermögen und sind dann an den Rollstuhl gefesselt. Die meisten Autoren haben einen Zusammenhang zwischen dem Verlust der Gehfähigkeit und dem Auftreten einer Skoliose, die dann rasch fortschreitet, gefunden (Cambridge und Drennan 1987, Dubowitz 1964, Forst et al. 1991, Galasko et al. 1995, Rodillo et al. 1988, Smith et

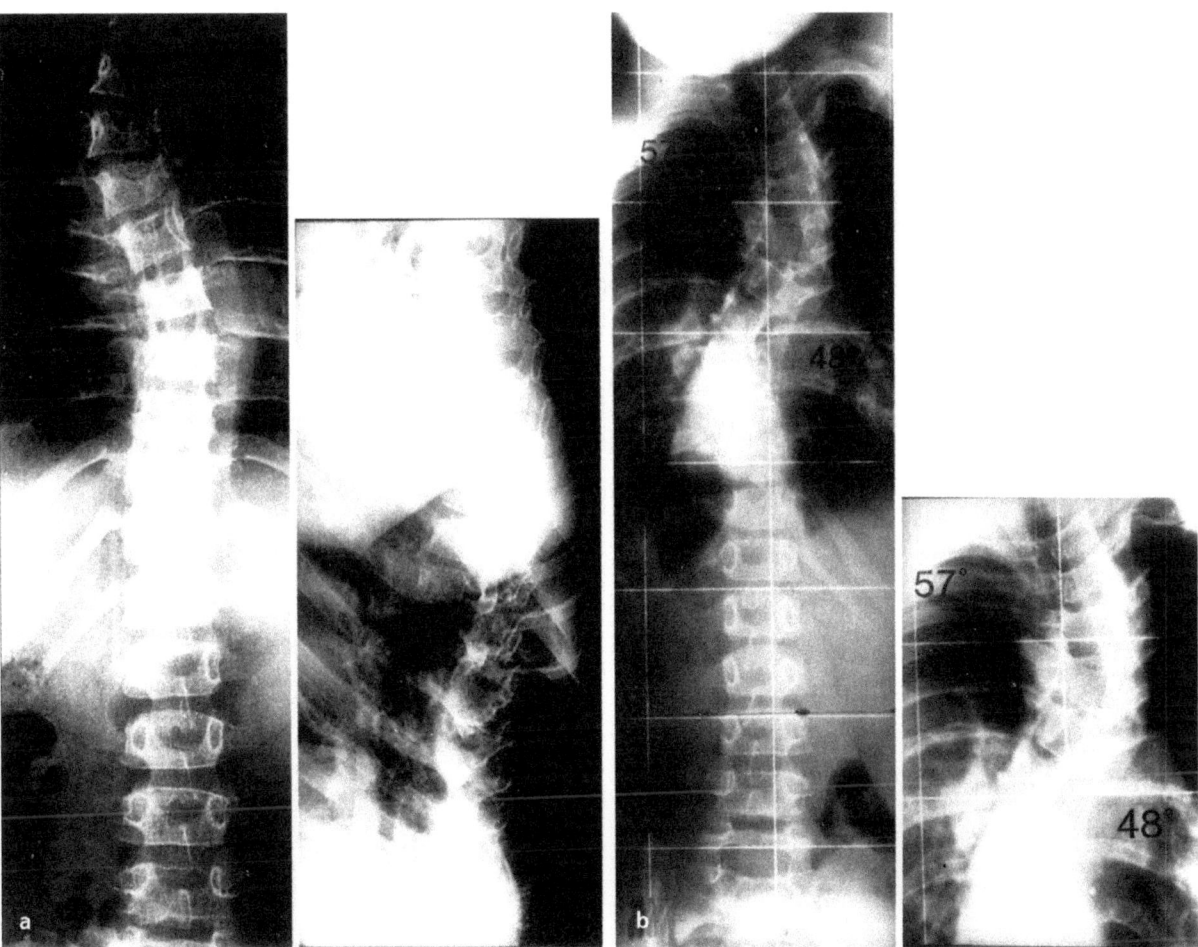

Abb. 5 a–f. Rasant progrediente Skoliose der dystrophen Form bei Neurofibromatose (NF-1) 8-jährigem Mädchen (15-monatiger Verlauf: **a–c**). Im MRI Nachweis riesiger mediastinaler Neurofibrome (**d**) Z. n. dorsaler MPDS-Instrumentationsspondylodese (**e**)

Abb. 5 c–e

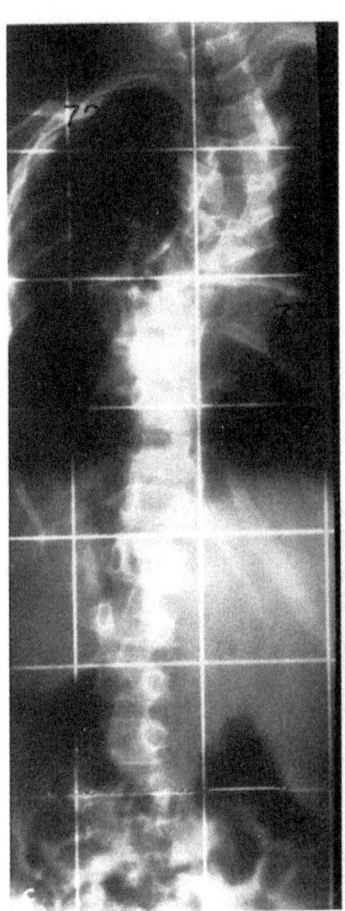

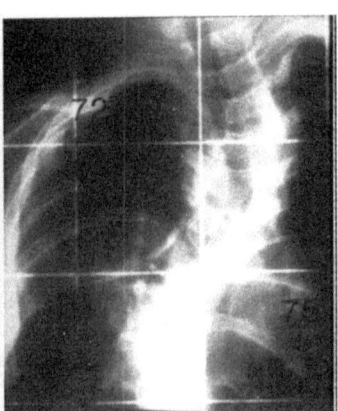

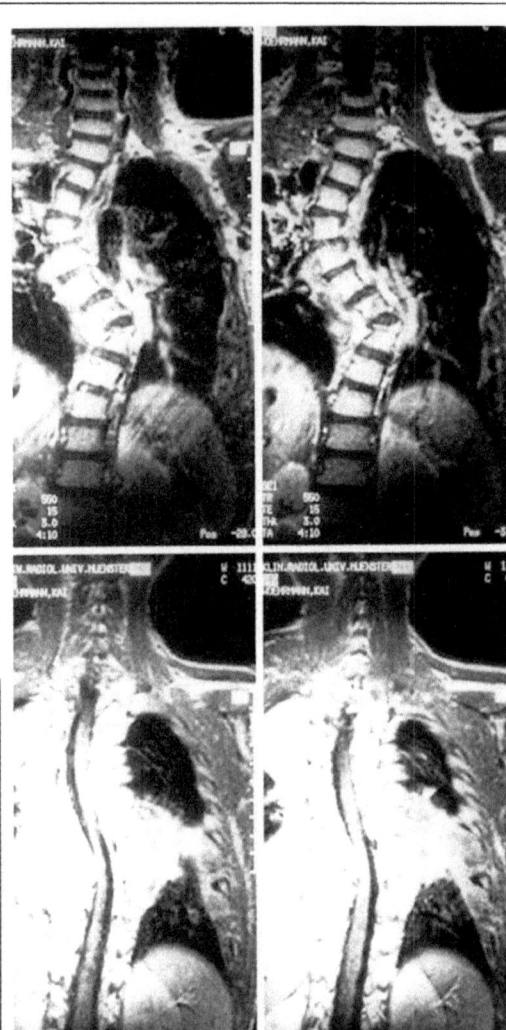

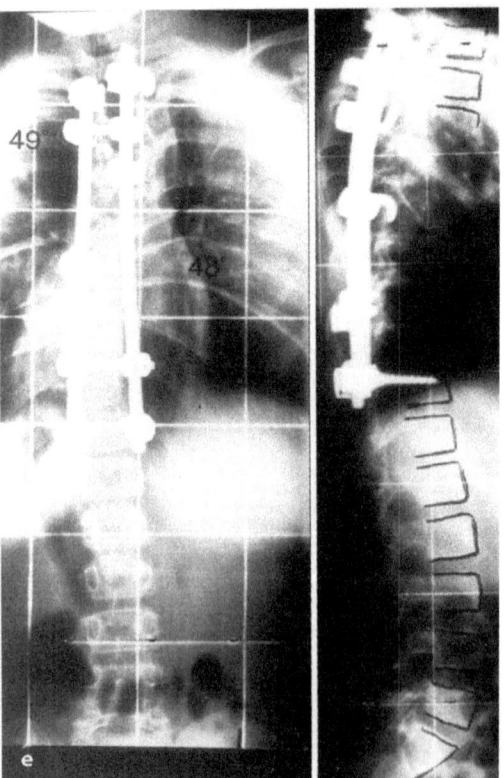

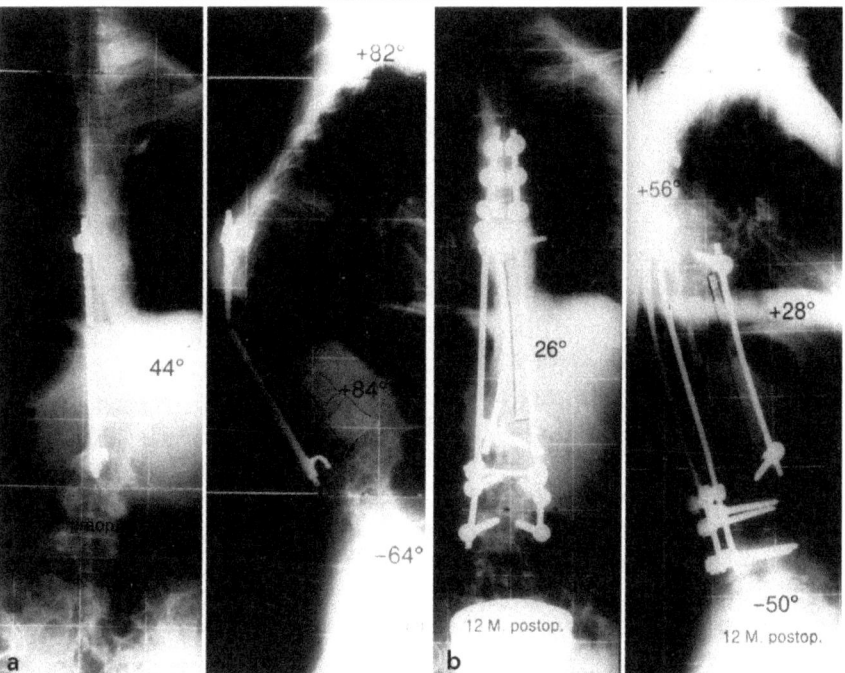

Abb. 6a, b. 30-jährige Patientin mit Neurofibromatose. HI vor 15 Jahren wegen nicht-dystropher Skolioseform. Im Erwachsenenalter Entwicklung dystropher Veränderungen im Instrumentationsbereich mit Implantatbruch, Pseudarthrose und konsekutiver, schmerzhafter Skoliokyphose. Nach dorsaler Revision, ME, Reinstrumentation (MPDS) mit Kyphoseaufrichtung in gleicher Sitzung ventrale autologe Fibulaspanabstützung. Follow-up: 2 Jahre

al. 1989). So gilt in der Frühphase der orthopädischen Behandlung das Hauptaugenmerk der Vermeidung von Kontrakturen durch Weichteileingriffe, um den Verlust der Steh- und Gehfähigkeit in ein höheres Alter zu verschieben (Brooke et al. 1989, Forst et al. 1991+1995, Görtzen et al. 1995). Lord et al. (1990) jedoch sahen einen Zusammenhang zwischen der Abhängigkeit vom Rollstuhl und der Entwicklung einer Skoliose erst nach einer Latenzzeit von 3,5 Jahren.

Über die Ursache der Entstehung der Skoliose bei der DMD gibt es verschiedene Theorien. Einige Autoren vertreten die Auffassung, daß eine kyphotische Fehlstellung das Auftreten und insbesondere die Progredienz einer Skoliose in höherem Maße begünstigt als eine Lordose, da beim letztgenannten Profil der Wirbelsäule die blokkierten kleinen Wirbelgelenke zu einer Stabilisierung führen. Gibson und Kilkins (1975) empfahlen daher eine Korsettversorgung in Extension. Die Zunahme der Skoliose wird mit 16 bis 24° pro Jahr angegeben (Cambridge und Drennan 1987, Robbin und Brief 1971, Smith et al. 1989), wobei die meisten Autoren eine Korsettbehandlung für nicht effektiv halten. Eine Operationsindikation besteht deshalb bereits bei Winkelgraden ab 20 bis 30° (Cambridge und Drennan

1987, Hopf et al. 1993+1994, LaPrade und Roaf 1992, Mubarak et al. 1993). Problematisch ist hierbei oftmals die drastisch reduzierte Vitalkapazität. So betrug im Patientenkollektiv von Smith et al. (1989) die Vitalkapazität bei Skoliosen von mehr als 35° meist schon weniger als 40% des Normwertes. Als Grenze zur Operationsfähigkeit werden in der Literatur eine Vitalkapazität zwischen 500 und 1000 ml oder 15 bis 30 ml pro kg Körpergewicht angegeben bzw. 20 bis 35% des erwarteten Normwertes (Bradford und Hu 1995, Hopf et al. 1993, Miller et al. 1992, LaPrade und Rowe 1992, Walter 1992). Der Einfluß einer Skolioseoperation auf die Lungenfunktion wird jedoch kontrovers diskutiert. Während Galasko et al. (1995) postoperativ im Gegensatz zu einer nichtoperierten Kontrollgruppe (Abfall 8% per anno) keinen Abfall der Vitalkapazität fanden, konnten Miller et al. (1991) keine signifikanten Differenzen nachweisen. In beiden Studien profitierten die Patienten jedoch von einer Operation, entweder in Bezug auf die Überlebenszeit oder den Sitzkomfort. Kennedy et al. (1995) fanden keinen signifikanten Unterschied zwischen operierten und nicht operierten DMD-Patienten in Bezug auf die Lungenfunktion, die sich in beiden Kollektiven um 3 bis 5% pro Jahr verschlechterte. Auch die Überlebensrate war identisch.

Konservative Behandlung

Die ausschließliche Beobachtung von Lähmungskoliosen ist nur bei sehr leichtgradigen Verkrümmungen von weniger als 20° Cobb zu empfehlen. Auf die spezielle Problematik bei Patienten mit Störungen des Hautgefühls bzw. Patienten mit DMD und NF-1 mit dystropher Deformität wurde bereits oben hingewiesen. Kontrolluntersuchungen mit Anfertigung von WS-Röntgenganzaufnahmen in 6-monatigen Abständen sind obligat. Sitzschalen ohne oder mit Stützfunktion für den Kopf bei nicht steh- oder gehfähigen Patienten können die Rumpfbalance positiv beeinflussen. Bei Progredienz der Skoliose auf Ausmaße zwischen 20 und 40°, bei guter Flexibilität auch bis 50° Cobb, muß die Indikation zur orthetischen, ggf. bereits operativen Versorgung (SMA, DMD) überprüft werden. Bei Patienten mit Muskeldystrophien (insbesondere DMD) empfiehlt der Arbeitskreis Skoliose der DGOT bereits ab einem Krümmungswinkel von 20° und bei einer Vitalkapazität von mindestens 35% die Operation (Hopf et al. 1993). Basis dieser Empfehlung sind die in der Literatur erhältlichen Daten (Brooke et al. 1989, Galasko et al. 1992, Granata et al. 1989+1993, Lord et al. 1990, Merlini 1989, Phillips et al. 1990, Rodillo et al. 1989, Smith et al. 1989).

Korsettbehandlung. Die Korsettbehandlung kann unter den o. g. Voraussetzungen bei Patienten mit intaktem Hautgefühl erwogen werden. Bei Patienten mit gestörter oder aufgehobener Sensibilität entwickeln sich im Korsett schnell Druckstellen und Hautulzerationen, die langwierige pflegerische Maßnahmen und damit ohnehin den Verzicht auf die orthetische Versorgung nachsichziehen.

Im angloamerikanischen Raum wird auch heute noch vorzugsweise das von Blount entwickelte und mit Moe zusammen modifizierte Milwaukee Korsett als Prototyp der Cervico-Thorako-Lumbosakralen Orthese (CTLSO) rezeptiert (Bradford und Hu 1995), welches jedoch wegen seiner Halsstütze und Okzipitalpelotten schon von Patienten mit idiopathischer Skoliose ungern getragen wird. Wir verwenden bei geeigneten Patienten sog. Thorako-Lumbosakrale Orthesen (TLSO) nach Gipsabdruck, vorzugsweise eine eigene Modifikation des Derotationskorsetts nach Cheneau. Das Cheneau-Korsett, auch Cheneau-Toulouse-Münster (CTM) Orthese genannt, ist aus dem für die Skoliosebehandlung entwickelten Abbott-Rumpfgips als aktive Rumpforthese entstanden (Cheneau und Gaubert 1986). Bei leichtgradigen Skoliosen und schlanken Patienten kann jedoch auch ein in Modultechnik angefertigtes Korsett nach Maß, z.B. das Boston-Overlap-Brace (Bob-Orthese) gewählt werden. Im Gegensatz zu den Korrekturprinzipien bei idiopathischen Skoliosen im Sinne einer teilaktiven Redression wirken die Orthesen bei Lähmungsskoliotikern ausschließlich passiv im Sinne einer Stützung der Rumpfwirbelsäule. Ebenfalls im Gegensatz zu den Ansprüchen bei Patienten mit idiopathischer Skoliose ist das Ziel der orthetischen Versorgung nicht mit dem Anspruch der Vermeidung einer Operation verbunden. Vielmehr wird eine weitgehende Stagnation der Krümmungsprogredienz bis zum präpubertären Wachstumsschub angestrebt, um im Alter von etwa 12 Jahren die definitive Instrumentationsspondylodese durchzuführen (Bunch 1975, Fisk et al. 1979, Nash 1980, Bradford und Hu 1995). In der letzten Phase des Wachstums ist in aller Regel eine Zunahme der Skoliose auch im Korsett nicht mehr zu verhindern. Das Ziel einer durch die Korsettbehandlung verzögert durchgeführten Operation ist es, daß Wirbelsäulenwachstum zu fördern und das Risiko eines Crankshaft-Phänomens, auf das später noch eingegangen wird, zu minimieren. Sollte jedoch eine Korsettversorgung unmöglich sein und/oder frühzeitig eine Progredienz der Verkrümmung auftreten, muß die operative Therapie angestrebt werden. In diesen Fällen ist der Aussage von Winter (1991) zuzustimmen, daß es besser ist, eine weitgehend gerade und mäßig verkürzte Wirbelsäule zu akzeptieren als einen schwergradig verkrümmten und dadurch stark verkürzten Rumpf. Auch kann in solchen Fällen eine Instrumentation ohne Fusion erwogen werden, worauf später noch eingegangen werden wird.

Operative Behandlung

Sobald die Indikation zur Operation gestellt worden ist, muß unter Kenntnis des im Vergleich zu idiopathischen Skoliosen deutlich erhöhten peri- und postoperativen Risikos eine sorgfältige, interdisziplinäre präoperative Vorbereitung eingeleitet werden.

Präoperative Evaluation

Lungenfunktion. Das Risiko pulmonaler Komplikationen ist bei Patienten mit Lähmungsskoliosen deutlich erhöht. Patienten mit Zerebralparese und mit muskulären Schwächen im Brustkorbbereich haben diesbezüglich das größte Risiko (Winter 1994). Während bei der erstgenannten Gruppe insbesondere die häufig reduzierten Intelligenzleistungen und die Kooperationsfähigkeit hierfür verantwortlich sind, vermögen die normal intelligenten Patienten mit Muskeldystrophie und spinaler Muskelatrophie, rein mechanisch bedingt, nicht mehr suffizient abzuhusten. Postoperative Schmerzzustände verstärken die Problematik. Zentral wirksame Analgetika sind wegen ihrer atemdepressiven Wirkung nur begrenzt dosiert einsetzbar. Pneumonien können lebensbedrohliche Zustände verursachen und eine langwöchige Nachbeatmung nachsichziehen. In der Anamnese muß deshalb sorgsam nach Pneumonien, Bronchitiden und Aspirationen gefragt werden. Bei der körperlichen Untersuchung ist auf die Stärke des Hustens, Stridor und Rasselgeräusche zu achten. Diagnostisch ist ein Röntgenbild des Thorax anzufertigen, eine Blutgasanalyse und, soweit möglich, eine Lungenfunktionsprüfung durchzuführen. Die Ergebnisse sind nach Durchführung eines pädiatrischen oder internistischen und anästhesiologischen Konsils interdisziplinär zu besprechen, um zur Narkose- und Operationsfähigkeit Stellung zu nehmen und das peri- und postoperative Management festzulegen. Patienten mit pulmonalen Einschränkungen können präoperativ von einer Vorbehandlung unter Einsatz von Bronchodilatatoren und Bronchialtoilette profitieren (Winter 1994). Bei Patienten mit Muskeldystrophie kann präoperativ eine Maskenbeatmung eingeleitet werden (Walter 1991, Bradford und Hu 1995). Grundsätzlich muß die Möglichkeit der postoperativen Nachbeatmung und Betreuung auf einer Intensivstation gegeben sein. Auch das operative Vorgehen kann bei stark eingeschränkter kardiopulmonaler Leistungsfähigkeit in der Form beeinflußt werden, daß man von einem ventralen Vorgehen absieht, auch wenn grundsätzlich der Ausprägungsgrad der Skoliose und die Rigidität ein solches Vorgehen rechtfertigen würden. In solchen Fällen wird man im Zweifelsfall nur ein dorsales Vorgehen wählen und damit ein schlechteres Korrekturergebnis akzeptieren.

Ernährungszustand. Ein adäquater Ernährungszustand der Patienten mit neuromuskulärer Skoliose ist wichtig für die Wundheilung und Konsolidierung der Fusionsstrecke. Insbesondere Kinder mit Zerebralparese sind häufig unterernährt wegen neurologischer Störungen des Kau- und Schluckvorganges bis hin zur Aspiration (Winter 1994). Diese Kinder sind in der postoperativen, katabolen Stoffwechselphase gefährdet. In solchen Fällen kann perioperativ mit dem Legen einer Magensonde Abhilfe geschaffen werden und das Risiko einer Aspiration mit nachfolgender Pneumonie und mehrtägiger bis mehrwöchiger Nachbeatmung reduziert werden.

Gastrointestinaltrakt. Nach großen wirbelsäulenchirurgischen Eingriffen besteht grundsätzlich das Risiko eines Subileus und Ileus, welches mit einer verlängerten postoperativen Erholungsphase durch weitere Gewichtsabnahme und Dehydratation einhergeht und insbesondere eine Gefahr für Kinder mit neuromuskulären Skoliosen darstellt. Das Risiko der Entwicklung eines Ileus steigt mit der Narkose- bzw. Operationszeit sowie der postoperativen Liegezeit. Ungünstig wirken sich auch zentralwirksame Analgetika aus. Präoperativ sollte der bestmögliche Ernährungszustand erreicht werden. Am Tag vor der Operation sind Abführmaßnahmen obligat. Kommt es dennoch postoperativ zum Ileus, sollte eine Magensonde gelegt und parenterale Ernährung mit zentralem Venenkatheter durchgeführt werden. Unbedingt sollte ein Mesenterialarteriensyndrom ausgeschlossen werden, welches im Ausnahmefall über die Entwicklung eines Ulcus duodeni mit nachfolgender Perforation ein lebensbedrohliches akutes Abdomen verursachen kann. Die Behandlungsmöglichkeiten dieses seltenen Krankheitsbildes sind in aller Regel mit parenteraler Ernährung oder naso-jejunaler Nahrungszufuhr limitiert (Winter 1994).

Herz-Kreislauf System. Die Inzidenz von intra- und postoperativen Herz-Kreislauf Komplikationen (Myokardischämie, Thromboembolie, Kardiomyopathie) ist bei Kindern mit neuromuskulärer Skoliose insgesamt gering. Jedoch kommt es bei ganz bestimmten Grunderkrankungen, wie bereits oben erwähnt, zur Mitbeteiligung des Herzens. Kinder mit Muskeldystrophie, insbesondere vom Typ Duchenne, entwickeln meist in der 2. Dekade des Lebens eine Kardiomyopathie, die nicht mit dem Ausmaß der Skelettmuskelerkrankung korreliert. Es kommt zur Herzmuskelhypertrophie mit Infiltration von Fettgewebe. Auch bei der Friedreich' Ataxie kommt es zur Herzmuskelhypertrophie mit besonderer Betonung der linken Kammer im Sinne einer Kardiomegalie, die oft schon früh auf dem Röntgenbild des Thorax zu erkennen ist und die typischerweise mit im EKG erkennbaren Erregungsrückbildungsstörungen einhergeht. Herzrhythmusstörungen können auch bei anderen Formen myopathischer Skoliosen auftreten.

Blutungszeit. Patienten mit neuromuskulären Erkrankungen leiden nicht selten unter einem epileptischen Anfallsleiden und nehmen Antiepileptika ein. Insbesondere Valproinsäure verlängert die Blutungszeit, wohingegen andere Tests, wie die Thrombinzeit, normal ausfallen können. Falls möglich, sollte die antiepileptische Medikation rechtzeitig präoperativ umgestellt werden. Falls dies nicht möglich ist, sollten intra- und postoperativ Thrombozytenkonzentrate in ausreichender Menge zur Verfügung stehen.

Maligne Hyperthermie und Latexallergie. Patienten mit DMD können durch die Narkose eine maligne Hyperthermie mit fatalem Ausgang entwikkeln. Obligat sollte ein „triggerfreies" Narkoseverfahren gewählt werden. Beim Auftreten einer malignen Hyperthermie ist Dantrolene das Antidot der Wahl (Forst et al. 1991).

Patienten mit Myelodysplasie können eine Latexallergie bis hin zum anaphylaktischen Schock entwickeln, was auch wir in einem Fall, glücklicherweise mit Restitutio ad integrum, beobachten mußten. Das Risiko steigt mit der Anzahl der durchgeführten Narkosen bzw. Operationen. Narkose und Operation führen wir seither mit „triggerfrei" mit latexfreien Materialien (Abdeckung, Handschuhe, etc.) durch.

Chirurgische Therapie

Halo-Extensionsbehandlung. Eine gute Übersicht über gipslose Extensionsmethoden zur Korrektur und präoperativen Behandlung gibt die Arbeit von Pellin et al. (1976). Ziel der Extension ist eine vermehrte Mobilität der Wirbelsäule durch Dehnung von Bandapparat, Gelenken, Bandscheiben und Muskulatur. Die longitudinale Traktion basiert biomechanisch gesehen auf der Erkenntnis, das Skoliosen von mehr als

Tabelle 2. Präoperative Evaluation von Kindern mit neuromuskulärer Skoliose (in Anlehnung an Winter 1994)

1. Ernährungszustand
   1A Gewichts-/ Größen- Perzentile
   1B Serumtests: Gesamteiweiß, Albumine
2. Lungenfunktion
   2A Anamnese: Aspirationen, Pneumonien, vorherige respiratorische Komplikationen, anatomische Anomalien (Tracheomalazie, vorheriges Tracheostoma)
   2B Körperliche Untersuchung: Stärke des Hustens, Rasseln, Stridor
   2C Diagnostische Tests: Röntgen-Thorax, Blutgasanalyse, Lungenfunktionstests (falls möglich)
3. Hämatologie (speziell)
   Gerinnung, Blutungszeit bei Gabe von Valproinsäure
4. Herz-Kreislauf System
   4A Duchenne Muskeldystrophie: EKG, Herz-Echo
   4B Friedreich-Ataxie: EKG, Herz-Echo, Rö-Thorax

53° durch Längsextension effektiver korrigiert werden können als durch das Einwirken von transversalen Kräften (White und Panjabi 1978). Indikationen für die Halo-Extensionsbehandlung sind starre Skoliosen oder Kyphoskoliosen von mehr als 80–90°. Ebenfalls werden Skoliosen mit einer Halo-Extension vorbehandelt, die zweimal operiert werden müssen. Es handelt sich um Fälle, bei denen in erster Sitzung die Mobilisation der Skoliose durch Osteotomie und ggf. Rippenresektion erfolgt und Korrektur und Stabilisierung in zweiter Sitzung durchgeführt werden (Pellin et al. 1976). Grundsätzlich gibt es mehrere Möglichkeiten, über den Haloring, der in Lokalanästhesie montiert und dessen 4 Schrauben mit einem Drehmomentschlüssel auf 4–6 kp in der Tabula externa der Schädelkalotte festgezogen werden, Extensionskräfte auszuüben. Die Halo-pelvic Extension nach O'Brien et al. (1971) sowie die Tübinger Modifikation von Zielke mit Beckenkorb (Pellin et al. 1976) und die Halo-femurale Extension (Daymond 1977) haben sich jedoch nicht durchgesetzt, die erst- und letztgenannte insbesondere nicht wegen ihrer Komplikationsträchtigkeit. Methode der Wahl ist die Halo-Schwerkraftextension (Brinckmann et al. 1976, Pellin et al. 1976), wobei das Zuggewicht im Halo-Extensionswagen, einem Rollstuhl mit hinten angebrachtem Extensionsgestänge, mit Gewichten über Rollen an einem Seil nach dem Flaschenzugprinzip appliziert oder an einer Federwaage abgelesen werden kann. In einem modifizierten Lifter können die Patienten, falls sie trotz ihrer neuromuskulären Grunderkrankung steh- oder gehfähig sind, sogar mehrmals täglich unter Beibehaltung des Zuggewichtes mobilisiert werden. Das Zuggewicht soll täglich unter regelmäßiger klinisch-neurologischer Kontrolle um ca. 0,5 bis 1 kg gesteigert werden, beginnend mit einem Zuggewicht von 2 bis 3 kg. Die Schraubeneintrittsstellen müssen ebenfalls täglich kontrolliert und gepflegt werden. Alle 2 bis 3 Tage sind die Halo-Schrauben mit dem Drehmomentschlüssel auf ihre Festigkeit zu überprüfen und ggf. nachzuziehen. Bei unklarer Lockerung ist eine Röntgenspezialaufnahme zum Ausschluß einer Perforation der Tabula interna anzufertigen und die Schraube ggf. umzusetzen. Wir steigern bei Erwachsenen das Zuggewicht auf maximal 20 bis 22 kg, bei Kindern bis zur Hälfte des Körpergewichtes. Diese hohen Zuggewichte sind notwendig, um die Schwerkraft zu überwinden und einen Korrektureffekt zu erzielen (Ogilvie 1995). Als Gefahren und Komplikationen nennt Bauer (1991) die Perforation der Halo- Schrauben, Hirnabszeß, Pininfektion, sekundäre degenerative Veränderungen der Halswirbelsäule, Lähmungen von peripheren Nerven und Hirnnerven, Blasenlähmung und Paraplegie. Pellin et al. (1976) beobachteten bei insgesamt 110 Fällen 5 Mal einen Ausriß, meist bei Patienten mit Neurofibromatose, einen Schraubendefekt, 10 Läsionen des Plexus brachialis, eine Läsion des N. oculomotorius und einen Harnverhalt. Diese Symptome sind Alarmzeichen für eine sich anbahnende Schädigung des Rückenmarkes. Bei sofortiger Reduktion des Zuggewichtes sind sie in aller Regel reversibel (Tabelle 3). Wir haben unter Halo-Schwerkraftextension in den letzten 5 Jahren keine präoperativen neurologischen Komplikationen beobachtet. Jedoch hat eine Patientin mit spinaler Muskelatrophie und hochgradiger thorakaler Skolioskyphose, bei der nach präoperativer Extensionsbehandlung auch intraoperativ während der dorsalen Instrumentation weitergezogen wurde, postoperativ eine Paraplegie entwickelt, die sich nach sofortigem Ausbau des Implantates vollständig zurückentwickelte. In zweiter Sitzung erfolgte dann die komplikationsfreie Reinstrumentation mit deutlich geringerer Aufrichtung.

Bradford und Hu (1995) sehen in der heutigen Zeit die Hauptindikation für die Halo-Extensionsbehandlung bei neuromuskulären Patienten mit schweren kardiopulmonalen Einschränkungen, bei denen durch die Krümmungskorrektur über die Längsextension eine Verbesserung der Herz-Lungenfunktion mit konsekutiv sinkendem Narkose- und OP-Risiko eintritt. In diesem Zusammenhang fanden Swank et al. (1982) bei mehreren Patienten mit Skoliose auf dem Boden einer Poliomyelitis unter Halo-Extensionsbehandlung eine Zunahme der Vitalkapazität von annähernd 500 ml. Wir halten die präoperative Halo-Extensionsbehandlung zusätzlich noch für empfehlenswert bei thorakal gelegenen schwergradigen Skoliosen und insbesondere Skoliokyphosen (z.B. bei Neurofibromatose), bei denen eine langsame Aufrichtung unter neurologischer Kontrolle erzielt werden kann. Der Aufrichtbarkeit lumbaler und thorakolumbaler Lähmungsskoliosen sind wegen des Einwirkens der Schwerkraft auf den sitzenden Patienten Grenzen gesetzt. Hier ziehen wir ein operatives, ventro-dorsales Vorgehen vor. Auch bei schwergradigen, teilflexiblen Skoliosen mit passiver Aufrichtbarkeit des Beckenschiefstandes führen wir keine Halo-Extensionsbehandlung durch und ziehen hier während der dorsalen Instrumentation eine intraoperative Mayfield-Extensionsbehandlung vor. Die Ergebnisse sind gut.

Intraoperatives Monitoring des Rückenmarkes. Operative Schädigungen des Rückenmarkes, insbesondere der sog. Distraktionsquerschnitt, sind schwerwiegende Komplikationen, die unbedingt vermieden werden müssen. Der Aufwachtest (Vauzelle, Stagnara und Jouvinroux 1973) ist bei Patienten mit neuromuskulärer Skoliose

Tabelle 3. Checkliste bei Skelettextension (nach Bauer 1991)

	Fragen	Prüfungen
Wirbelsäule	– Beinschwäche? – Gefühllosigkeit der Beine? – Harninkontinenz?	– Bewegung der Zehen auf und ab – Sprung- und Kniegelenksklonus
Hirnnerven	– Doppelbilder? – Schluckbeschwerden? – Schwierigkeiten beim Husten? – Stimmveränderungen? – Zungenschwäche?	– Bewegen der Augen (VI) – Gaumenreflex (IX) – kräftiges Husten (X) – Sprechfähigkeit, – Nasale Stimme (IX,X) – ausgestreckte Zunge – in Mittelstellung (XII)
Obere Extremitäten	– Schwierigkeiten bei Hand-, Schulter- oder Armbewegungen? – Gefühllosigkeit oder Schwäche der Hände?	– Abduktion der Schultergelenke (C5,C6) – Beugen des Unterarmes (C5, C6) – Händedruck (C7-T1) – Sensibilitätsprüfung Fingerspitzen (C6-C8)

Tabelle 4. Klassifikation sensorisch evozieter Potentiale nach Szalay et al. (1986)

Klassifikation	Definition
Negativ	Keine Änderung der Potentiale Keine neurologischen Störungen
Falsch negativ	Keine Änderung der Potentiale Neurologische Störungen
Positiv	Änderung der Potentiale, die auf die OP zurückgeführt werden kann. Muß nicht unbedingt zu neurologi- schen Störungen führen
Falsch positiv	Änderung der Potentiale, die nicht auf die OP oder Narkose zurückge- führt werden kann Keine neurologischen Störungen

wegen Muskelschwächen und geistiger Retardierung nicht immer durchführbar (Williamson und Galasko 1992). Die Intaktheit sensorischer Leitungsbahnen kann intraoperativ kontinuierlich über somatosensorische evozierte Potentiale (SEP) überprüft werden und gilt bei der operativen Korrektur von idiopathischen Skoliosen als zuverlässig (Forbes 1991). Ihre Zuverlässigkeit wird jedoch bei neuromuskulären Skoliosepatienten in Frage gestellt (LaMont et al. 1983, Szalay et al. 1986, Forbes 1991) Bezüglich der Klassifikation von SEP's wird auf Szalay et al. (1986) verwiesen.

Die Rate von elektrophysiologischen Veränderungen, die postoperativ nicht mit neurologischen Störungen assoziiert ist, ist beträchtlich. Diese Problematik ist bei kortikalen SEP's größer als bei spinalen SEP's (Nash und Brown 1989). Auch technische Probleme treten bei Patienten mit Lähmungsskoliose häufiger auf (Forbes et al. 1991). Die Rate von positiven Ergebnissen lag in der Studie von Loder et al. mit der Luque-Instrumentation bei 44%, bei Williamson und Galasko (1992) bei 25%. Die Rate von falsch-positiven Ergebnissen lag bei der erstgenannten Autorengruppe bei 21%, bei der letztgenannten traten diese nicht auf. Trotzdem halten beide Autorengruppen die Durchführung von SEP's für nützlich. Ashkenaze et al. (1993) hingegen halten SEP's bei neuromuskulären Skoliosen für unsicher und uneffektiv. Wir haben 1993 mit der intraoperativen Ableitung von SEP's auf Grund der genannten Problematik aufgehört und führen immer, falls möglich, einen Aufwachtest durch. Bei Patienten mit Zerebralparese und geistiger Retardierung, bei denen ein intraoperativer Aufwachtest nicht er-

folgversprechend ist, kontrollieren wir die motorischen Funktionen unmittelbar postoperativ im Operationssaal, um bei Paresen sofort revidieren zu können.

Dorsale Instrumentationsspondylodesen. Der goldene Standard der dorsalen Skolioseoperation war jahrzehntelang die Harrington-Instrumentationsspondylodese (HI), mit der bei flexiblen Seitausbiegungen, wie z.B. Patienten mit einer „Collapsing Spine" und passiv redressierbarem Beckenschiefstand, gute und bei ordnungsgemäßer Spondylodese langfristige Korrekturen möglich sind. Ein entscheidender Nachteil dieser Methode ist neben des schlechten Einflusses auf das Profil der Wirbelsäule die fehlende Primärstabilität, die eine langmonatige, in aller Regel einjährige externe Ruhigstellung in einem Rumpfgips oder einer Orthese bis zur knöchernen Konsolidierung der Fusionsstrecke notwendig macht. Dieses stellt insbesondere für Patienten mit neuromuskulärer Skoliose eine erhebliche zusätzliche Behinderung dar. Patienten mit eingeschränktem oder aufgehobenem Hautgefühl entwickeln häufig Druckstellen (McEwen 1972). Lonstein und Akbarnia (1983) beobachteten nach HI oder kombinierter VDS/HI bei Patienten mit Zerebralparese oder geistiger Retardierung immerhin eine Pseudarthroserate von 20% bei den doppelbogigen und 14% bei den einbogigen Skoliosen, wobei jedoch die Pseudarthrose in den meisten Fällen schmerzlos war und nur selten ein Korrekturverlust auftrat. Auch Hakendislokationen traten häufig auf. Die Ergebnisse von Bonnett et al. (1976) und McEwen (1972) bei Patienten mit Skoliose auf dem Boden einer Zerebralparese belegen das hohe Pseudarthroserisiko nach HI, wobei der Korrektureffekt mit einem Durchschnittswert von 30% für alle Patienten und 22% bei Seitausbiegungen von mehr als 70° bei der erstgenannten Autorengruppe und der Korrekturverlust von 10,1° beim letztgenannten Autor obendrein zu wünschen übrig ließen.

Seit Einführung der Cotrel-Dubousset Instrumentation (CDI) als Prototyp moderner, dorsaler, haken- oder pedikelschrauben-getragener, primärstabiler Doppelstabsysteme kann jedoch in aller Regel eine korsettfreie Nachbehandlung durchgeführt werden, was die postoperative Nachbehandlung erheblich vereinfacht. Dieses war zwar bereits mit Einführung der Luque Instrumentation (Luque 1982) im Sinne einer segmentalen spinalen Instrumentation (SSI) bzw.

der Modifikation als Harrington- Luque Instrumentation (HLI) möglich, jedoch ist die sublaminare Drahtführung mit einem nicht unerheblichen neurologischen Risiko behaftet. Vorteil der SSI und HLI ist jedoch der günstige Preis des Implantates, der um ein vielfaches unter dem moderner dorsaler Doppelstabsysteme liegt, weshalb diese Implantate weiterhin insbesondere in Ländern der 3. Welt in großem Stil benutzt werden (Luque 1989). Auch in den USA wird die SSI bei Lähmungsskoliosen noch häufig durchgeführt (Bradford und Hu 1995, LaPrade und Rowe 1992, Miller et al. 1991, Mubarak et al. 1993), hier aber offensichtlich deshalb, weil Pedikelschrauben im Bereich der LWS und BWS von der Food and Drug Administration (FDA) immer noch nicht offiziell zugelassen sind. Luque (1989) erzielte mit der SSI bei Lähmungsskoliosen unterschiedlicher Ätiologie eine Korrektur von durchschnittlich 50% in der frontalen Ebene. Swank et al. erreichten mit der SSI bei 10 zerebralparetischen Patienten mit einer doppelbogigen oder langbogigen, C-förmigen, flexiblen Skoliose bei einem Ausgangswert von 57° eine durchschnittliche Korrektur von 53%. Bei Patienten mit schwergradigerer Skoliose wurde ein kombiniertes, ventrodorsales Vorgehen gewählt. Metz und Zielke (1982) berichteten als erste über ihre Ergebnisse mit der SSI bei insgesamt 12 Patienten im deutschen Sprachraum und erzielten eine durchschnittliche Korrektur von 47,3% in der frontalen Ebene. Hyperkyphosen konnten um 33° korrigiert werden. Außerdem berichteten sie über eine postoperative Verbesserung der Vitalkapazität bei Patienten mit Lähmungsskoliose (n = 9) um im Mittel 76% im Vergleich zum präoperativen Ausgangswert. Vergleichbare Korrekturergebnisse erzielten Granata et al. (1993) bei Patienten mit SMA.

Mit der CDI erzielten Hopf et al. (1992) bei Patienten mit neuromuskulärer Skoliose eine durchschnittliche Korrektur von 50,7% bei einem Ausgangswinkel von 75,1° nach Cobb und lobten insbesondere die ausgezeichnete Stabilität des Implantates. Die Derotationsfähigkeit der CDI wird unterschiedlich eingeschätzt, spielt jedoch nach unserer Einschätzung bei Patienten mit neuromuskulärer Skoliose nicht die Rolle wie bei Patienten mit idiopathischer Skoliose.

In der retrospektiven Analyse unserer Korrekturergebnisse von Lähmungsskoliosen unterschiedlicher Ätiologie erzielten wir mit der CDI bei einem durchschnittlichen Ausgangswinkel von 80° bei den einbogigen Skoliosen eine Korrektur von im Mittel 50% und bei den doppelbogigen Skoliosen für die stärker ausgeprägte Krümmung (präop. Mittel 88°) 49%, für die weniger stark ausgeprägte (präop. Mittel) 37% Korrektur. Auffällig war jedoch die insgesamt unbefriedigende Korrektur schwergradiger Deformitäten mit kontraktem Beckenschiefstand bei ausschließlich dorsalem Vorgehen (Halm et al. 1995-A).

Ideale Indikationen für eine ausschließlich dorsale Instrumentationsspondylodese stellen nach unserer Einschätzung leicht- bis mittelgradige, flexible oder zumindest teilflexible, doppelbogige oder langbogig-einbogige Skoliosen mit redressierbarem Beckenschiefstand dar (Halm et al. 1995-A). Bradford und Hu (1995) sehen die Grenzen für ein ausschließlich dorsales Vorgehen bzw. die Indikation für ein vorgeschaltetes ventrales Vorgehen bei folgenden Gegebenheiten:
1. Kontrakter Beckenschiefstand
2. Strukturelle Kyphose von > 70°
3. fixierte Skoliose > 80° mit Flexibilität < 50%
4. inakzeptabel hohes Risiko einer Pseudarthrose z.B., adulte Skoliose mit Fusion bis zum Sakrum
5. Risiko des Crankshaft-Phänomens.

Mit dem neuen Münsteraner Posteriorem Doppelstab System (MPDS) erzielten wir bei einbogigen Skoliosen (n = 13) und ausschließlich dorsalem Vorgehen bei einem mittleren Ausgangswert von 70,6° und einer Flexibilität von 39,2% eine Korrektur von 54,4% ohne Korrekturverlust im Nachbeobachtungszeitraum von 1 bis 3 Jahren. Bei den doppelbogigen Skoliosen (n = 8) maß die thorakale Seitausbiegung präoperativ im Mittel 75,5° mit einer Flexibilität von 28%. Postoperativ und zum Nachbeobachtungszeitraum betrug die Korrektur 55,4% bzw. 49,7%. Die lumbale Komponente maß im Mittel 65,3° präoperativ mit einer Flexibilität von 25%. Es konnte mittels MPDS eine Korrektur um 68,6% erzielt werden, die im Follow-up stabil war. Bei Patienten mit ICP, DMD und SMA wurde immer eine langstreckige Instrumentation bis L5 oder bei nicht vollständiger Ausbalancierung von L5 und Sakrum bis S1 gewählt, um postoperative Krümmungsverlängerungen oder Dekompensationen zu vermeiden (Liljenqvist 1996). Die Notwendigkeit dieses Vorgehens belegt die Literatur (Banta 1989, Bradford und Hu 1995, Dubousset 1990, Miller et al. 1992, Mubarak et al. 1993). (Abb. 7 a–c, 8 a+b).

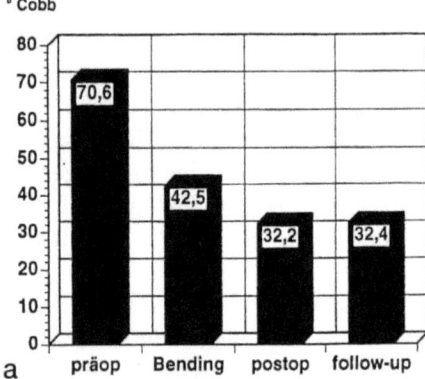

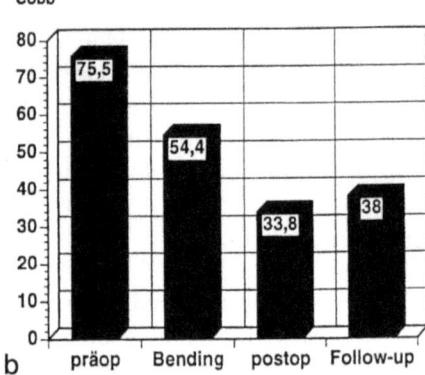

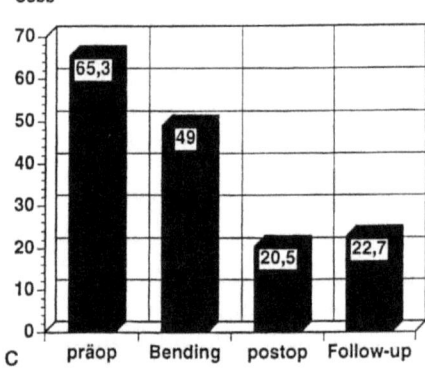

Abb. 7 a–c. Skoliosewinkel präoperativ, Flexibilität, Skoliosewinkel postoperativ und zum Nachbeobachtungszeitpunkt nach ausschließlich dorsaler Instrumentationsspondylodese (MPDS). Einbogige Skoliosen (A), thorakale (B) und lumbale Krümmung (C) bei doppelbogigen Skoliosen

Fusion bis zum Sakrum. Mit der Frage des Einbeziehens des Kreuzbeins in die Fusionsstrecke hat sich insbesondere Dubousset (1990) auseinandergesetzt. Er versteht das Becken als einen einzigen Wirbel, der in allen Ebenen des Raumes rotiert sein kann, wobei die Fehlstellung aber nicht in allen Ebenen gleich stark sein muß. Bei der Operationsplanung interessiert im wesentlichen der sog. suprapelvine Beckenschiefstand, der als Folge der Wirbelsäulendeformität

aufzufassen ist. Zu unterscheiden ist eine gleichsinnige, „reguläre Beckenobliquität", bei der die Wirbelsäule und das Becken in die gleiche Richtung gekippt sind, und eine gegensinnige Beckenobliquität, bei der die Fehlstellung des Beckens in entgegengesetzter Richtung zur Wirbelsäulendeformität besteht. Durch die Instrumentationsspondylodese soll eine gute Ausbalancierung des Beckens in allen Ebenen erzielt werden. Wenn diese Ausbalancierung nicht erreicht werden kann und die Fusion nicht bis zum Kreuzbein reicht, entsteht eine Instabilität zwischen Wirbelsäule (suprapelvin) und Becken (intrapelvin). Besonders gefährdet sind naturgemäß Lähmungsskoliosen, wie z. B. bei Myelodysplasie, Muskeldystrophie und spinaler Muskelatrophie, bei denen in aller Regel eine Fusion unter Einschluß des Kreuzbeins erfolgen sollte. Auch Luque (1989) betont die Notwendigkeit einer dreidimensionalen Ausbalancierung der Wirbelsäule, die wichtiger ist als die volle Korrektur. Bradford und Hu (1995) empfehlen eine Fusion bis zum Sakrum bei gleichsinnigem Beckenschiefstand, ausgeprägtem Beckenschiefstand oder mangelhafter Sitzbalance.

Als problematisch wird jedoch die Implantatverankerung im Sakrum speziell bei Patienten mit Lähmungsskoliosen eingestuft, da das Sakrum oft hypoplastisch ist und ebenso oft eine Osteoporose sowie ein langer Hebelarm vorliegen. Unter ausschließlicher Verwendung von S1-Schrauben bei Fusionen bis zum Kreuzbein berichten Camp et al. (1990) eine Versagensrate von 44%. Sie konnten im Rahmen einer biomechanischen Studie nachweisen, daß die Galveston-Technik eine fast doppelt so hohe Auszugsfestigkeit bewirkt wie S1-Schrauben. Diese von Allen und Ferguson (1982) unter Verwendung des Luque-Systemes (SSI) inaugurierte Methode gilt weiterhin als Standard der pelvinen Fixation (Bradford und Hu 1995), auch wenn wegen der Überbrückung des ISG bei steh- und gehfähigen Patienten durch fortschreitende Auslockerung ein sog. „Scheibenwischereffekt" auftreten kann (Luque 1989). Alternativ können, so z. B. für das CDI oder Isola-System Ilium-Schrauben verwendet werden, die entweder an einem Sakralblock nach Chopin mit S1 und S2-Schrauben (CDI) oder in herkömmlicher Weise wie Pedikelschrauben am Stab fixiert werden (Isola, MPDS). Wir verwenden in solchen Fällen sogar ausschließlich lange, meist 60 mm messende Pedikelschrauben als Iliumschrauben und haben damit bisher immer eine sichere Fixation erzielen können. Bei

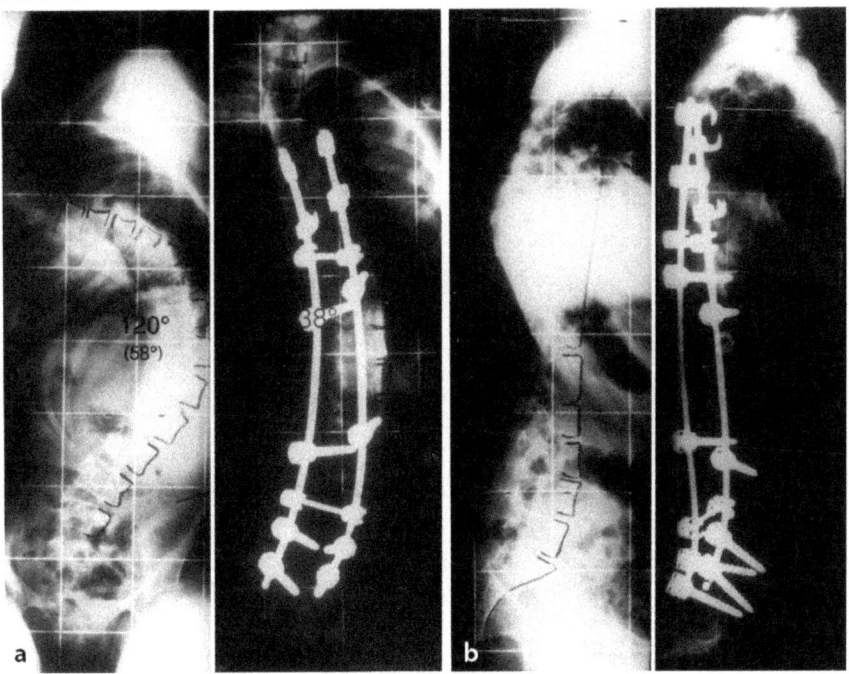

Abb. 8 a, b. Schwergradige (120°), einbogige, teilflexible (52%) Skoliose bei leichtgradiger Zerebralparese (gehfähiges 11-jähriges Mädchen). Präoperativ ap (A) und postoperativ ap und seitlich mit guter Aufrichtung und physiologischem Profil. Intraoperativ Mayfield-Extension

adulten Lähmungsskoliosen sollte jedoch bei Einschluß des Sakrums in die Fusionsstrecke zur Reduzierung des erhöhten Pseudarthroserisikos eine ventrale interkorporelle Fusion der unteren LWS und des lumbosakralen Überganges durchgeführt werden. In Frage kommen autologe oder ggf. homologe, kortikospongiöse Beckenkammspäne, homologe, tragfähige Femurringe oder Kohlefaser bzw. Titan-Cages, die mit autologen oder ggf. homologen Spongiosaspänen aufzufüllen sind. Falls möglich, sollten autologe homologene Späne vorgezogen werden, da es damit nachweislich zu einer schnelleren Konsolidierung der interkorporellen Fusion kommt. So konnten Holte et al. (1994) bei lumbalen Spondylodesen nachweisen, daß unter Verwendung eines interkorporellen Hybridspanes, bestehend aus einem mit autologen Spongiosaspänen aufgefüllten, homologen Femurring, die homologe Spankomponente zum Follow-up (1–2,4 Jahre) erst in 7 von 73 Segmenten inkorporiert war. Sie stimmen der Aussage zu, daß autologer Knochen das beste Material zum Erreichen einer knöchernen Fusion ist.

Ventrale Operationen. Für alleinige Ventrale Derotationsspondylodesen (VDS) besteht bei neuromuskulären Skoliosen selten eine Indikation. Das Risiko der Krümmungsverlängerung kaudal und kranial der Fusionsstrecke ist gerade bei Pa-

tienten mit ICP, insbesondere den schweren Verlaufsformen erheblich. Liegt jedoch ein klar abgrenzbares Lähmungsniveau vor und hat sich kaudal davon eine lumbale oder thorakolumbale Skoliose entwickelt, z. B. nach traumatischer oder infektbedingter Querschnittlähmung, kann eine VDS durchgeführt werden. Um den Patienten eine langmonatige Rumpfgips- und Korsettnachbehandlung und das Risiko eines Gewindestabbruches mit Pseudarthrosenbildung und Korrekturverlust zu ersparen, sollte diese mit einem primärstabilen Implantat, z. B. der Halm-Zielke Instrumentation durchgeführt werden (Abb. 9 a+b). Die hohe Stabbruchrate des dünnen, 3,2 mm im Durchmesser messenden Gewindekompressionsstabes der VDS ist seit langem bekannt. Betz u. Mitarb. (1999) ermittelten bei der Behandlung idiopathischer Thorakalskoliosen in 31% der Fälle mit dem MOSS-Harms System solche Brüche und hielten dieses für inakzeptabel. Wir verwenden bereits seit 1992 nur noch den deutlich stabileren 4 mm USIS-Gewindestab. Ein solches Gewindestabsystem mit geringen internen Stabilisierungseigenschaften sollte daher nur in Verbindung mit einem zweiten soliden Stab (z. B. HZI) (Halm et al. 1997+1998) oder in Verbindung mit einer dorsalen Doppelstabinstrumentation Anwendung finden (siehe auch Abb. 9 a+b, 10 a+b).

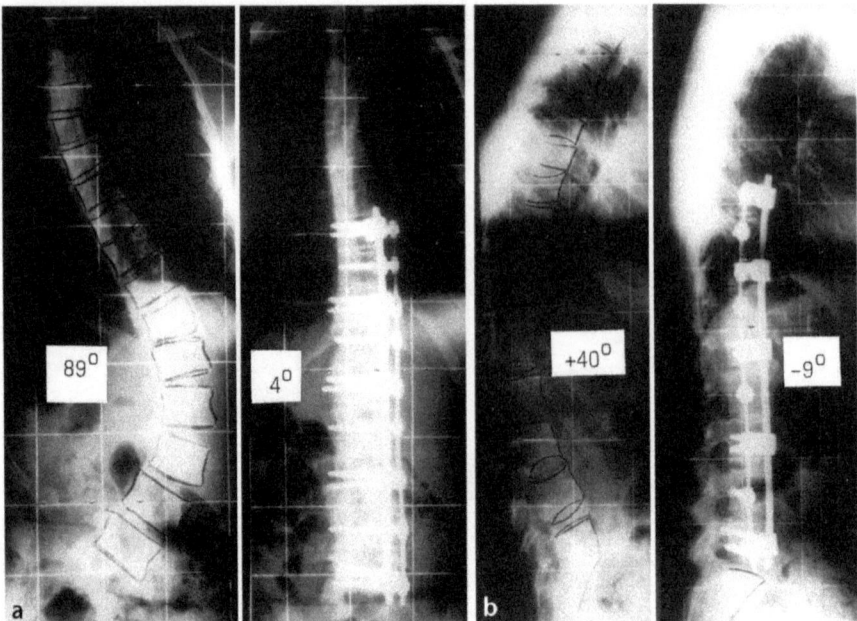

Abb. 9 a, b. 16-jährige Patientin mit seit 2 Jahren bestehender Querschnittlähmung sub Th10 durch eine virale Myelitis mit konsekutiver Entwicklung einer langbogigen Lumbalskoliose. Primärstabile instrumentelle Aufrichtung Th9-L5 mittels Halm-Zielke Instrumentation (HZI)

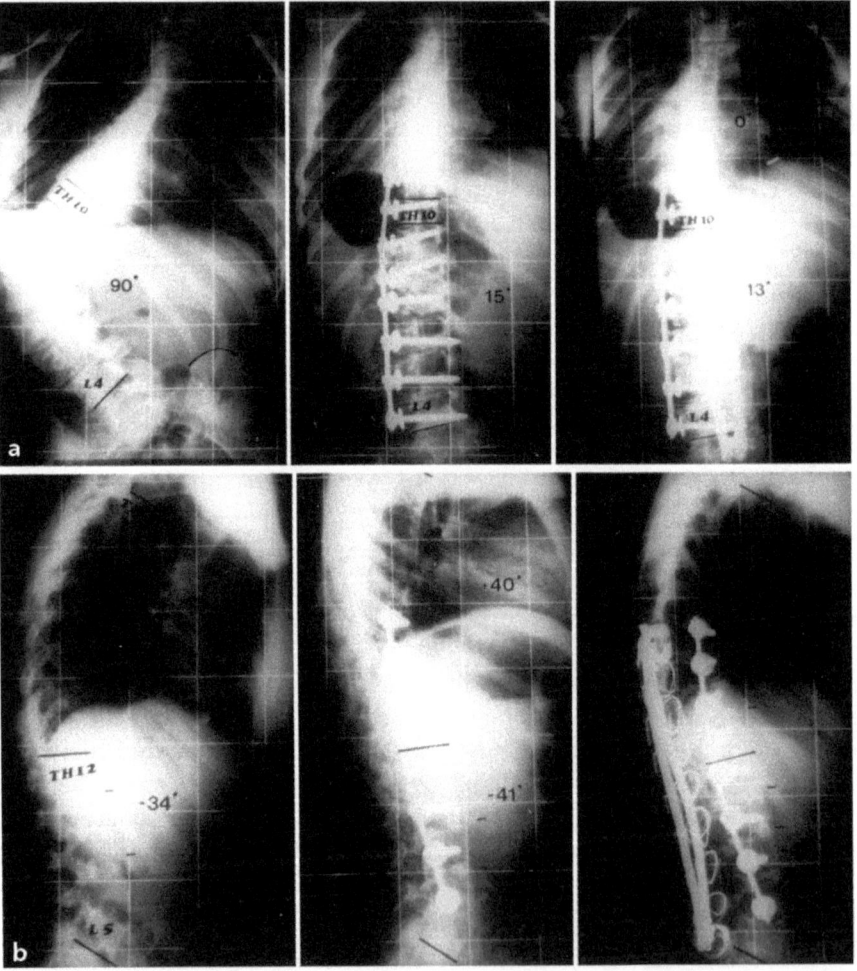

Abb. 10 a, b. 16-jähriges Mädchen mit einbogiger Skoliose bei distal betonter Poliomyelitis. Flexibilität 40%. Kombiniertes ventrodorsales Vorgehen mit VDS und Harrington-Luque Instrumentationsspondylodese mit guter Aufrichtung der Skoliose und Rotationskyphose

Ventrodorsale Operationen. Ideale Indikationen für ein kombiniertes, ventrodorsales, ein- oder zweizeitiges Vorgehen bei Lähmungsskoliosen stellen schwergradige Deformitäten dar, wie sie bereits oben angeführt sind. Insbesondere der kontrakte Beckenschiefstand ist mit einer ausschließlichen, dorsalen Instrumentation in aller Regel unbefriedigend korrigierbar. Auch rigide Deformitäten waren in unserem Krankengut mit einem kombinierten Vorgehen deutlich besser korrigierbar (Halm et al. 1995-A).

Bereits 1972 kamen 0'Brien und Yau zu dem Ergebnis, daß mit einer kombinierten ventrodorsalen Instrumentationsspondylodese (Dwyer Instrumentation und HI) eine bessere Korrektur und sicherere Fusion zu erzielen sei, wobei die durchschnittliche Korrektur der 3 publizierten Fälle 86,6% betrug. Sie fanden jedoch auch, daß eine alleinige, ventrale Instrumentation bei Patienten mit Lähmungsskoliose nicht adäquat ist, da es zu einer Krümmungsverlängerung nach kranial und kaudal kommt. Bereits James (1956) beobachtete, daß die Seitausbiegung von neuromuskulären Skoliosen mehr Segmente betrifft als die idiopathischer Skoliosen. Sie schwankt zwischen 8 und 10 Wirbeln im Thorakalbereich, 6 bis 13 Wirbeln im Thorakolumbalbereich und 5 bis 13 Wirbeln im Lumbalbereich. Die langbogigen Skoliosen sind damit durch alleinige VDS kaum von End- zu Endwirbel zu instrumentieren, das Pseudarthroserisiko ist nicht unerheblich. Zudem ist S1, falls notwendig, von ventral wegen der Iliakalgefäße nicht zu instrumentieren. Die o.g. Krümmungsverlängerung problematisiert den Sachverhalt weiter.

Die bessere Korrektur bei vorgeschaltetem, ventralem Vorgehen bestätigt auch Luque (1989). Er fand nach ausschließlich dorsaler Instrumentation mit HI oder SSI eine durchschnittliche Korrektur von ca. 3° pro Segment, bei vorgeschalteter Diskektomie 9°, bei Korporektomien gar 18° und mehr pro Segment. Er führt, wie eine Anzahl anderer Autoren, von ventral jedoch keine Instrumentation durch.

Dubousset (1989) führt aus, daß eine ventrale Instrumentation, wenn im Einzelfall zweckmäßig, nur kurzstreckig im Scheitelbereich der Skoliose durchgeführt werden soll, um sich nicht der zusätzlichen Korrektur von dorsal, insbesondere der der Sagittalebene, zu berauben. Diese sei mit der Ventralen Derotationsspondylodese (VDS) nicht einfach durchzuführen. Diese Auffassung können wir nicht vollständig teilen, da insbesondere bei schwergradi-

gen Deformitäten mit assoziierender Rotationskyphose (sog. Tassement en cyphose nach Stagnara) die VDS durch Derotation praktisch zwangsläufig zu einer Relordosierung führt. Diese kann noch unterstützt werden durch interkorporelle Spanauffütterung. Unbedingt ist auf eine möglichst dorsale Schraubenlage zu achten, um den ventral kompressiven und damit kyphogenen Effekt des Implantates zu eliminieren oder zumindest zu minimieren. Richtig ist es jedoch, daß bei zusätzlich geplanter, dorsaler Instrumentationsspondylodese die VDS nicht unbedingt von End- zu Endwirbel reichen muß, wie das bei idiopathischen Skoliosen in aller Regel notwendig ist.

Brown et al. (1982) erzielten bei kombiniertem, zweizeitigem, ventrodorsalen Vorgehen von zerebralparetischen Skoliotikern (Dwyer Instrumentation und HI) eine durchschnittliche Korrektur von 60%. Sie kamen zu dem Ergebnis, daß ein kombiniertes Vorgehen zur besten Korrektur, höchsten Fusionsrate und den geringsten Komplikationen führt. Diese wurde in einer Nachfolgearbeit, wobei jetzt anstelle der Dwyer

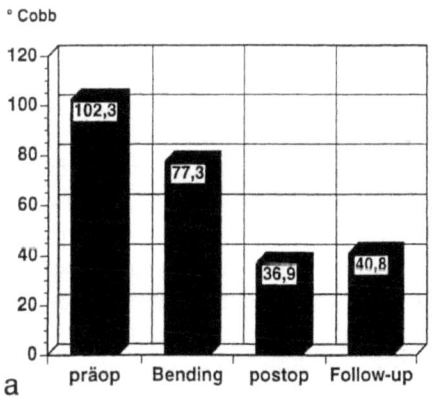

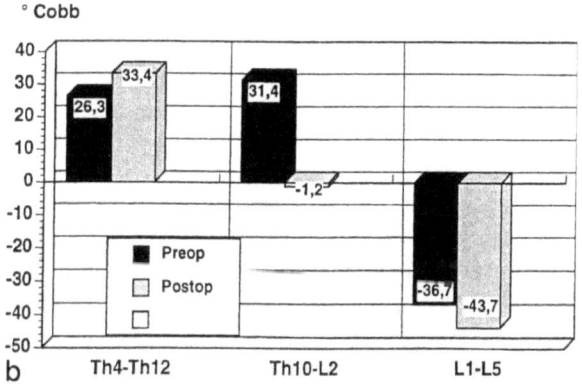

Abb. 11 a, b. Skoliosewinkel präoperativ, Flexibilität im Bending (Traktion), Skoliosewinkel postoperativ und zum Nachbeobachtungszeitpunkt bei einbogigen Skoliosen bzw. der schwergradieren Krümmung bei doppelbogigen Skoliosen und kombiniertem ventrodorsalen Vorgehen (VDS und MPDS)

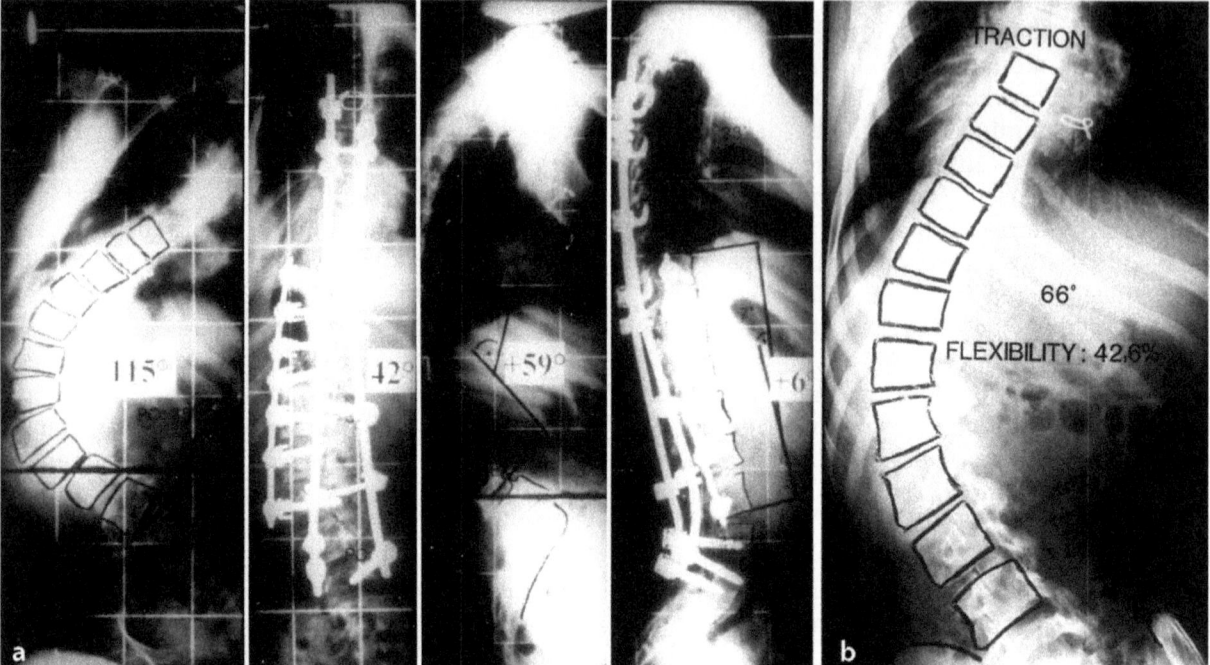

Abb. 12a, b. 13-jährige Patientin mit schwerer Zerebralparese und Z.n. operativer Versorgung einer Fallot-Tetralogie. Mit einzeitigem, kombiniertem Vorgehen (VDS und MPDS) gute Aufrichtung der einbogigen Skoliose. Mittels VDS insbesondere vollstän-dige Aufrichtung der schwergradigen Rotationskyphose (im Mittel 7,4° pro Segment). Die Traktionsaufnahme präoperativ (**b**) zeigt eine Flexibilität von 42,6%

Instrumentation die VDS eingesetzt wurde, bestätigt (Swank et al. 1989).

Mit ventrodorsalem Vorgehen (VDS und MPDS) erzielten wir bei neuromuskulären Skoliosen (n = 10) mit einem präoperativen durchschnittlichen Ausgangswert von 102,3° und einer Flexibilität von im Mittel 24,4% eine durchschnittliche Korrektur um 63,9% postoperativ und 61,1% zum Nachbeobachtungszeitraum (1–3 Jahre). Ein begleitender Beckenschiefstand konnte hervorragend korrigiert werden. Insbesondere konnte in allen Fällen eine ausgezeichnete Korrektur der Rotationskyphose mit der VDS von im Mittel 31,4° auf –1,2° erzielt werden (Liljenqvist 1996). (Abb. 11a+b, 12a+b, 13a–e).

Bei schwerstgradigen Deformitäten, bei denen zur Besserung der Funktion erhebliche Aufrichtungsoperationen durchgeführt werden müssen, sind ebenfalls im kombinierten Vorgehen zusätzlich oft Scheitelwirbelresektionen notwendig, wie z.B. Kyphektomien bei Patienten mit grotesken Kyphosen oder Scheitelwirbelresektion bei Lordosen auf dem Boden einer Myelodysplasie (Abb. 14a–d, 15a–d, 16a–e).

Einschätzung neuer, ventraler, primärstabiler Implantate

Unter Berücksichtigung der Tatsache, daß bei neuromuskulären Skoliosen einer ventralen Instrumentationsspondylodese wegen der Problematik der Krümmungsverlängerung und der Langbogigkeit oder Doppelbogigkeit der Seitausbiegung fast immer eine dorsale, langstreckige Instrumentationsspondylodese angeschlossen werden muß und daß damit dann Primärstabilität gegeben ist, besteht für rigide Systeme, wie z.B. das Texas Scotish Rite Hospital-(TSRH), Cotrel-Dubousset-Hopf (CDH), Freiburger Anteriore Einstab System (FAES) oder die Halm-Zielke Instrumentation (HZI) nur selten eine Indikation. Als ihre Domäne müssen idiopathische, einbogige, thorakale, thorakolumbale und lumbale Skoliosen bzw. ventrale Stabilisierungen bei Tumoren und anderen Instabilitäten angesehen werden. Eine ventrale und dorsale Doppelstabinstrumentation führt unseres Erachtens bei Lähmungsskoliosen zum unnötigen und auch teuren „Metallverbrauch". Die VDS ist nämlich um Größenordnungen preiswerter als die neuen, ventralen Systeme.

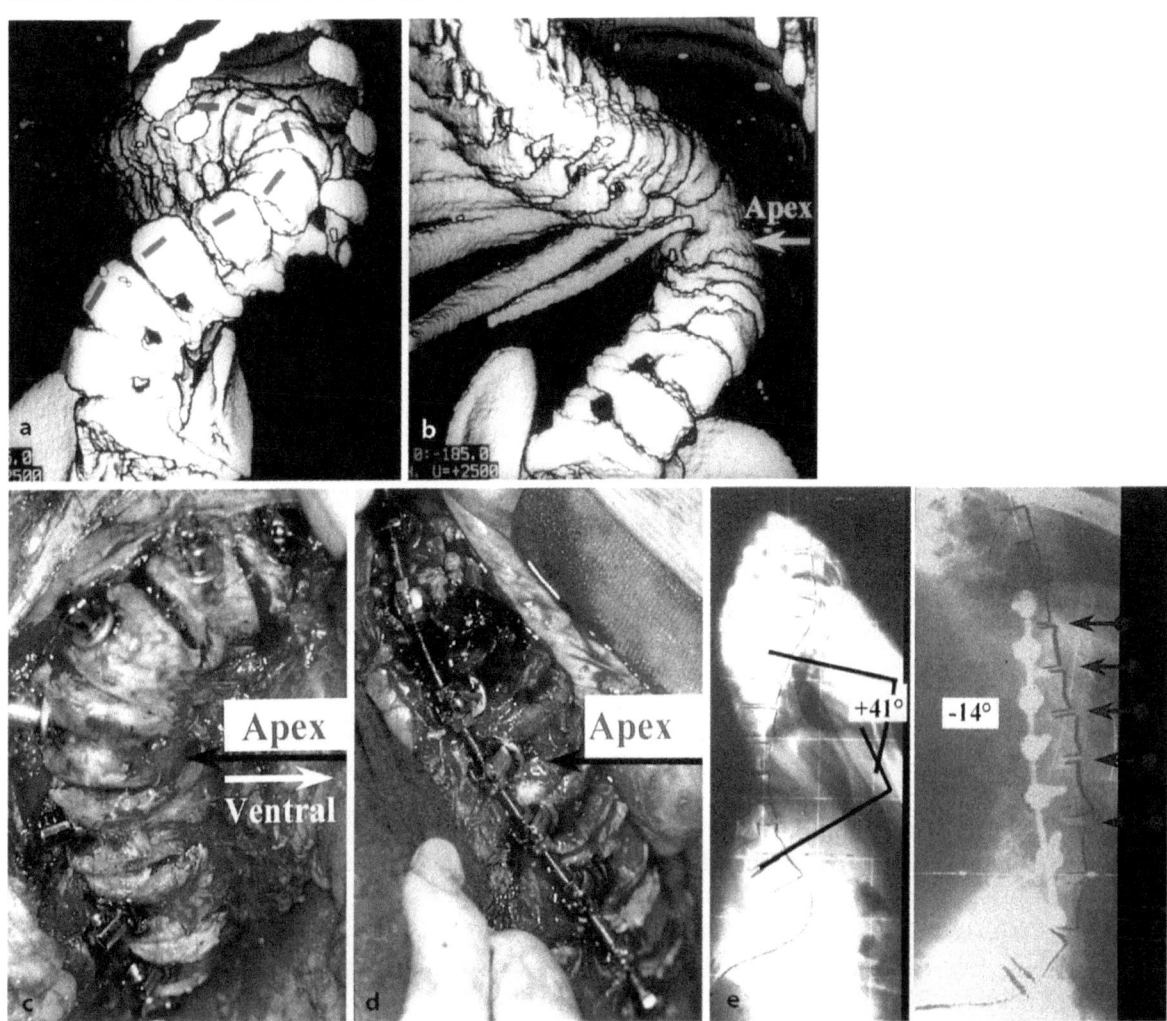

Abb. 13 a–e. Entstehungsmechanismus der Rotationskyphose und der dreidimensionalen (3D) Korrektur derselben mittels VDS durch Umkehr des Entstehungsmechanismus. Spiral-CT mit 3D Rekonstruktion. Bei Seitansicht des Rumpfes (**a**) Vortäuschen einer starken Kyphose durch die Fehlrotation der Wirbel, die am Scheitelpunkt annähernd 90° beträgt. Bei wahrer Seitansicht des Scheitelwirbels (**b**: Pfeil) ist jedoch eine Kyphose nicht mehr zu erkennen, die Kyphose wird also ausschließlich durch Fehlrotation vorgetäuscht. Die starke Fehlrotation mit kyphotischer Komponente der Skoliose ist auch intraoperativ nach Setzen der VDS-Schrauben vor der Korrektur (**c**) zu erkennen. Nach der Korrektur (**d**) ist die Skoliose effektiv dreidimensional korrigiert. Beim Vergleich der Lage der Schraubenköpfe (**c** und **d**) erkennt man die Aufrichtung der Seitausbiegung, die wahre segmentale Derotation der Scheitelwirbel gegenüber den Endwirbeln und die damit verbundene lumbale Relordosierung und thorakolumbale Entkyphosierung. Dieses bereits intraoperativ erkennbare Korrekturergebnis wird in Bezug auf die Kyphoseaufrichtung auch radiologisch eindrucksvoll sichtbar. Mittels VDS Korrektur einer Rotationskyphose von +41° auf –14° Lordose durch *1. Derotative Korrektur* und *2. Erhalt der Bandscheibenraumhöhe* (**e**)

Eine Ausnahme mögen schwergradige Skoliosen mit begleitender, struktureller und fixierter Kyphose sein, da die VDS in diesen Fällen durch Derotation, anders als bei Rotationskyphosen, nicht in dem Maße relordosieren kann. Durch Rotation eines vorgeschränkten, rigiden Stabes um seine Längsachse in Anlehnung an die von Cotrel und Dubousset inaugurierte Methode, die mit dem TSRH an die ventrale Wirbelsäule adaptiert wurde, kann eine wirksame Relordosierung erzielt werden.

Ventrodorsale Operationen zum Vermeiden des Crankshafting. Bei Patienten mit juveniler, progredienter Lähmungsskoliose, die mit einer Korsettbehandlung bis zum Erreichen des idealen Operationsalters kurz vor dem präpubertären Wachstumsschub nicht zu beherrschen sind, besteht die Möglichkeit der dorsalen Instrumentationsspondylodese mit vorgeschaltetem, ventralen Release und Fusion. Durch die ventrodorsale Fusion wird das Risiko des sogenannten Crankshafting (Dubousset et al. 1989), d.h. der erneuten Krümmungsprogredienz wegen fortschreitendem Wirbelkörperwachstum über die

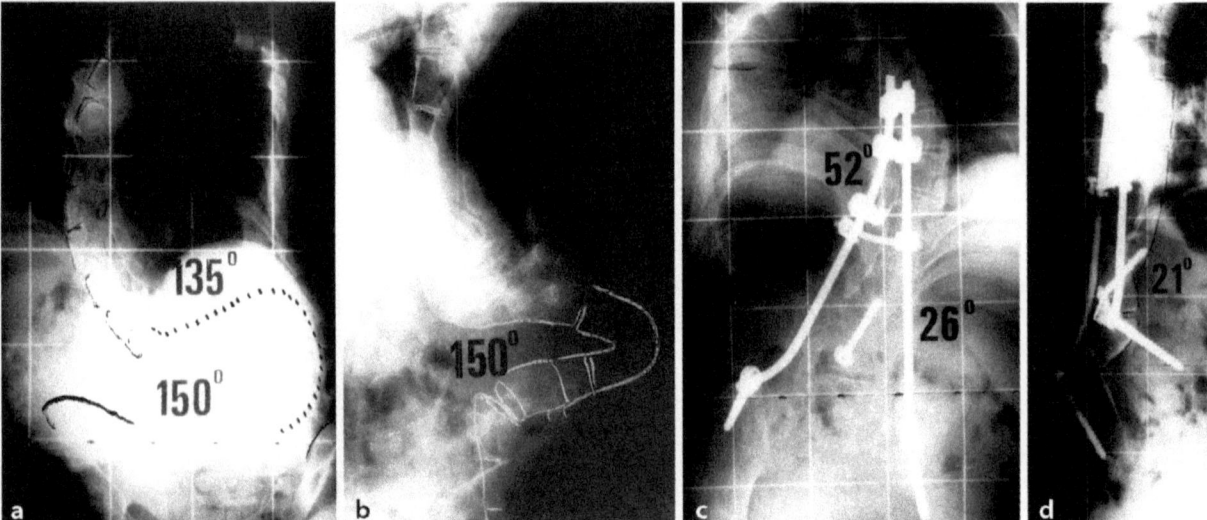

Abb. 14a–d. 14-jährige Patientin mit schwerstgradiger Skoliokyphose bei MMC und Lähmungsniveau sub Th10 (**a+b**). Dorsoventrale Kyphektomie und MPDS-Instrumentationsspondylodese sowie Schwenklappenplastik. Die verbliebenen „Endwirbel" kranial und kaudal des Resektates wurden mit einer Titanzugschraube readaptiert. 2 Jahre postoperativ knöcherne Konsolidierung (**c+d**)

Apophysenfugen bei ausschließlicher dorsaler Spondylodese ausgeschaltet. Indiziert ist ein solches Vorgehen im Alter von weniger als etwa 10 Jahren bzw. beim Risserstadium 0–1.

Das Vermeiden dieser erneuten Krümmungsprogredienz durch frühzeitige „zirkuläre Fusion" erkauft man sich jedoch um den Preis eines eingeschränkten Rumpflängenwachstums.

Alternativ kommt eine dorsale Instrumentation ohne Fusion in Frage, z.B. mit dem KinderHarrington System nach Götze. Durch mehrfache Nachdistraktion bis zum Zeitpunkt der definitiven Spondylodese bietet diese Technik die Möglichkeit des weiteren Rumpflängengewinns. Sie ist jedoch für den Patienten und die Eltern sehr belastend, da mehrere Operationen anstehen und eine orthetische Ruhigstellung wegen fehlender Primärstabilität obligat ist. Mögliche Komplikationen sind Bogenbrüche und Hakenluxationen und Stabbrüche. Zusätzliche sublaminare Drähte dürfen nicht verwendet werden, da hierdurch spontane Fusionen eintreten (Bradford und Hu 1995). Die Methode kommt für Patienten mit gestörtem Hautgefühl wegen der Entwicklung von Druckgeschwüren unter dem Korsett oder Rumpfgips nicht in Frage. Eine wohl erfolgversprechendere Methode ist die Instrumentation ohne Fusion mit dem Ulmer Teleskopstab-System nach Naumann bei leichtgradigen Skoliosen auf dem Boden einer SMA und DMD. Hierbei erfolgt die segmentale Verdrahtung durch die Basis der Dornfortsätze, so daß es nicht zu einer spontanen Fusion kom

men kann. Das weitere Wirbelsäulenwachstum kann so quasi „geschient" erfolgen. Wir verfügen über keine Erfahrung mit dem System. Naumann (1995) selbst und auch Forst (1995) haben damit aber schon befriedigende kurzund mittelfristige Ergebnisse erzielt.

Fazit

Die Behandlung neuromuskulärer Skoliosen stellt für den skoliologisch tätigen Orthopäden eine anspruchsvolle Herausforderung dar. Die orthetische Behandlung vermag in aller Regel die Pregredienz nicht aufzuhalten. Jedoch kann bei bestimmten Grunderkrankungen der Operationszeitpunkt herausgezögert werden. Skoliosen bei der DMD stellten im Gegensatz zu anderen Skolioseätiologien bereits eine Operationsindikation ab 20° Cobb dar. Präoperativ hat eine sorgfältige interdisziplinäre Abklärung zu erfolgen, um das Narkose- und Operationsrisiko kalkulieren zu können. Postoperativ müssen die Möglichkeiten der anästhesiologisch-intensivmedizinischen Nachsorge gegeben sein. Mit modernen dorsalen oder kombiniert ventrodorsalen Operationsmethoden sind in aller Regel gute und langfristig stabile Korrekturergebnisse bei meist korsettfreier Nachbehandlung zu erzielen, die es erlauben, durch die Deformität verloren gegangene Funktionsverluste wieder zu erlangen oder deren Verlust zu verhindern. Ein aggressives Vorgehen ist somit gerechtfertigt.

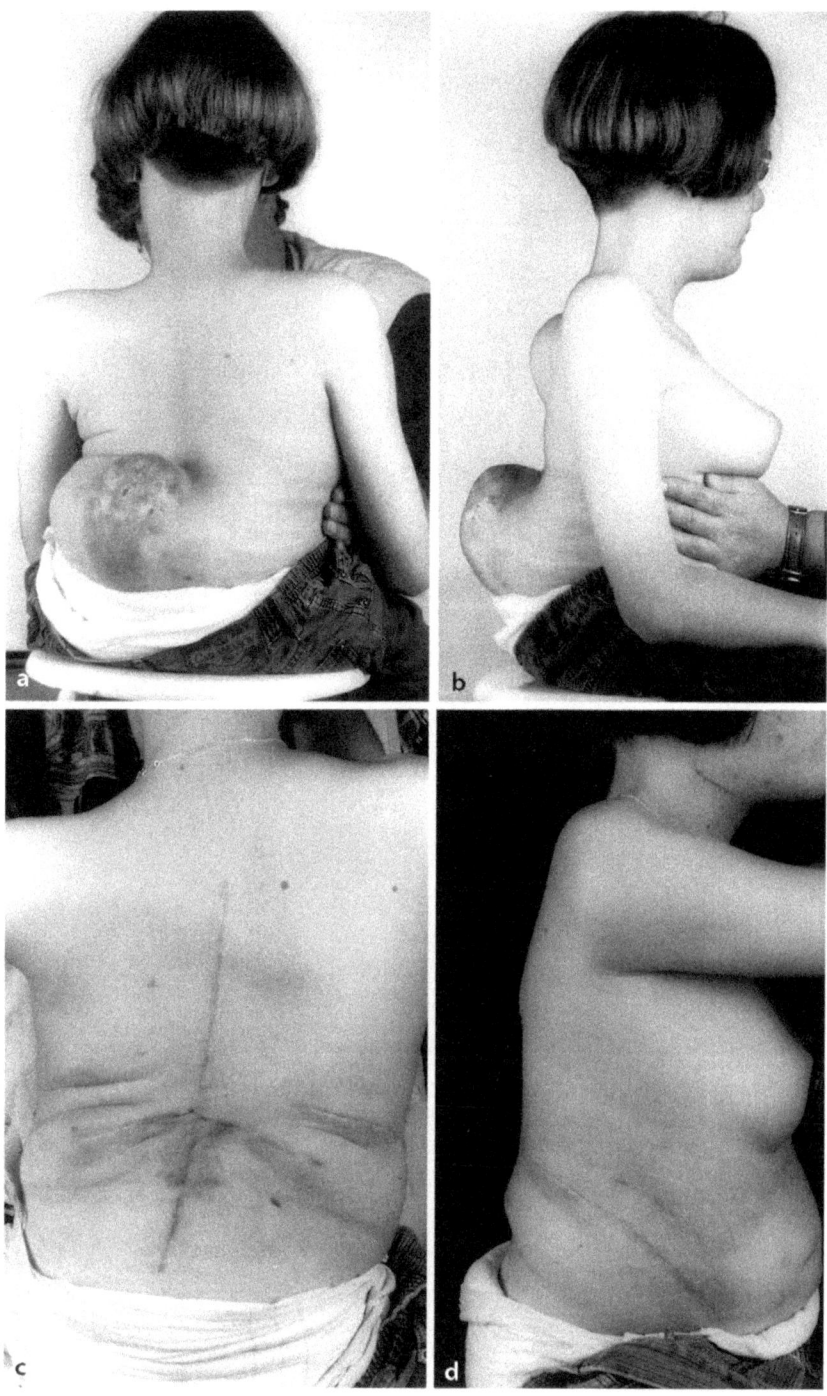

Abb. 15 a–d. Klinische Bilder der Patientin von Abb. 14 vor (**a+b**) und 2 Jahre nach der Operation (**c+d**) belegen den Erfolg des Eingriffes

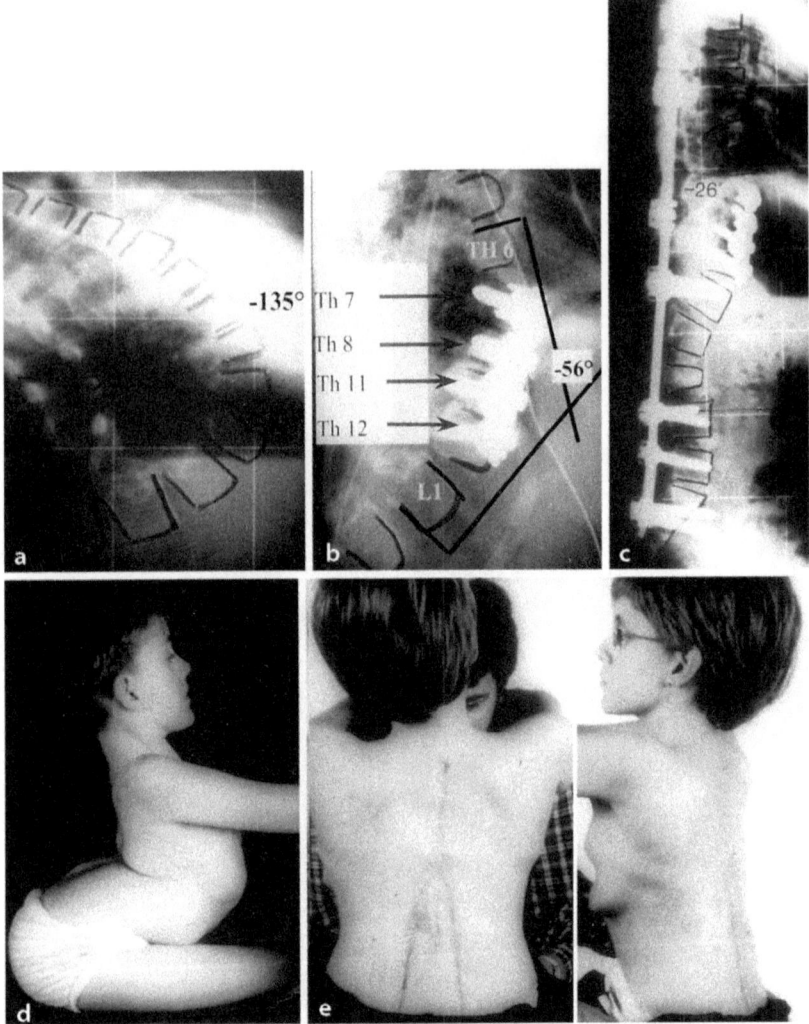

Abb. 16 a–e. 13-jährige Patientin mit schwerstgradiger thorakaler Lordose von -135° bei MMC und Querschnittlähmung sub Th6 (**a**). Dorsales Release, Halo-Extension, ventrale Kompressionsspondylodese nach 2-Etagenspondylektomie der Scheitelwirbel Th9+Th10 (**b**), langstreckige dorsale Instrumentationsspondylodese (**c**). Die klinischen Bilder vor (**d**) und nach der Operation (**e**) belegen das gute Ergebnis

Literatur

Allen BL, Ferguson RL (1982) L-Rod Instrumentation for Scoliosis in Cerebral Palsy. J Pediatr Orthop 2:87–96

Aprin H, Bowen JR, MacEwen GD, Hall JE (1982) Spine Fusion in Patients with Spinal Muscular Atrophy. J Bone Joint Surg 64-A:1179–1187

Banta JV (1992) Wirbelsäulenstörungen bei Zerebralparese – Chirurgisches Vorgehen. Orthopäde 21:309–315

Betz RR, Harms J, Clements DH, Lenke LG, Lowe TG, Shufflebarger HL, Jeszenszky D, Beele B (1999) Comparison of Anterior and Posterior Instrumentation of Adolescent Thoracic Idiopathic Scoliosis. Spine 225–239

Biot B, Fauchet R, Stagnara P (1974) Les lésions vertebrales de la neurofibromatose. Rev Chir Orthop 60:607–621

Bonnett CA, Brown JC, Grow T (1976) Thoracolumbar Scoliosis in Cerebral Palsy. J Bone Joint Surg 58-A:328–336

Bradford DS, Hu SS (1995) Neuromuscular Spinal Deformity. In: Lonstein JE, Bradford DS, Winter RB, Ogilvie JW.: Moés Textbook of Scoliosis and Other Spinal Deformities. W.B. Saunders Company, 3rd. Edition 295–323

Brinckmann PJ, Krenz J, Polster J (1975) Dynamic Halo-Gravity Traction in Scoliosis. Internal Report. Westfälische Wilhelms-Universität, Münster

Brooke MH, Fenichel GM, Griggs RC, et al (1989) Duchenne Muscular Dystrophy: Patterns of Clinical Progression and Effects of Supportive Therapy. Neurology 39:475–481

Brown JC, Swank S, Specht L (1982) Combined Anterior and Posterior Spine Fusion in Cerebral Palsy. Spine 7:570–573

Bunch WH (1975) The Milwaukee Brace in Paralytic Scoliosis. Clin Orthop. 110:63–68

Byers RK, Banker BQ (1961) Infantile Muscular Atrophy. Arch Neurol 5

Cady RB, Bobechko WP (1984) Incidence, Natural History and Treatment of Scoliosis in Friedreich's Ataxia. J Pediatr Orthop 4:673–676

Cambridge W, Drennan JC (1987) Scoliosis associated with Duchenne Muscular Dystrophy. J Pediatr Orthop 7:436–440

Camp JF, Caudle R, Ashman RD, Roach J (1990) Immediate Complications of Cotrel- Dubousset Instrumentation to the Sacro-Pelvis. A Clinical and Biomechanical Study. Spine 15:932–941

Cheneau J, Gaubert J (1986) Zur Entwicklung des Cheneau-Korsetts. Orthopädie Technik 8:443–447

Colonna PC, vom Saal F (1941) A Study of Paralytic Scoliosis Based on 501 Cases of Poliomyelitis. J Bone Joint Surg. 23:335–353

Curtis B, Fischer R, Butterfield W, Saunders F (1969) Neurofibromatosis with Paraplegia. J Bone Joint Surg 51-A:843–861

Daher YH, Lonstein JE, Winter RB, Bradford DS (1985) Spinal Surgery in Spinal Muscular Atrophie. J Pediatr Orthop 5:391–395

Daymond K (1977) Use of Halo- femoral Traction in Spinal Surgery. J Bone Joint Surg 59-B:117

Degushi M, Kawakami N, Saito H et al (1995) Paraparesis after Rib Penetration of the Spinal Canal In Neurofibromatous scoliosis. J. Spinal Disorders 8:363–367

Delank H-W (1981) Neurologie. Ferdinand-Enke, Stuttgart, 2. Auflage 138–139

DeWald RL, Faut MM (1979) Anterior and Posterior Spinal Fusion for Paralytic Scoliosis. Spine 4:401–409

Dubousset J, Herring JA, Shufflebarger H (1989) The Crankshaft Phenomenon. J Pediatric Orthop 9:541–550

Dubousset J (1990) CD-Instrumentation bei Beckenschiefstand. Orthopäde 19:300–308

Dubowitz V (1964) Infantile Muscular Atrophy. A Prospective Study with Particular Reference to a Slowly Progressive Variety. Brain 87:707–714

Ferguson RL, Allen BL (1983) Staged Correction of Neuromuscular Scoliosis. J Pediatr Orthop 3:555–562

Fisk JR, Bunch WH (1979) Scoliosis in Neuromuscular Disease. Orthop Clin North Am 10:863–875

Forst R, Kronchen-Kaufmann A, Forst J (1991) Duchenne Muscular Dystrophy - Contracture Preventive Operations of the Lower Extremities with Special Reference to Anaesthesiologic Aspects. Klin Pädiatr 203:24–27

Forst R, Forst J (1995) Importance of Lower Limb Surgery in Duchenne Muscular Dystrophy. Arch Orthop Trauma Surg 114:106–111

Forst R (1995) Persönliche Mitteilungen. Erst Ulmer Teleskopstab-Gesprächsrunde anläßlich der Jahrestagung der Süddeutschen Orthopäden e.V. in Baden-Baden, April

Forbes HJ, Allen PW, Waller CS et al (1991) Spinal Cord Monitoring in Scoliosis Surgery: Experience in 1168 Cases. J Bone Joint Surg 73-B:487–491

Galasko CS, Delaney C, Morris P (1992) Spinal Stabilization in Duchenne Muscular Dystrophy. J Bone Joint Surg 74-B:210–214

Galasko CS, Williamson JB, Delaney CM (1995) Lung Function in Duchenne Muscular Dystrophy. Eur Spine J 4:263–267

Gibson DA, Kilkins KE (1975) The Management of Spinal Deformities in Duchenne Muscular Dystrophy: A New Concept of Spinal Bracing. Clin Orthop 108:41–51

Goertzen M, Baltzer A, Voit T (1995) Clinical Results of Early Orthopaedic Management in Duchenne Muscular Dystrophy. Neuropediatrics 26:257–259

Granata C, Merlini L, Magni E, Marini ML, Stagni SB (1989) Spinal Muscular Atrophy: Natural History and Treatment of Scoliosis. Spine 14:760–762

Granata C, Cervellati S, Ballestrazzi A, Corbascio M, Merlini L (1993) Spine Surgery in Spinal Muscular Atrophy: Long-Term Results. Meuromuscul. Disord 3:207–215

Halm H, Castro WHM, Jerosch J, Winkelmann W (1995a) Die operative Korrektur und Stabilisierung neuromuskulärer Skoliosen. Orthop Praxis 6:388–392

Halm H (1995b) Ab wann soll eine Skoliose operiert werden? In: Kontroverses in der Kinderorthopädie. Kongreßband anläßlich des Münsteraner Frühjahrs-Symposiums 1994. Verlag Shaker, Aachen 75–90

Halm H, Liljenqvist U, Niemeyer T, Winkelmann W, Zielke K (1997) Halm-Zielke Instrumentation (Münsteraner Anteriores Doppelstab System) als Weiterentwicklung der Zielke- VDS. Operationsmethode und vorläufige Ergebnisse. Z Orthop 135:403–411

Halm H, Liljenqvist U, Niemeyer T, Chan DPK, Zielke K, Winkelmann W (1998) Halm-Zielke Instrumentation as a Primary Stable Anterior Scoliosis Surgery: Operative Technique and 2-Year Results in Ten Consecutive Adolescent Idiopathic Scoliosis Patients within a Prospective Clinical Trial. Eur Spine J 7:429–434

Halm H, Niemeyer T (1998) 2-Etagenspondylektomie und Instrumentationsspondylodese im dorso-ventro-dorsalen Vorgehen zur Korrektur schwerstgradiger Lordosen bei Myelomeningocele - Operationstechnik und Ergebnisse. Orthop Praxis 9:640–642

Harrington PR (1962) Treatment of Scoliosis. Correction and Internal Fixation by Spine Instrumentation. J Bone Joint Surg 44-A:591–611

Hensinger RN, McEwen GD (1976) Spinal Deformity associated with Heritable Neurologic Conditions: Spinal Muscular Atrophy, Friedreich Ataxia, Familial Dysautonomia, and Charcot-Marie-Tooth Disease. J Bone Joint Surg 58-A:13–24

Hohmann D, Uhlig R (1990) Orthopädische Technik. Ferdinand Enke Verlag Stuttgart, 269–454

Holte DC, O'Brian JP, Renton P (1994) Anterior Lumbar Fusion Using a Hybrid Interbody Graft. Eur Spine J 3:32–38

Hopf Ch, Rompe J-D, Heine J (1992) Indikation und Ergebnisse der operativen Behandlung neuromuskulärer Skoliosen. Z Orthop 130:146–151

Hopf Ch, Forst R, Stürz H, Carstens C, Metz-Stavenha-gen P (1993) Indikation zur Operation bei kongenitalen und neuromuskulären Skoliosen. Deutsches Ärzteblatt 90, Heft 43:2107–2111

Hopf Ch, Hopf W, Heine J (1994) Die frühzeitige operative Behandlung neuromuskulärer Skoliosen-Weshalb? Orthop Praxis 2:74–76

James JIP (1957) Paralytic Scoliosis. J Bone Joint Surg 38-B:660–685

Johnson WG (1995) Friedreich Ataxia. Clin Neurosci 3:33–38

Kennedy JD, Staples AJ, Brook PD et al (1995) Effect of Spinal Surgery on Lung Function in Duchenne Muscular Dystrophy. Thorax 50:1173–1178

Koop SE (1995) Myelomeningocele. In: Lonstein JE, Bradford DS, Winter RB, Ogilvie JW (1995) Moe's Textbook of Scoliosis and Other Spinal Deformities. W.B. Saunders Company, 3rd. Edition 295–323

Labelle H, Thomé S, DuHaime M, Allard P (1986) Natural History of Scoliosis in Friedreich';s Ataxia. J Bone Joint Surg. 68-A:564–572

LaMont RL, Wasson SL, Green MA (1983) Spinal Cord Monitoring of Spinal Surgery Using Somatosensory Spinal Evoked Potentials. J Pediatr Orthop 3:31–36

Leong JCY, Wilding K, Mok CK, Ma A, Chow SP, Yau ACMC (1981) Surgical Treatment of Scoliosis following Poliomyelitis. J Bone Joint Surg 63-A:726–740

Letts M, Shapiro L, Mulder K, Klassen O (1984) The Windblown Hip Syndrome in Total Body Cerebral Palsy. J Pediatr Orthop 4:55–62

Liljenqvist U (1996) One- to Three Year Results of Treatment of Neuromuscular Scoliosis with the Münster Posterior Doublerod System. 1st. International Conference on MADS and MPDS, Münster, 3.–5.05.

Lonstein JE, Akbarnia BA (1983) Operative Treatment of Spinal Deformities in Patients with Cerebral Palsy or Mental Retardation. J Bone Joint Surg 65-A:43–55

Lonstein JE, Winter RB, Moe JH et al (1980) Neurologic Deficits Secondary to Spinal Deformity. Spine 5:331–335

Lord J, Behrman B, Varzos N, Cooper D, Lieberman JS, Fowler WM (1990) Scoliosis associated with Duchenne Muscular Dystrophy. Arch Phys Med Rehabil 71:13–17

Luque ER (1982) The Anatomic Basis and Development of Segmental Spinal Instrumentation. Spine 7:256–259

Luque ER (1989) Segmental Spinal Instrumentation (SSI) bei neuromuskulären Skoliosen. Orthopäde 18:128–133

Malawski S (1995) Results for Surgical Treatment of Kyphoscoliosis complicated with Spinal Cord Injury. Chir Narzadow Ruchu Orthop Pol 60:359–364

MacEwen GD (1972) Operative Treatment of Scoliosis in Cerebral Palsy. Reconstruc Surg and Traumatol 13:58–67

Madigan RR, Wallace SL (1981) Scoliosis in the Institutionalized Cerebral Palsy Population. Spine 6:583–590

Merlini L, Granata C, Bonfiglioli S, Marini ML, Cervellati S, Savini R (1989) Scoliosis in Spinal Muscular Atropy: Natural History and Management. Dev Med Child Neurol 31:501–508

Metz P, Zielke K (1982) Erste Ergebnisse der Operation nach Luque. Z Orthop 120:333–337

Miller F, Moseley CF, Koreska J (1992) Spinal Fusion in Duchenne Muscular Dystrophy. Dev Med Child Neurol 34:775–786

Moe JH (1978) Foreword. In: Moe JH, Winter RB, Bradford DS, Lonstein JE. Scoliosis and Other Spinal Deformities. WB Saunders Company, Philadelphia-London-Toronto

Nash CL (1980) Current Concepts Review: Scoliosis Bracing. J Bone Joint Surg 62-A:848–852

Naumann (1995) Persönliche Mitteilungen. Erst Ulmer Teleskopstab-Gesprächsrunde anläßlich der Jahrestagung der Süddeutschen Orthopäden e.V. in Baden-Baden, April 1995

Nash CL, Brown RH (1989) Current Concepts Review. Spinal Cord Monitoring. J Bone Joint Surg 71-A:627–630

National Institutes of Health Consensus Development Conference: Neurofibromatosis (1988) Conference Statement. Arch Neurol 45:575–578

Netzer N, Werner P, Korinthenberg R, Matthys H (1995) Nasal BIPAP Respiration with Controlled Respiratory Mode in Neuromuscular Disease and Severe Kyphoscoliosis. Pneumologie 49:161–164

Niemeyer T, Liljenqvist U, Halm H (1998) Operative Behandlung einer schwergradigen thorakalen Lordose bei Myelomeningocele – Ein Fallbericht mit Literaturübersicht. Z Orthop 136:463–466

O'Brian JP, Yau ACMC (1972) Anterior and Posterior Correction and Fusion for Paralytic Scoliosis. Clin Orthop 86:151–154

Ogilvie JW (1995) Neurofibromatosis. In: Lonstein JE, Bradford DS, Winter RB, Ogilvie JW Moe's Textbook of Scoliosis and Other Spinal Deformities. WB Saunders Company, 3rd. Edition 295–323

Ogilvie JW (1995) Traction in Spinal Deformities. In: Lonstein JE, Bradford DS, Winter RB, Ogilvie JW Moe's Textbook of Scoliosis and Other Spinal Deformities. WB Saunders Company, 3rd. Edition 295–323

O'Brien JP, Yau ACMC, Smith TK, Hodgson AR (1971) Halo-pelvic Traction. J Bone Joint Surg 53-A:217

O'Brien JP (1977) The Management of Severe Spinal Deformities with the Halo-pelvic Apparatus. J Bone Joint Surg 59-B:117

O'Brien JP, Yau ACMC, Gertzbein S, Hodgson AR (1975) Combined Staged Anterior and Posterior Correction and Fusion of the Spine in Scoliosis Following Poliomyelitis. Clin Orthop 110:81–89

Pellin B, Zielke K, Beaujean J (1976) Gipslose Extensionsmethoden zur Korrektur und präoperativen Behandlung der Skoliosen. Z Orthop 114:510–514

Phillips DP, Roye DP, Farcy JP, Leet A, Shelton YA (1990) Surgical Treatment of Scoliosis in a Spinal Muscular Atrophy Population. Spine 15:942–945

Robinson D, Galasko CS, Delaney C, Williamson JB, Barrie JL (1995) Scoliosis and Lung Function in Spinal Muscular Atrophy. Eur Spine J 4:268–273

Rodillo E, Marini ML, Heckmatt JZ, Dubowitz V (1989) Scoliosis in Spinal Muscular Atrophy: Review of 63 cases. J Child Neuro 4:118–123

Rodillo EB, Fernandez-Bermejo E, Heckmatt JZ, Dubowitz V (1988) Prevention of Rapidly Progressive Scoliosis in Duchenne Muscular Dystrophy by Prolongation of Walking with Orthoses. J Child Neurol 3:269–274

Roaf R (1956) Paralytic Scoliosis. J Bone Joint Surg 38-B:640–659

Smith AD, Koreska J, Moseley CF (1989) Progression of Scoliosis in Duchenne Muscular Dystrophy. J Bone Joint Surg 71-A:1066–1074

Sullivan JA, Conner SB (1982) Comparison of Harrington Instrumentation and Segmental Spinal Instrumentation in the Management of Neuromuscular Spinal Deformity. Spine 7:299–304

Swank SM, Winter RB, Moe JH (1982) Scoliosis and Cor Pulmonale. Spine 7:343–349

Swank SM, Cohen DS, Brown JC (1989) Spine Fusion in Cerebral Palsy with L-Rod Instrumentation. A Comparison of Single and Two-Stage Combined Approach with Zielke Instrumentation. Spine 14:750–759

Szalay EA, Carollo JJ, Roach JW (1986) Sensitivity of Spinal Cord Monitoring to Intraoperative Events. J Pediatr Orthop 6:437–441

Taddonio RF (1982) Segmental Spinal Instrumentation in the Management of Neuromuscular Spinal Deformity. Spine 7:305–311

Thometz JG, Simon SR (1988) Progression of Scoliosis after Skeletal Maturity in Institutionalized Adults who have Cerebral Palsy. J Bone Joint Surg 70-A:1290–1296

Vauzelle C, Stagnara P, Jouvinroux P (1973) Functional Monitoring of Cord Activity during Spinal Surgery. J Bone Joint Surg 55-A:441

Walter (1992) Persönliche Mitteilungen, Abteilung für Anästhesiologie der Werner-Wicker-Klinik, Bad Wildungen

Wilde PH, Uphadhyay SS, Leong JC (1994) Deterioration of Operative Correction in Dystrophic Spinal Neurofibromatosis. Spine 19:1264–1270

Winter RB, Moe JH, Bradford DS et al (1979) Spine Deformity in Neurofibromatosis. J Bone Joint Surg 61-A:677

Winter RB (1991) Persönliche Mitteilungen. Cotrel-Dubousset-Instrumentations Workshop am Minnesota Spine Center, Minneapolis/St. Paul, USA, Juni

Winter S (1994) Preoperative Assessment of the Child with Neuromuscular Scoliosis. Orthop Clin North Am 25:239–246

White AA, Panjabi MM (1978) Clinical Biomechanics of the Spine. JB Lippincott, Philadelphia 105

Zielke K (1982) Ventrale Derotationsspondylodese. Behandlungsergebnisse bei idiopathischen Lumbalskoliosen. Z Orthop 120:320–329

KAPITEL 15

Differentialdiagnose des Kopfschmerzes

U. Quint

Einleitung

Jede fünfte Krankmeldung, ein Drittel aller Anträge auf vorzeitige Berentung oder Pensionierung und jede zweite Kur wird mit Funktionsstörungen des Bewegungsapparates begründet. Bei einigen Patienten werden diffuse Symptome der gesamten Wirbelsäule angegeben, die Mehrzahl klagt über Schmerzen in einem lokalisierbaren Bereich.

Der Kopfschmerz erscheint dabei häufig als allgemeines Symptom und die große Anzahl der möglichen Ursachen weist auf die praktische Bedeutung unter Einbeziehung mehrerer medizinischer Fachgebiete hin. Die Differentialdiagnose der Kephalgie gehört mit zu den schwierigsten orthopädischen Aufgaben.

Das Symptom Kopfschmerz

Bei zahlreichen verschiedenen Erkrankungen können Kopfschmerzen ein klinisch führendes Symptom sein. Der Schmerz [althochdeutsch: smerzo] wird einerseits körperlich als *Schmerzempfindung*, andererseits aber auch seelisch als *Schmerzerlebnis* wahrgenommen. Der Zuordnung von akuten Schmerzen als Sinnessystem kommt eine lebenserhaltende Bedeutung zu, indem schädliche Einflüsse von außen erkannt und durch geeignete Reaktionen abgestellt werden. Der chronische Schmerz stellt als Dauerleiden mit resultierenden Begleitsymptomen „die *Schmerzkrankheit*" dar.

Das Schmerzerlebnis gehört zu den bedeutsamsten Grunderfahrungen. Jeder Mensch fühlt Schmerzen anders und jeder empfindet einen anderen Leidensdruck. Besondere Situationen können dazu führen, daß Schmerzen an Bedeutung verlieren, z. B. in lebensbedrohlichen Situationen. Diese Tatsache findet ihr morphologisches Korrelat in der Funktion des aufweckenden retikulären Systems des Gehirns, die dämpfend auf das Schmerzzentrum im Thalamus wirkt. Schmerzen können durch Angst gesteigert werden und lösen dann zumeist Flucht-, Abwehr- oder Aggressionsreaktionen aus. Andererseits kann Schmerzfreiheit durch Ablenkung, Suggestion, Hypnose und Verabreichung von Placebos erzielt werden, da höhere Zentren der Hirnrinde eine hemmende Wirkung auf den Thalamus ausüben.

Vom Symptom zur Diagnose

Die Diagnose einer Krankheit berücksichtigt bereits im Wortstamm die Fähigkeit der Unterscheidung und das Erkennen einer Krankheit aufgrund der Vorgeschichte, Beobachtung, Untersuchung, festgestellter Krankheitszeichen und Befunde. Neben den klassischen Verfahren der Inspektion, Palpation und Funktionsprüfung bedienen wir uns hochspezialisierter technischer Hilfsmittel, die eine größere Treffsicherheit der Diagnose ermöglichen.

Als begriffliche Einheit stellt die Diagnose eine Abstraktion dar, die sich selten mit den realen Begebenheiten bei einem bestimmten Patienten zur Deckung bringen läßt und zwingt den Arzt zur andauernden Aufmerksamkeit, die einmal gestellte Diagnose differenziert zu überdenken. Dabei bleibt das Bild einer Krankheit einseitig, unvollkommen und lebensarm, wenn die Symptome losgelöst vom kranken Menschen betrachtet werden. Die medizinisch technischen Befunde und das Krankheitserlebnis des Patienten stellen zwei Gegebenheiten dar, die nicht immer zur vollen Deckung gebracht werden können.

Hypothesen zur Schmerzentstehung

Für die eigentliche Schmerzentstehung aus den Afferenzen der Rezeptoren gibt es mehrere Theorien: Erstens die *Spezifikationstheorie*, nach der die Sinnesempfindung „Schmerz" durch spezielle hochschwellige, polymodale Nozizeptoren, Leitungsbahnen und Zentren entsteht und zweitens die *Reizmustertheorie*, die postuliert, daß auch niedrigschwellige Mechano-, Chemo- und Thermorezeptoren bei einer bestimmten Reizintensität durch örtliche und zeitliche Summation von Reizen aus diesen unspezifischen Rezeptoren periphere und zentrale Reizmuster entstehen lassen.

Die Erfassung der örtlichen Irritation erfolgt über *Rezeptoren verschiedener Dichte*. Dabei können körpereigene Stoffe freigesetzt werden, die zu einer Erregung der Schmerzrezeptoren führen. Bei den Typ 1–3 Rezeptoren handelt es sich um freie Nervenenden, die *propriozeptiv* Gelenkbewegungen erkennen, Muskelreflexe steuern und die Gelenkstabilität gewährleisten. Der Typ-4-Rezeptor reagiert ausschließlich *nozizeptiv* und kann in mechanischer Hinsicht die Kapseldistension, die Ligamentdehnung und das Trauma wahrnehmen sowie die chemische Wirkung von Kaliumchlorid, H^+-Ionen, Serotonin, Bradykinin und Prostaglandinen u.a. differenzieren.

Infolge der Nozizeption sind in Abhängigkeit der zugrundeliegenden Noxe die folgenden Schmerzkomponenten in unterschiedlichem Ausmaß ausgeprägt: die *motorische* Komponente geht infolge der ausgelösten Schutz- und Fluchtreflexe mit Muskelverspannungen, die *vegetative* Komponente mit Blutdruckveränderungen, Rückwirkung auf Herz und Atmung einher. Die *sensorische* Komponente differenziert die Lokalisation, Intensität, Beginn und Ende des Schmerzes, die *affektive (emotionale)* Komponente umfaßt die kognitive Schmerzbewertung mit Hilfe des Schmerzgedächtnisses und die Schmerzäußerung sowie das Verhalten als psychomotorische Komponente.

Hinsichtlich der Bewertung des Schmerzes ist bedeutsam, ob auf einen andauernden Schmerzreiz eine *Sensibilisierung* der Nozizeptoren stattfindet. Aufgrund der nicht einheitlichen und für den einzelnen Rezeptor auch nicht konstanten Reizschwelle gilt als gesichert, daß infolge einer Noxe (z.B. Bakterien, Durchblutungsstörungen, mechanische oder thermische Reizungen) eine wirkungsvolle Sensibilisierung der Nozizeptoren durch *algetische Substanzen* (Prostaglandine, Substanz P, Histamin, Serotonin, Bradikinin, u.a.) stattfindet. Biochemische Prozesse in den Halswirbelgelenken, in der Umgebung der Halsbandscheibe und der Dura mit den Nervenwurzeln können durch Bildung rezeptorerregender Substanzen zur Entstehung des Schmerzes beitragen. Bei entsprechenden Gewebeschädigungen werden schmerzauslösende und sensibilisierende Substanzen freigesetzt. Es resultieren Veränderungen des chemischen Milieus mit gesteigerter Erregbarkeit der Nozizeptoren. *Vasoaktiv* wird die Mikrozirkulation und Gefäßpermeabilität gesteigert sowie *neuroaktiv* die Nervenendigungen erregt und sensibilisiert. Eine Desensibilisierung kann z.B. durch Medikamente, insbesondere die Prostaglandinsynthetasehemmer, erreicht werden.

Modulation durch die Schmerzverarbeitung

An den Nozizeptoren, den freien Nervenendigungen als Endaufzweigung einer sensorischen Nervenfaser, enden die schnell leitenden myelinisierten *A-delta-Fasern*, zuständig für den stechenden gut lokalisierbaren Schmerz. Die langsameren *C-Fasern* lösen einen dumpfen, ängstigenden Schmerz aus. Durch diese schmerzleitenden Nervenfasern tritt die Information in die Hinterwurzel des Rückenmarks ein und wird von dort nach zentral geleitet. Auf diesem Weg sind Umschaltungen auf das vegetative und motorische Nervensystem möglich. Die Folge ist in Form von Übelkeit, Blässe, Schweißausbruch, Fluchtreflex und Muskelverspannung erkennbar.

In der Spinaletage wird die nozizeptorisch erfaßte Erregung für die subkortikalen Zentren zusammengestellt und über den *Tractus spinothalamicus* fortgeleitet. Schließlich gelangt die Information über den *Thalamus* an drei wichtige Gehirnzentren. Die *Formatio retikularis*, die als Weckzentrum die Aufmerksamkeit steuert, die *Großhirnrinde*, die den Schmerz bewußt macht und bewertet sowie in das *limbische System*, das als Gefühlszentrum dem Schmerz seine emotionale Bedeutung verleiht. Das Gehirn reagiert darauf, indem körpereigene Opiate, die Endorphine, freigesetzt werden, die absteigend schmerzhemmende Nervenbahnen aktivieren. An die Schaltstellen des Rückenmarkes gelangen weitere Botenstoffe wie z.B. Serotonin, die Schmerzsignale blockieren.

Stellenwert der Schmerzanalyse

Der akute, gut lokalisierbare Schmerz hat zunächst eine Warnfunktion, indem der Organismus auf drohende oder eingetretene Gewebeschäden hingewiesen wird. Der chronische Schmerz, ob in Form eines Dauerschmerzes oder rezidivierender Schmerzen, hat nicht immer eine eindeutige Korrelation zum Ausmaß einer Organ- oder Strukturschädigung. Er kann sich von der ursprünglichen somatischen Ursache loslösen und zur eigenen Entität, einem selbstständig sich unterhaltendem Krankheitssyndrom mit psychosozialem Aspekt werden. Dabei scheint die Zunahme der Rezeptordichte und die Konzentration der biochemisch wirksamen Substanzen eine wichtige Rolle zu spielen.

Der Nozizeption kommt eine unspezifische Bedeutung zu. Die Erfahrung zeigt, daß die subjektive Stärke eines Schmerzes oft nicht mit dem Ausmaß der Reizung oder der Gewebsschädigung korreliert. Darüberhinaus entspricht die Region der Schmerzempfindung häufig nicht dem Ort der tatsächlichen Schmerzentstehung, da eine ausgeprägte Verflechtung zwischen der Schmerzempfindung einerseits und der Schmerzverarbeitung andererseits besteht. Jede Verstärkung oder Veränderung eines Schmerzes kann eine Verschlimmerung des Prozesses bedeuten.

Mit der Schmerzanalyse im Rahmen der Anamnese werden insbesondere die Lokalisation, Funktionsstörungen und Begleiterscheinungen erfaßt. Die Schmerzen an der oberen Halswirbelsäule und den Kiefergelenken sind Tiefenschmerzen, die dumpf, brennend, ausstrahlend und meist schwer zu lokalisieren sind. Ein Oberflächenschmerz aus der Haut wird als hyperalgetische Nozireaktion festgestellt.

Untersuchung und Befund an Kopf und Halswirbelsäule

Die zielgerichtete klinisch-orthopädische Untersuchung konzentriert sich auf die Veränderungen im Bereich der Halswirbelsäule. Mit der Inspektion wird die Kontur und Struktur der Halswirbelsäule, sowie darüber hinaus bei lok-

kerer Gewohnheitshaltung, das Körperlot, die Beckenkippung, die Stellung der Beinachsen und der Fußgelenke erfaßt. Durch die Papation werden der Tonus und die Kontraktion der Muskeln, eine erhöhte generelle oder lokale Schmerzempfindlichkeit der Halsmuskulatur festgestellt und positive Insertions- und Irritationszonen aufgezeigt. Die funktionelle Untersuchung erfolgt zum Nachweis schmerzhafter Bewegungseinschränkungen und Schmerzen bei bestimmten Positionen. Darüber hinaus wird der Widerstand oder die Bewegungseinschränkung bei Prüfung der passiven Beweglichkeit analysiert.

Ein Widerstand bei der passiven Flexion der Halswirbelsäule und ein zusätzliches Kernigzeichen können bei meningealen Reizzuständen auftreten. Ein Schmerz im Nacken mit Ausstrahlung zum Hinterkopf oder zum gesamten Kopf, der bei Retroflexion des Kopfes erheblich zunimmt, kann auf eine Gefäßdissektion hinweisen. Eine Schmerzverstärkung bzw. Taubheit im Versorgungsgebiet der zweiten Zervikalwurzel kann während plötzlichen Drehens des Kopfes bei einem sog. Nacken-Zungen-Syndrom ausgelöst werden. Kopfschmerzen infolge arthrogener Störungen werden zumeist im Zusammenhang mit einer Beeinträchtigungen im Bereich eines oder beider Kiefergelenke gesehen. Diese Schmerzen können typischerweise durch Kieferbewegungen und/oder Zusammenbeißen der Kiefer ausgelöst werden und von dort in andere Regionen des Kopfes ausstrahlen.

Auch Gelenkveränderungen in anderen Körperregionen sind bedeutend, da sich häufig bei entzündlichen Erkrankungen wie z.B. der rheumatoider Arthritis hier erste Gelenkmanifestationen zeigen. Weiterhin können Kopf- und Nackenschmerzen auch bei Spondylarthrosen mit Bewegungseinschränkungen der Wirbelsäule sowohl mit als auch ohne Wurzelreizsyndromen auftreten. Ebenso haben die Schultersteife mit Muskelkontrakur oder trophische Störungen Folgen auf die Genese von Kopfschmerzen. Aber auch Unfallfolgen nach Frakturen, disko-ligamentären Läsionen, Quetschungen und Prellungen können mit Bewegungseinschränkungen einhergehen.

Schmerzarten
unter strukturellen Gesichtspunkten

Die möglichst genaue lokale Zuordnung und Eingrenzung von Schmerzen bzw. Mißempfindungen ist eine wichtige Leitlinie zum Ort der Schmerzentstehung (Gewebsirritation).

* Der *Lokalschmerz*, ein örtlicher Rezeptorenschmerz (z.B. lokales Cervikalsyndrom) entsteht an dem Ort der Störung, z.B. diskogen. Irritationsort und Schmerzort sind identisch.
* Unterschieden wird davon der Projektionsschmerz, fortgeleitet fern des Ursprungsortes.
* Der *radikuläre Schmerz* (z.B. beim Wurzelreizsyndrom) entsteht durch Irritation eines Nerven oder einer Rückenmarkwurzel und wird in dem Dermatom des sensorischen Innervationsgebietes lokalisiert. Radikuläre Nackenschmerzen gehen von einem bestimmten Segment der Halswirbelsäule aus, z.B. bei einem Bandscheibenvorfall oder anderen Nervenwurzelkompressionen.
* Der *pseudoradikuläre Schmerz* (z.B. arthrogene Schmerzen) entsteht insbesondere durch Druck- oder Spontanschmerzhaftigkeit der reflektorisch verspannten Muskulatur.
* Der *übertragene Schmerz* („reffered pain") wird nicht am Ort der Entstehung (Rezeptorenschmerz) empfunden, sondern entsteht durch Nozizeptorenreizung bei Gewebsirritationen im Körperinneren (Gelenke, Muskeln – MacKenzie, innere Organe – Headzonen), aber auch durch rein funktionelle Störungen, ohne nachweisbares pathologisch-anatomisches Substrat.
* Bei der *Chronifizierung* von Schmerzen spielt die Steuerung der Peripherie über das sympathische Nervensystem eine große Rolle. Hierbei sind stark schmerzhafte Vorgänge mit vegetativen Wirkungen, dem vegetativ bedingten Schmerz (z.B. Sympathicus) verbunden. Als Folge imponieren Blässe, Schweißabsonderung, Erweiterung der Pupillen, Blutdruckschwankungen und Muskelhartspann.
* Für die Entstehung des Rezeptorenschmerzes ist die Rezeptorendichte und deren *Reizschwelle* entscheidend. Neben dem Schmerz entsteht die somatische Nozireaktion (motorische und vegetative Reaktion). Der Rezeptorenschmerz ist mit einer Verstärkung der Empfindungen (Hyperästhesie, Hyperalgesie), nie aber mit einer Abschwächung (Hypästhesie, Analgesie) oder eindeutigen motorischen Ausfällen und

Reflexausfällen verbunden. Die vertebralen und spondylogenen Schmerzen sind überwiegend Rezeptorenschmerzen.

Ursächlich schmerzhafte Gewebe. Während das zentrale Nervensystem keine Wahrnehmungsmöglichkeiten für Schmerzen aufweist, können schmerzhafte Vorgänge durch die Rezeptoren der Haut, der Wirbelbogengelenke, subchondraler Schichten der Gelenkfläche, der Ligamente, Synovialmembran und fibröser Gelenkkapsel, der Muskeln und Sehnen, der Bandscheiben, des Knochen und Periost, des Bindegewebes, der neuralen und vaskulären Formation erfaßt werden.

Die Beziehungen der Kopfgelenksregion. Die Krankheitsbilder mit dem Allgemeinsymptom „Kopfschmerz" sind untereinander so verschieden, daß eine detaillierte Unterteilung in strukturelle und funktionelle Gesichtspunkte gerechtfertigt erscheint. Hier spielen insbesondere die Interferenzgebiete der Afferenzen, des Trigeminuskerngebietes, der Abduzens-Motoneuronen, der Vestibulariskerne, der vegetativen Stammhirnzentren (RR, Atmung, Brechzentrum, Reaktionsbereitschaft) und der tonischen Nackenreflexe (motorische Koordination) eine große Rolle.

Manualtherapeutische Klassifikation bei Kopfschmerzen. Aus orthopädischer Sicht können die sog. banalen Kopfschmerzen zumeist auf eine Funktionsstörung der Halswirbelsäule zurückgeführt werden.

Maßgeblich werden für die Diagnose eines halswirbelsäulenbedingten Kopfschmerzes mehrere Charakteristika gefordert: Der Kopfschmerz muß vorwiegend halbseitig ausgeprägt sein, Haltung und Bewegung können den Kopfschmerz beeinflussen, der Schmerz zeigt eine eindeutige Lokalisation und Ausstrahlung. Darüber hinaus wird gefordert, daß der Schmerz von äußeren Bedingungen abhängig ist und bei Entspannung in Ruhe die Symptome trotz permanenter Grundschmerzen nachlassen.

Die Annahme von Schmerzen aus dem Kopfgelenkbereich der Halswirbelsäule stützt sich auf die nachfolgenden Bedingungen und Symptome:

Die Schmerzen sitzen im Nacken mit einer Ausstrahlung in den vorderen Kopfbereich, zu den Augen, den Schläfen und den Ohren hin. Diese Schmerzen gehen häufig mit Schwindel einher als dessen Folge eine Gangunsicherheit resultieren kann. Als Begleitsymptome sind Übelkeit und Tinnitus, in Einzelfällen auch Hörstörungen und Ohrschmerzen beschrieben. Erbrechen weist auf andere, nicht halswirbelbezogene Erkrankungen hin.

Bei längeren Verläufen mit Chronifizierung sind zusätzliche psychische Veränderungen im Sinne eines Psychosyndroms mit Reduktion der Konzentration, der psychischen und physischen Leistungsfähigkeit, sowie vegetative Störungen in Form von Schlafproblemen, Fröstelgefühlen, Stuhlgangproblemen auffällig.

In einem funktionsgestörten Gelenk entsteht der Schmerz durch Afferenzen aus nozizeptiven Nervenfasern. Die meisten Nozizeptoren in Gelenkkapseln, Bändern und Muskeln sind mechanosensitiv, d. h. sie reagieren mit Schmerz auf starken Druck, Quetschungen, Scherkräfte und Überdehnungen. Bei der Untersuchung findet sich ein verminderter oder vergrößerter Bewegungsspielraum und es kann auch eine Schmerzhaftigkeit der Gelenkkapseln bestehen.

Vertebragener Kopfschmerz und Vertigo. Die Kopfgelenkregion weist eine besonders reiche neurale Verschaltung mit verschiedenen Gehirnzentren auf. Im Falle von Funktionsstörungen dieses Wirbelsäulenabschnittes kann daraus eine Symptomatik entstehen, die neben Kopfschmerzen Begleiterscheinungen produziert, die prima vista schwer einzuordnen sind.

Kopfschmerzen aus dem kraniozervikalen Übergang. Der erste Halswirbel, der Atlas, dreht sich mechanisch im Sinne einer Ringstruktur um den zweiten Wirbel, den Dens des Axis. Dadurch resultiert eine große Mobilität im kraniozervikalen Übergang, vorwiegend im Sinne einer Rotation um die Längsachse im Gelenk zwischen Atlas und Axis. Dabei sichert das Ligamentum transversum atlantis zusammen mit dem hinteren Längsband das Rückenmark/die Medulla gegenüber dem Dens axis.

Die Funktionsstörung im atlanto-occipitalen Gelenk führt zur Tonuserhöhung in den zugeordneten Muskeln sowie zu einer Erhöhung der Schmerzempfindlichkeit. Durch Palpation der Muskulatur in den unterschiedlichen Segmenten ist es möglich, die Lokalisation der segmentalen Störung durch Erfassen der Irritations- und Insertionszonen festzustellen.

Kopfschmerzen aus den Wirbelgelenken. Im Bereich der Halswirbelsäule kommt den apophysealen Wirbelgelenken die wichtigste pathophysiologische Grundlage von Kopfschmerzen zu.

Die Schrägstellung der Gelenkfacetten ermöglicht die dreidimensionale Beweglichkeit mit Ante- und Retroflexion, rechts/links Seitneigung und bilateraler Rotation. Die Vorspannung der passiven Elemente bei einer Bewegung und die Geometrie eines Bewegungssegmentes führen zu gekoppelten Bewegungen an der Halswirbelsäule – bei jeder Bewegung sind Seitneigung und Rotation aneinander gekoppelt.

Während der Gelenkmechanik eine herausragende pathophysiologische Rolle bei der Schmerzgenese zukommt, wird den strukturellen Veränderungen im Bereich der Intervertebralräume weniger Bedeutung zugesprochen, da diese interkorporellen Veränderungen bereits seit früher Jugend ohne irgendwelche Beschwerden auftreten können. Erst wenn es zu einer direkten mechanischen Beeinträchtigung von neuronalem Gewebe (Nervenwurzel, Dura) kommt, werden schmerzhafte pathophysiologische Prozesse initiiert.

Blockierungsbedingte Kopfschmerzen. Die Halswirbelsäule übt eine bedeutende Funktion als Sinnesorgan bei der Steuerung von Bewegung und Körperhaltung aus. Anatomisch bestehen wichtige Verbindungen zwischen den Muskel- und Sehnenrezeptoren der Halswirbelsäule, dem Vestibulärsystem, der Formatio reticularis und den okulomotorischen Kernen. Erst die Funktion des Gesamtsystems ermöglicht, die Orientierung des Körpers kontinuierlich zu erfassen und dabei die Informationen aus der Tiefensensibilität, dem Gleichgewichtssinn und dem Sehfeld miteinander in Bezug zu setzen. Die Afferenzen des N. trigeminus und der oberen Zervikalwurzel treten in Interaktion, zwischen dem spinalen Trigeminuskern und den 1.–3. zervikalen Spinalnerven bestehen Interneurone, wodurch ein übertragener Schmerz in beiden Systemen erklärt werden kann. Deshalb können bei Störungen im HWS-Bereich Kopf- und Gesichtsschmerzen entstehen, und umgekehrt kann bei Kopf- und Gesichtsschmerzen eine Beteiligung der Nackenmuskulatur beobachtet werden.

Bei manueller Untersuchung finden sich *funktionsgestörte Bewegungssegmente* mit Hauptlokalisationen in den atlantookzipitalen Gelenken, Atlas-Axisverbindungen und C2/C3. Reflektorische Veränderungen werden in den zugehörigen Dermatomen und Myotomen erkennbar mit positiver Insertionszone, d. h. entsprechenden Druckdolenzpunkten im Bereich des Ursprunges der nuchalen Muskulatur am Hinterkopf.

Die Funktionsstörungen der Facettengelenke werden im internationalen Sprachgebrauch auch als segmentale und peripher artikuläre Dysfunktion bezeichnet. Für die hypomobile Funktionsstörung hat sich im deutschen Sprachraum der Begriff der Blockierung eingebürgert. Die segmentale Hypomobilität ist das Substrat der mit manualtherapeutischen Handgriffen behandelbaren Störungen. Die zervikalen Störstellen sind der Grund für die blockierungsbedingten Kephalgieformen. Arthromuskuläre sowie segmentalvaskuläre und weitere funktionelle Mechanismen stellen die Hauptfaktoren für diese Kephalgieform dar.

Hierbei besteht eine Bevorzugung der Hinterhauptregion mit Ausstrahlung der Schmerzen in Nacken- und Schultergegend. Eine asymmetrische Seitenbetonung ist fast immer feststellbar. Darüber hinaus sind die Beschwerden lage-, haltungs- und witterungsabhängig, beginnen des Nachts und in den frühen Morgenstunden. Die Dauer der Erkrankung ist oft viele Jahre, ja Jahrzehnte zurück verfolgbar. Permanente Kopfschmerzen mit gleicher Intensität sprechen gegen eine vertebragene Auslösung.

Ziel der Manualtherapie ist es, durch *Mobilisation und Manipulationen* das pathologische Gelenkspiel zu korrigieren und dadurch die pathophysiologischen Grundlagen für die Schmerzentstehung zu beheben. Chiropraktische Maßnahmen sollen die reduzierte Beweglichkeit der kleinen Wirbelgelenke wieder normalisieren. Das Rationale dieser Therapie ist, die Gelenkfacetten so zu bewegen, damit das blockierte Gelenk wieder in eine freie Beweglichkeit versetzt wird.

Die funktionellen Änderungen des Gelenkspieles müssen von den direkten *strukturellen Läsionen*, als Folge einer chronischen Entzündung, z.B. bei der chronischen Polyarthritis, Mißbildungen oder HWS-Formvarianten, wie z.B. Blockwirbel, der basilären Impression, Übergangswirbeln oder einer Densaplasie abgegrenzt werden.

Schmerzmuster bei verschiedenen Erkrankungen. Durch den funktionellen Zusammenhang der angeführten Strukturen entstehen Schmerzangaben an Halswirbelsäule und Kopf, die sich mischen und überlagern können.

Degenerativ bedingte Kopfschmerzen. Hierbei handelt es sich um Schmerzen der Halswirbelsäulen- oder Kiefergelenke mit Ausstrahlung in die zum Gelenk benachbarten Weichteilstruktu-

ren, die Muskeln, Bänder und Sehnen. Typisch ist der lokale Schmerz nach Immobilisation, der belastungsinduzierte und Ermüdungsschmerz sowie bei fortgeschrittenem Befund auch der Ruhe- oder Nachtschmerz. Der Schmerz imponiert dumpf, ziehend, bohrend mit Zunahme bei Überlastung und Abklingen in Ruhe mit einer Verstärkung in Abhängigkeit von der Witterung (Feuchtigkeit) und Temperatur. Erkennbar wird eine Entlastungshaltung in Ruhe, bei der Funktionsprüfung ein Bewegungsschmerz sowie später die Bewegungsbehinderung und Kraftlosigkeit. Ursächlich werden mechanische Faktoren wie Fehl- oder Überbelastung, die Traumatisierung und Ermüdung der geschädigten Gelenke herangezogen.

Vertebragene radikuläre Symptome mit Kopfschmerzen. Ursache ist zumeist die Irritation der Nervenwurzel im Foramen intervertebrale durch *mechanische Kompression* infolge einer Bandscheibenprotrusion oder Hernie, aber auch als Folge von Wirbelfehlstellung, Kapselschwellung der Wirbelbogengelenke in Verbindung mit degenerativen Wirbel- und Gelenkveränderungen, Durchblutungsstörungen mit Ödembildung oder Tumoren im Bereich der Nervenwurzel.

Es imponiert ein lokaler Schmerz mit scharfem Charakter und/oder starker stechender, schneidender Schmerz im zugehörigen Dermatom. Typisch ist die Auslösung und Verschlimmerung durch Bewegung (Husten, Niesen, Pressen) und Traumen, die schmerzhafte Fehlhaltung (Entlastungsskoliose/antalgische Haltung) bei hochgradig eingeschränkter Beweglichkeit des betroffenen Wirbelsegments. Neben lokaler Druckschmerzhaftigkeit mit einseitig verspannter Muskulatur bestehen neurologische Symptome (Nervendehnungsschmerz, Reflexausfälle) Sensibilitätsausfälle (Parästhesien, Hypästhesie, Hypalgesie im Dermatom) und motorische Ausfälle der segmental zugehörigen Muskeln (Kennmuskeln) oder der Muskulatur des peripheren Nervs, Störungen der Schweißsekretion nur bei Läsion peripherer Nerven.

Für die Therapie der Kopfschmerzen steht die Analyse des somatischen Schmerzes und seiner mechanischen und neurophysiologischen Entstehung im Vordergrund.

Vertragene pseudoradikuläre Symptome mit Kopfschmerzen. Die Ausstrahlung der Schmerzen bei pseudoradikulären Syndromen sind zum Teil nur aus empirischer Erfahrung bekannt und gründen auf verschiedenen Beobachtungen. Kellgren injizierte hypertone Kochsalzlösung in die Ligamenta interspinalia und produzierte damit nicht nur einen regionären Schmerz, sondern auch weit peripher reichende Ausstrahlungen, die sich nicht an Nervenbahnen und Segmentregeln hielten. Taillard anästhesierte zunächst regionäre Wurzeln und reizte dann die Kapseln zugehöriger Wirbelgelenke mit dem Ergebnis ausstrahlender Irritationen. Cloward beobachtete bei Diskographien unter Wurzelblockaden erhebliche Schulter-Arm-Schmerzen. Diese Erfahrungen weisen alle übereinstimmend darauf hin, daß neben der neuralen/radikulären Schmerzleitung weitere Mechanismen der Schmerzausstrahlung bestehen.

Pseudoradikuläre Sensationen bedienen sich auch des muskulären Systems zur Schmerzausbreitung. Der Rezeptorenschmerz aus dem Wirbelsegment (pseudoradikulärer Schmerz nach Brügger) wird aus dem dorsalen Teil des Anulus fibrosus, dem hinteren Längsband und der Kapsel des Wirbelbogengelenkes sowohl über den Ramus meningicus als auch aus subchondralen Schichten der Gelenkfläche und der segmentalen Muskulatur über den Ramus dorsalis der Spinalnerven fortgeleitet. Die Pathomechanismen pseudoradikulärer Sensationen eskalieren nach Brügger über das *Gesetz der reziproken Innervation*, demzufolge auf jede Muskelkontraktion in den zugehörigen Antagonisten eine Entspannung eintritt. Dauerreize aus hypo- oder hypermobilen Gelenken oder Überlastungszuständen am Bandapparat führen zu einer Aufschaukelung der muskulären Grundregulierung unter Entgleisung des Gammasystems und mitverbundenen peripheren vegetativen Vorgängen.

Beim akuten Cervikalsyndrom, der akuten Cephalgie oder bei dem allmählichen Beginn nach Mikrotraumen sowie bei Fehl- oder Überlastung resultiert ein lokaler oder ausstrahlender Muskelkettenschmerz mit oder ohne vegetative Symptome.

Die Rezeptorenreizung in den verschiedenen Strukturen des Wirbelsegments, insbesondere durch Störung des diskoligamentären Spannungsausgleichs in Form einer hypomobilen Funktionsstörung (Blockierung) oder einer hypermobilen Funktionsstörung (allgemeine oder lokale Hypermobilität) führt zu diffus, dumpf, bohrenden, ziehenden und reißenden Schmerzen. Während die Schmerzpalpation im Segment und der Bändertests oft ein positives Ergebnis zeigen, wird meist keine oder nur eine geringe Schmerzskoliose aufgefunden. Die segmentale Turgorvariabilität des Bindegewebes mit einer positiven *Kibler Hautfalte* als Folge des verquollenen Unterhautzellgewebe entspricht der vegetativen Reizbeantwortung mit lokalisierter Gewebsreizungen und Auftreten von Schmerzgefühlen. Neurologische Ausfallerscheinungen fehlen.

Eine Schmerzausschaltung kann bewirkt werden durch die Ausschaltung der peripheren Schmerzrezeptoren durch Lokalanästethika, durch Unterbrechung der Schmerzleitung, durch Dämpfung des thalamischen Schmerzzentrums und durch Ablenkung des Schmerzbewußtseins. Darüber hinaus arbeiten Schmerztherapeuten, Ergo- und Physiotherapeuten und Psychologen mit Entspannungstechniken und Bewegungstherapien (z.B. Feldenkrais-Methode, BioFeedback, progressive Muskelrelaxation).

Zentrale Kopfschmerzen. Ein Halbseitenschmerz, der sich nicht an ein bestimmtes Nervenareal hält, ist ein zentraler Schmerz (Thalamus). Für eine Irritation im peripheren Nerv oder im Plexus spricht auch eine verzögerte Nervenleitgeschwindigkeit.

Entzündlich bedingte Kopfschmerzen. Die Folgen der Entzündung gehen mit Schmerzen der Gelenke und frühzeitiger stark schmerzhafter Bewegungsbehinderung segmentaler Abschnitte der Halswirbelsäule mit diffuser Ausstrahlung in die Umgebung und Schonhaltung einher. Sofern die entzündlichen Veränderungen den Knochen betreffen, besteht keine Schmerzausstrahlung. Es imponiert ein scharfer, bohrender oder pulsierender Dauerschmerz, insbesondere in Ruhe und des Nachts mit Verschlimmerung am Morgen. Bei Markraumprozessen besteht ein dumpfer Schmerz, bei Beteiligung des Periosts ein scharfer Entzündungsschmerz, der ursächlich auf die Veränderungen der Membrana synovialis und Gelenkergüsse zurückgeführt wird.

Oft besteht ein starker lokaler Druckschmerz sowie Allgemeinerscheinungen mit Krankheitsgefühl, Müdigkeit, erhöhten Temperaturen, Gewichtsverlust und selten erscheint eine Überwärmung. Das Spätstadium ist gekennzeichnet durch Übergreifen der entzündlichen Prozesse auf die jeweils benachbarten Strukturen.

Myofaszial bedingte Kopfschmerzen. Der Schmerz entsteht in den einzelnen Muskeln zumeist in funktionellem Zusammenhang mit den Gelenken (Kettentendomyosen). Es resultieren diffuse, dumpfe, ziehende, bohrende oder reißende Schmerzen insbesondere nach längerer einförmiger Haltung oder Belastung. Der Myogelosenschmerz kann bei der Palpation aber auch hell oder schneidend sein.

Lokale *Myalgien* mit Muskelhartspann entstehen bei Gelenkblockierungen durch Dehnung verkürzter oder kontrakter Muskeln (reflektorisch erhöhter Ruhetonus) als Folge von Fehl- und Überlastung. Die Linderung der Schmerzen durch Wärme und Bewegung stellt ein wichtiges Unterscheidungsmerkmal von der Exazerbation der Beschwerden nach Wärmeanwendungen bei einer entzündlichen Ursache dar. Die systemischen Myalgien bei Viruserkrankungen (Grippe), bei bakteriellen Infektionen und Kollagenerkrankungen (erhöhte BKS, Leukozytose) sind hiervon zu unterscheiden. Die fehlende Auslösung durch Husten, Niesen oder Pressen ermöglicht die Differenzierung von bandscheibenbedingten Erkrankungen.

Der myofasziale Schmerz muß von der Fibromyalgie und den muskulären Reaktionen bei Dysfunktion der Gelenke differenziert werden. Die *Fibromyalgie* wird als generalisierte Tendomyopathie mit chronisch generalisierten Schmerzen im Bereich der Muskulatur, des Bindegewebes und der Knochen an typischen Schmerzpunkten definiert.

Tendo-ligamentär bedingte Kopfschmerzen. Nach längerdauernder Zwangshaltung und insuffizienter segmentaler Muskelfunktion infolge einer beginnenden Bandscheibendegeneration resultiert eine Störung des diskoligamentären Spannungsausgleichs. Typisch sind endgradige Schmerzen bei passiver Bewegung der hypermobilen Gelenke. Es besteht ein Druckschmerz der Bandansätze, oft eine vermehrte passive und translatorische Gelenkbeweglichkeit (Hypermobilität). Die freien Nervenenden verarbeiten lokale Schmerzen an den Insertionsstellen von Sehnen und Bändern, es kommt oft zur Ausstrahlung in die zugehörige Muskulatur. Durch Entlastung und Ruhigstellung kann eine akute Besserung, durch Muskeltraining eine dauerhafte Besserung erzielt werden.

Neuralgische Kopfschmerzen. Durch die direkte Reizung einer Schmerzbahn (peripherer Nerv, hintere Wurzel) entsteht ein bohrender, schneidender, oberflächlicher, scharf begrenzter Schmerz häufig mit blitzartigen Schmerzattak-

ken. Der projizierte Schmerz folgt dem Ausbreitungsgebiet entlang des zugehörigen Ganglions oder der Schaltstellen im Rückenmark in das zugehörige Hautareal eines peripheren Nervs oder einer Nervenwurzel. Es resultiert eine Entlastungshaltung mit eingeschränkter Beweglichkeit und verspannter Muskulatur ohne Allgemeinerscheinungen.

Am bekanntesten sind Trigeminusneuralgien im Gesicht oder eine extreme Überempfindlichkeit der Nerven nach Gürtelrose. Bei Infektionen z. B. Herpes zoster (Gürtelrose), Durchblutungsstörungen, Geschwülsten und eingeklemmten Nerven kann die Schmerzschwelle dauerhaft gesenkt sein.

Therapeutisch werden nervenblockierende Medikamente, die elektrische Nervenstimulation und Entspannungsverfahren eingesetzt. Neurodestruktive Verfahren mit Durchtrennung der schmerzleitenden Nervenfasern oder zum Teil deren Zentren bergen die Gefahr, daß auch andere Sinnesempfindungen (Berührung, Temperatur) beeinträchtigt werden. Überdies kehrt der Schmerz nicht selten stärker als zuvor zurück und erweist sich dann als therapeutisch refraktär.

Meralgiforme Kopfschmerzen. Der Schmerz in umschriebenen Glieder- und Körperabschnitten in Verbindung mit neurozirkulatorischen oder neurodystrophischen Störungen bei Meralgien und Merodysästhesien ist von rhythmischen Vorgängen wie Tagesrhythmus, einseitigen beruflichen Belastungen, Menstruationszyklus, episodischen Vorgängen (Gravidität, Wochenbett), Stoffwechselstörungen abhängig. Der Irritationsort liegt im Bereich von Nerven, die Sympatikusfasern führen (Plexus, N. medianus, Wurzel C6–C8) oder der großen Gefäße (A. carotis) mit perivaskulären Geflechten von vegetativen Fasern. Die vegetativen Störungen erlauben auch eine Seitendiagnostik bezüglich des Irritationsortes.

Typisch sind doppelseitige symmetrische Schmerzen und Mißempfindungen bei denen neben dem Irritationsort noch Allgemeinfaktoren (Entzündungen, hämatologische Erkrankungen, Stoffwechselerkrankungen, Intoxikationen und Tumoren) eine Rolle spielen.

Vegetativ bedingter Kopfschmerz. Durch die Reizung vegetativer Nervenfasern bzw. Umschaltung der Rezeptorerregung kommt es zu einer schwer lokalisierbaren, nicht scharf begrenzten

Schmerzhaftigkeit auf der Körperoberfläche mit der Neigung zur diffusen Ausbreitung.

Es resultieren brennende, krampfartige, oft auch wellenförmig verlaufende Dauerschmerzen, die den Schmerzreiz überdauern in Verbindung mit vegetativen Störungen (Kältegefühl, Schwellungsgefühl, Schweißsekretion, Durchblutungsstörungen, trophische Störungen und Veränderungen des Allgemeinbefindens).

Gefäßbedingter Kopfschmerz. Schmerzen, die in der Umgebung des Gefäßverlaufs mit plötzlichem, peitschenschlagartigem Charakter imponieren und distal vom Ort der Gefäßläsion auch mit einem Kältegefühl einhergehen können, sprechen für arterielle Schmerzen.

Das allmählich zunehmende Druck-, Spannungs- und Schweregefühl spricht dagegen für einen venös bedingten Schmerz.

Tumorbedingte Kopfschmerzen. Die Schmerzen von bis zu 80% der Patienten mit bösartigen Neoplasien gelten als behandlungsbedürftig. Die Tumoren und Metastasen können mechanisch die Nerven irritieren, lokal schmerzmodulierende Mediatoren freisetzen und durch Tumorosteolysen an der Halswirbelsäule zu einem Instabilitätsschmerz führen. Erforderlich für eine differenzierte medikamentöse Tumorschmerztherapie ist die individuelle Dosierung und kontrollierte Einnahme nach festem Zeitschema. Nur durch Schmerzreduktion auf ein erträgliches Maß ist eine akzeptable Lebensqualität zu erreichen, eine adäquate Schmerztherapie ist nach neuester Rechtsprechung einklagbar.

Spannungskopfschmerz. In der deutschen Bevölkerung leiden nach einer Umfrage 70% Prozent unter gelegentlichen Kopfschmerzen. Der „ganz normale Kopfschmerz" kommt und geht langsam. Mitunter ist die Kopfmuskulatur dann extrem empfindlich. Die Verspannungen der Kopf-, Nacken- und Schultermuskulatur resultieren oft aus einer übermäßigen oder falschen Beanspruchung, im Besonderen durch eine falsche Körperhaltung (Bildschirmarbeit, Autofahren). Darüber hinaus können Kopfschmerzen Ausdruck einer „verspannten" Lebenssituation durch Streß, Konflikte und Überforderung sein.

Die Schmerzrezeptoren nehmen Spannung als Schmerz wahr, senden ein Signal aus, das wiederum die Spannung erhöht. Überdies drosselt die Verspannung die Blutzufuhr und setzt schmerzerzeugende Substanzen frei.

Die Therapie berücksichtigt alle Arten von Entspannungsübungen, Massage, Wärme, Yoga, Akupunktur, Akupressur, Biofeedback und Streßbewältigungstraining sowie Schmerzmittel.

Migräne. Schwere Migräneattacken sind 11% aller Deutschen aus eigener Erfahrung bekannt. Bei der klassischen Form (20% der Fälle) tritt in einer Vorphase, der „Aura", ein Augenflimmern auf. Es folgen hämmernde Schmerzen, zumeist lokalisiert an einer Schläfe oder über dem Auge. Eine Migräne kann sich auch über 1–2 Stunden halb- oder beidseitig aufbauen und klingt nach einigen Stunden wieder ab. Nebenerscheinungen können Erbrechen, Übersensibilität gegen Licht und Lärm und erhöhte Reizbarkeit sein.

Bei der Genese spielen Fehlregulationen bei der Hirndurchblutung mit Dilatation oder Konstriktion der Kopf- und Hirngefäße eine Rolle. Als Auslöser gelten Streß, Konflikte, Strapazen, Wetteränderungen und bestimmte Lebensmittel (z.B. Käse, Rotwein), aber auch Änderungen des Hormonhaushalts etwa durch die Pille oder die Menstruation.

Therapeutisch kann ein „Migränekalender" helfen, Auslöser aufzuspüren, die dann zu meiden sind. Lindernd wirken Reizabschirmung und Therapien wie beim Spannungskopfschmerz.

Medikamenten-induzierter Kopfschmerz. Der dumpfe, drückende oder pulsierende Schmerz tritt bei 5–10% aller Kopfschmerzpatienten auf, gelegentlich mit Übelkeit, Schwindel und Kältegefühl. Die Schmerzempfindlichkeit wird durch Langzeitgebrauch von Substanzen mit täglicher Einnahme über mehr als drei Monate gesteigert,

Tabelle 1. Die Häufigkeit der Schmerzlokalisation im Bereich von Kopf, Nacken, Hals und Trapezius (nach Tilscher), n = 50

		davon einseitiger Befall
Okziput	44	7 (16%)
Nacken	39	8 (20%)
Trapezius	35	13 (37%)
Scheitel	24	3 (13%)
Stirne	19	3 (16%)
Schläfe	12	4 (33%)
Orbita	9	2 (22%)
Oberkiefer	6	3 (50%)
Unterkiefer	3	1 (33%)
Hals	2	0 (0%)

so daß Entzugsschmerzen auftreten, sobald die Mittel jeweils aufhören zu wirken. Als brisant gelten insbesondere Kombinationspräparate und die Mischung von Migränemitteln und Koffein. Potentiell kann aber jedes Kopfschmerzmedika-ment bei falscher Dosierung zu diesen Symptomen führen.

Zur Behandlung hilft nur der Medikamentenentzug unter ärztlicher Aufsicht in einer Spezialklinik.

Tabelle 2. Klassifikation der Kopfschmerzen nach WHO (ICD) und der internationalen Kopfschmerzgesellschaft (IHS)

Migräne
- Migräne ohne Aura,
- Migräne mit Aura,
- ophthalmoglegische Migräne,
- retinale Migräne,
- periodische Syndrome in der Kindheit als mögliche Vorläufer oder Begleiterscheinungen einer Migräne (gutartiger proxismaler Schwindel in der Kindheit, alternierende Hemiplegie in der Kindheit),
- Migränekomplikationen (Status migraenosus, migränöser Infarkt),
- migräneartige Störungen.

Kopfschmerzen vom Spannungstyp
- Episodischer Kopfschmerz vom Spannungstyp (episodischer Kopfschmerz vom Spannungstyp mit erhöhter Schmerzempfindlichkeit perikranieller Muskeln, episodischer Kopfschmerz vom Spannungstyp ohne erhöhter Schmerzempfindlichkeit perikranieller Muskeln),
- chronischer Kopfschmerz vom Spannungstyp (chronischer Kopfschmerz vom Spannungstyp mit erhöhter Schmerzempfindlichkeit perikranieller Muskeln, chronischer Kopfschmerz vom Spannungstyp ohne erhöhter Schmerzempfindlichkeit perikranieller Muskeln),
- chronischer Kopfschmerz vom Spannungstyp, der nicht die obigen Kriterien erfüllt.

Clusterkopfschmerz und chronische paroxysmale Hemikranie
- Clusterkopfschmerz (Clusterkopfschmerz mit noch nicht abschätzbarem Verlauf, episodischer Clusterkopfschmerz, chronischer Clusterkopfschmerz [von Beginn an ohne Remission, nach primär episodischem Verlauf]),
- chronische paroxysmale Hemikranie,
- clusterkopfschmerzartige Störungen.

Verschiedene Kopfschmerzformen ohne begleitende strukturelle Läsion
- idiopathischer stechender Kopfschmerz,
- Kopfschmerz durch äußeren Druck,
- kältebedingter Kopfschmerz (äußere Kälteexposition, Einnahme eines Kältestimulus),
- benigner Hustenkopfschmerz,
- benigner Kopfschmerz durch körperliche Anstrengung,
- Kopfschmerz bei sexueller Aktivität (dumpfer Kopfschmerz, explosiver Kopfschmerz, haltungsabhängiger Typ).

Kopfschmerz nach Schädeltrauma
- akuter posttraumatischer Kopfschmerz (bei belangvollem Schädeltrauma und/oder entsprechenden Befunden, bei geringfügigem Schädelhirntrauma ohne belangvolle Befunde),
- chronischer posttraumatischer Kopfschmerz (bei belangvollem Schädeltrauma und/oder entsprechenden Befunden, bei geringfügigem Schädelhirntrauma ohne belangvolle Befunde).

Kopfschmerzen bei Gefäßstörungen
- akute ischämische zerebrovaskuläre Störungen (transitorische ischämische Atacke [TIA], thrombembolischer Infarkt),
- intrakranielles Hämatom (intracerebrales Hämatom, subdurales Hämatom, epidurales Hämatom),
- Subarachnoidalblutung,
- nichtrupturierte Gefäßfehlbildung (arteriovenöses Angiom, sackförmiges Aneurysma),
- Arteriites (Riesenzellarteriitis, andere systemische Arteriitiden, primär intrakranielle Arteriitis),
- A. carotis- oder A. vertebralis Schmerz (Carotis- oder Vertebralis-Dissektion, Carotidynie [idiopathisch], Kopfschmerz nach Endarteriektomie),
- Hirnvenenthrombose,
- arterieller Hochdruck (akute Blutdrucksteigerung durch ein exogenes Agens, Phäochromozytom, maligner Hochdruck, Präeklampsie und Eklampsie),
- Kopfschmerz bei anderen Gefäßkrankheiten.

Tabelle 2 (Fortsetzung)

Kopfschmerz bei nichtvaskulären intrakraniellen Störungen
- Liquordrucksteigerung (gutartige intrakranielle, Hochdruck-Hydrocephalus),
- Liquorunterdruck (postpunktioneller Kopfschmerz, Kopfschmerz bei Liquorfistel),
- intrakranielle Infektion,
- intrakranielle Sarkoidose und andere nicht infektiöse Entzündungsprozesse,
- Kopfschmerz nach intrathekaler Injektion (direkter Eingriff, bedingt durch chemische (aseptische) Meningitis),
- intrakanielles Neoplasma,
- Kopfschmerz bei anderen intrakraniellen Störungen.

Kopfschmerz durch Einwirkung von Substanzen oder deren Entzug
- Kopfschmerz bei akuter Substanzwirkung (Nitrat- oder Nitritkopfschmerz, Natriumglutamat-Kopfschmerz, Kohlenmonoxyd-Kopfschmerz, Alkohol- Kopfschmerz, andere Substanzen),
- Kopfschmerz bei chronischer Substanzwirkung (Ergotamin-Kopfschmerz, Analgetika-Kopfschmerz, andere Substanzen),
- Kopfschmerz bei Entzug nach akutem Substanzgebrauch (Alkoholentzug, andere Substanzen),
- Kopfschmerz bei Entzug nach chronischem Substanzgebrauch (Ergotamin-Entzugs- Kopfschmerz, Koffein-Entzugs-Kopfschmerz, Narkotika-Entzugs-Kopfschmerz, andere Substanzen),
- Kopfschmerz bei Substanzgebrauch ohne gesicherten Wirkmechanismus (hormonelle Kontrazeptiva, andere Substanzen).

Kopfschmerzen bei einer primär nicht den Kopfbereich betreffenden Infektion
- virale Infektion (fokal, nicht primär den Kopfbereich betreffend, systemisch septisch),
- bakterielle Infektionen (fokal, nicht primär den Kopfbereich betreffend, systemisch septisch),
- Kopfschmerzen bei anderen Infektionen.

Kopfschmerzen bei Stoffwechselstörungen
- Hypoxie (Höhenkopfschmerz, hypoxischer Kopfschmerz, Schlaf-Apnoe-Syndrom),
- Hyperkapnie,
- Hypoxie in Verbindung mit Hyperkapnie,
- Hypoglykämie,
- Dialyse,
- Kopfschmerz bei anderen metabolischen Störungen.

Kopfschmerz oder Gesichtsschmerz bei Erkrankungen des Schädels sowie im Bereich von Hals, Augen, Ohren, Nase, Nebenhöhlen, Zähnen, Mund oder anderen Gesichts- oder Kopfstrukturen
- Schädelknochen,
- Hals (Halswirbelsäule, retropharyngeale Tendinitis),
- Augen (akutes Glaukom, Brechungsfehler, Heterotrophorie und Heterotropie), Nase und Nebenhöhlen (Kopfschmerz bei akuter Sinusitis, andere Erkrankungen von Nase und Nebenhöhlen),
- Zähne, Kiefer und benachbarte Strukturen
- Krankheiten des Kiefergelenkes.

Kopf- und Gesichtsneuralgien, Schmerz bei Affektion von Nervenstämmen und Deafferenzierungsschmerzen
- anhaltender (nicht anfallsbedingter) Schmerz durch Erkrankung von Hirnnerven (Kompression oder Distorsion von Hirnnerven oder der 2. oder 3. Zervikalwurzel, demyelinisierende Erkrankungen von Hirnnerven [Optikusneuritis], Hirnnerveninfarkt [diabetische Neuropathie], entzündliche Hirnnervenstörungen [Herpes zoster, chronische postherpetische Neuralgie], Tolosa-Hunt-Syndrom, Nacken-Zungen-Syndrom, andere Ursachen für Dauerkopfschmerz bei Hirnnervenläsion),
- Trigeminusneuralgie (idiopathische Trigeminusneuralgie, Kompression der
- Trigeminuswurzel oder des Ganglion Gasseri, zentrale Läsion),
- Glossopharyngeusneuralgie (idiopathische Glossopharyngeusneuralgie,
- symptomatische Glossopharyngeusneuralgie),
- Nervus-intermedius-Neuralgie,
- Laryngicus-superior-Neuralgie,
- Okzipitalneuralgie,
- zentrale Ursachen von Kopf- oder Gesichtsschmerzen, die nicht dem Typ der
- Trigeminusneuralgie entsprechen (Anaesthesia dolorosa, Thalamusschmerz),
- Gesichtsschmerz, der nicht die angeführten Kriterien erfüllt.

Nichtklassifizierbarer Kopfschmerz

Literatur

Bates RE Jr, Gremillion HA, Stewart CM (1994) Degenerative joint disease. Part II: Symptoms and examination findings. Cranio 12 (2):88–92

Butler JD, Miles J (1998) Dysaesthetic neck pain with syncope. Pain 75 (2-3):395–397

Combs SB, Triano JJ (1997) Symptoms of neck artery compromise: case presentations of risk estimate for treatment [see comments]. J Manipulative Physiol Ther 20 (4):274–278

Cooper BC, Cooper DL (1991) Multidisciplinary approach to the differential diagnosis of facial, head and neck pain. J Prosthet Dent 66 (1):72–78

Coy RE, Flocken JE, Adib F (1991) Musculoskeletal etiology and therapy of craniomandibular pain and dysfunction. Cranio Clin Int 1 (2):163–173

Currarino G, Rollins N, Diehl JT (1994) Congenital defects of the posterior arch of the atlas: a report of seven cases including an affected mother and son [published erratum appears in AJNR Am J Neuroradiol 1994 Jun; 15(6):A9]. AJNR Am J Neuroradiol 15 (2):249–254

De Boever JA, Keersmaekers K (1996) Trauma in patients with temporomandibular disorders: frequency and treatment outcome. J Oral Rehabil 23 (2):91–96

De la Meilleure G, Dehaene I, Depondt M, Damman W, Crevits L, Vanhooren G (1996) Benign paroxysmal positional vertigo of the horizontal canal. J Neurol Neurosurg Psychiatry 60 (1):68–71

de Wijer A, Steenks MH, de Leeuw JR, Bosman F, Helders PJ (1996) Symptoms of the cervical spine in temporomandibular and cervical spine disorders. J Oral Rehabil 23 (11):742–750

Dreyfuss P, Rogers J, Dreyer S, Fletcher D (1994) Atlanto-occipital joint pain. A report of three cases and description of an intraarticular joint block technique. Reg Anesth 19 (5):344–351

Fischer AJ, Huygen PL, Folgering HT, Verhagen WI, Theunissen EJ (1995) Vestibular hyperreactivity and hyperventilation after whiplash injury. J Neurol Sci 132 (1):35–43

Friedman MH, Nelson AJ Jr (1996) Head and neck pain review: traditional and new perspectives. J Orthop Sports Phys Ther 24 (4):268–278

Halla JT, Bliznak J, Hardin JG, Finn S (1991) Septic arthritis of the C1–C2 lateral facet joint and torticollis: pseudo-Grisel's syndrome. Arthritis Rheum 34 (1):84–88

Hallgren RC, Greenman PE, Rechtien JJ (1994) Atrophy of suboccipital muscles in patients with chronic pain: a pilot study. J Am Osteopath Assoc 94 (12):1032–1038

Haslam D (1996) A pain in the head, or in the neck? Practitioner 240 (1569):711

Heikkila HV, Wenngren BI (1998) Cervicocephalic kinesthetic sensibility, active range of cervical motion, and oculomotor function in patients with whiplash injury. Arch Phys Med Rehabil 79 (9):1089–1094

Hultquist R, Zygmunt S, Saveland H, Birch Iensen M, Wollheim FA (1993) Characterization and functional assessment of patients subjected to occipito-cervical fusion for rheumatoid atlanto-axial dislocation. Scand J Rheumatol 22 (1):20–24

Kim HS, Chung SC, Kim YK, Lee SW (1995) Pain-pressure threshold in the head and neck region of episodic tension-type headache patients. J Orofac Pain 9 (4):357–364

Knutson GA (1997) Thermal asymmetry of the upper extremity in scalenus anticus syndrome, leg-length inequality and response to chiropractic adjustment. J Manipulative Physiol Ther 20 (7):476–481

Kokodoko DA, Pasquino C, Barra AM, Santoro L, Crespi MG, Bertoni M, Giorgetti G, Ballardini L, Cargnelutti C, Spinazzola L, Galli M (1996) [Cervical pain and proprioceptive sensitivity]. G Ital Med Lav 18 (4–6):129–134

Lamer TJ (1991) Ear pain due to cervical spine arthritis: treatment with cervical facet injection [see comments]. Headache 31 (10):682–683

Landy PJ (1998) Neurological sequelae of minor head and neck injuries. Injury 29 (3):199–206

Lerner EB, Billittier AJt, Moscati RM (1998) The effects of neutral positioning with and without padding on spinal immobilization of healthy subjects. Prehosp Emerg Care 2 (2):112–116

Osterbauer PJ, Derickson KL, Peles JD, DeBoer KF, Fuhr AW, Winters JM (1992) Three-dimensional head kinematics and clinical outcome of patients with neck injury treated with spinal manipulative therapy: a pilot study [published erratum appears in J Manipulative Physiol Ther 1992 Nov–Dec; 15(9): following table of contents]. J Manipulative Physiol Ther 15 (8):501–511

Pearce JM (1995) Cervicogenic headache: a personal view [see comments]. Cephalalgia 15 (6):463–469

Pearson ND, Walmsley RP (1995) Trial into the effects of repeated neck retractions in normal subjects. Spine 20 (11):1245–1250

Pinsolle V, Michelet V, Majoufre C, Caix P, Siberchicot F, Pinsolle J (1997) [Spinal accessory nerve and lymphatic neck dissection]. Rev Stomatol Chir Maxillofac 98 (3):138–142

Radanov BP, Sturzenegger M, Di Stefano G (1995) Long-term outcome after whiplash injury. A 2-year follow-up considering features of injury mechanism and somatic, radiologic, and psychosocial findings. Medicine Baltimore 74 (5):281–297

Refshauge KM, Goodsell M, Lee M (1994) The relationship between surface contour and vertebral body measures of upper spine curvature. Spine 19 (19):2180–2185

Revel M, Minguet M, Gregoy P, Vaillant J, Manuel JL (1994) Changes in cervicocephalic kinesthesia after a proprioceptive rehabilitation program in patients with neck pain: a randomized controlled study. Arch Phys Med Rehabil 75 (8):895–899

Rogers RG (1997) The effects of spinal manipulation on cervical kinesthesia in patients with chronic neck pain: a pilot study. J Manipulative Physiol Ther 20 (2):80–85

Schellhas KP, Smith MD, Gundry CR, Pollei SR (1996) Cervical discogenic pain. Prospective correlation of magnetic resonance imaging and discography in asymptomatic subjects and pain sufferers. Spine 21 (3):300–311

Senter BS (1995) Cervical discogenic syndrome: a cause of chronic head and neck pain. J Miss State Med Assoc 36 (8):231–234

Silverman JL, Rodriquez AA, Agre JC (1991) Quantitative cervical flexor strength in healthy subjects and in subjects with mechanical neck pain [see comments]. Arch Phys Med Rehabil 72 (9):679–681

Simmers TA, Bekkenk MW, Vidakovic Vukic M (1997) Internal jugular vein thrombosis after cervical traction. J Intern Med 241 (4):333–335

Syms MJ, Burton BS, Burgess LP (1997) Magnetic resonance imaging in carotidynia. Otolaryngol Head Neck Surg 117 (6):156–159

Thompson Link D, McCaffrey TV, Krauss WE, Link MJ, Ferguson MT (1998) Cervicomedullary compression: an unrecognized cause of vocal cord paralysis in rheumatoid arthritis. Ann Otol Rhinol Laryngol 107 (6):462–471

Tjaderhane L (1994) [Treatment of prolonged head-and-neck pain by balancing occlusional problems]. Duodecim 110 (16):1533–1535

Vallerand WP, Hall MB (1991) Improvement in myofascial pain and headaches following TMJ surgery. J Craniomandib Disord 5 (3):197–204

Van Geothem JW, Biltjes IG, van den Hauwe L, Parizel PM, De Schepper AM (1996) Whiplash injuries: is there a role for imaging? Eur J Radiol 22 (1):30–37

Van Zandijcke M (1995) Cervical dystonia (spasmodic torticollis). Some aspects of the natural history. Acta Neurol Belg 95 (4):210–215

Weber BR, Uhlig Y, Grob D, Dvorak J, Muntener M (1993) Duration of pain and muscular adaptations in patients with dysfunction of the cervical spine. J Orthop Res 11 (6):805–810

Wong E, Lee G, Mason DT (1995) Temporal headaches and associated symptoms relating to the styloid process and its attachments. Ann Acad Med Singapore 24 (1):124–128

Yetiser S, Gerek M, Ozkaptan Y (1997) Elongated styloid process: diagnostic problems related to symptomatology. Cranio 15 (3): 236–241

KAPITEL 16

Möglichkeiten
der manuellen und physikalischen Therapie beim Kopfschmerz

H.-P. Bischoff

Manualtherapie und physikalische Therapie sind neben medikamentösen, neuraltherapeutischen und pschotherapeutischen Maßnahmen in der Mehrzahl der Fälle bei der Kopfschmerzbehandlung von großem Nutzen. Das gilt nicht nur für den zervikogenen Kopfschmerz, der durch eine Schmerzausbreitung von Nacken über das Occiput bis auf die Schädelhöhe, bzw. nach parietofrontal oder retroorbital gekennzeichnet ist. Ein typischer Vertreter dieses zervikogenen Kopfschmerzes ist das Barré-Liéou-Syndrom (1925), das durch die Trias: Nackenschmerz, Kopfschmerz, Schwindel gekennzeichnet ist.

Auch bei anderen Kopfschmerzformen kommt es häufig über einen algogenen Hypertonus der Kopf- und Nackenmuskeln zu einer sekundären zervikalen Beteiligung, die den primären Schmerz ihrerseits verstärkt. Auch in diesen Fällen führt die Behandlung der sekundären zervikalen Komponente zum Erfolg. Ebenso sind die durch einen erhöhten Vasotonus bedingten Kopfschmerzen durch manualtherapeutische und physikalische Maßnahmen günstig zu beeinflussen.

In die Behandlung zervikozephaler Syndrome ist ggf. auch die untere Halswirbelsäule mit einzubeziehen, vor der durchaus auch zervikozephale Syndrome ihren Ausgang nehmen können. Zum anderen muß aber auch das im Rahmen von Verkettungssyndromen über die Muskulatur (z.B. M. semispinalis, M. splenius cervicis, M. rectus capitis, M. levator scapulae, Mm. scaleni, M. sternocleideidomastoideus) entstehende Rezidivpotential in die therapeutischen Überlegungen einbezogen werden.

Bei hypomobilen Dysfunktionen (Blockierungen) im HWS-Bereich ist zu berücksichtigen, daß solche gerade auch bei hypermobiler Halswirbelsäule auftreten können, da der Zugewinn an pathologischer Beweglichkeit auch zu vermehrten Blockierungsmöglichkeiten führt. Auf eine solche – sowohl lokal mögliche, als auch im Rahmen einer generalisierten Hypermobilität auftretende – Halswirbelsäulenhypermobilität weist uns der Patient bereits bei einer ausführlich erhobenen Anamnese hin. Er gibt uns an, daß immer wieder schnelle unbeabsichtigte Bewegungen vom Patienten selbst als schmerzhafte Blockierung empfunden werden, daß vor allem bei Kopfrückneigung Schwindelerscheinungen auftreten, daß er seinen Kopf nicht mehr richtig halten könne und daß das Schmerzgeschehen die Seite wechselt. Meist wird es auch begleitet von Ansatztendinosen im Bereich des Levator scapulae, bei im übrigen eher bestehender Haltungsschwäche. Deshalb ist besonders in diesen Fällen nach Behandlung einer hypomobilen Dysfunktion (auch Blockierung) eine erneute Bewegungsprüfung durchzuführen. Beim Feststellen einer Hypermobilitäts- oder Instabilitässymptomatik ist dann der Einsatz stabilisierender Maßnahmen zur Rezidivprophylaxe erforderlich.

Eine Indikation zur Durchführung einer ärztlichen (Manipulation, Mobilisation, neuromuskuläre Technik), oder Verordnung einer an Physiotherapeuten delegierbaren manuellen Therapie (Mobilisation, Weichteildehnung) ist also gegeben bei:

* zervikogenem Kopfschmerz
  den Schmerz verstärkenden Begleitblockierungen und
* durch Vasospasmus unterhaltenen oder aus-
* gelösten Kopfschmerzen.

Der Einsatz dieser Maßnahmen erfordert den Ausschluß allfälliger Kontraindikationen (auch durch bildgebende Verfahren) und den Einsatz der speziellen Chirodiagnostik (Abb. 1), ebenso wie das Beherrschen einer atraumatischen Manipulations- und Mobilisationstechnik. Zum Ausschluß einer Gefährdung der A. vertebralis ist unbedingt die Durchführung einer diagnostischen Probemobilisation zu fordern. Die früher geforderten Tests (de Klejn, Hautand, Unterger-Tretversuch) haben sich nicht als ausreichend zuverlässig erwiesen. Eine besondere Ge-

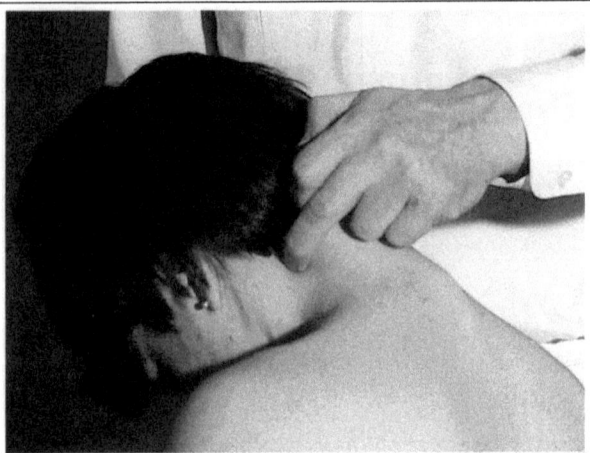

Abb. 1. Gezielte Chirodiagnostik (Irritationspunktprüfung) an der HWS

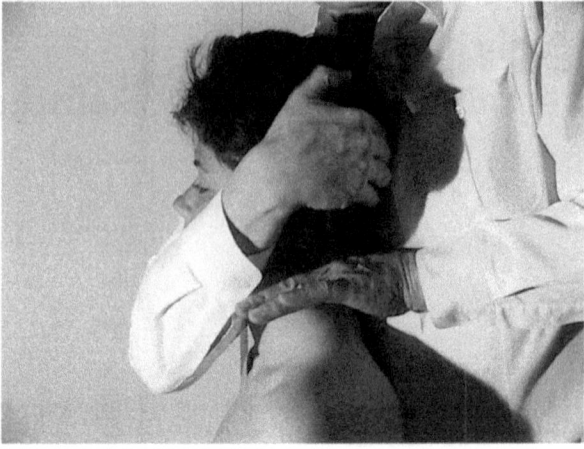

Abb. 2. Gezielte Manipulation aus dem Ellenbogenhang an der HWS

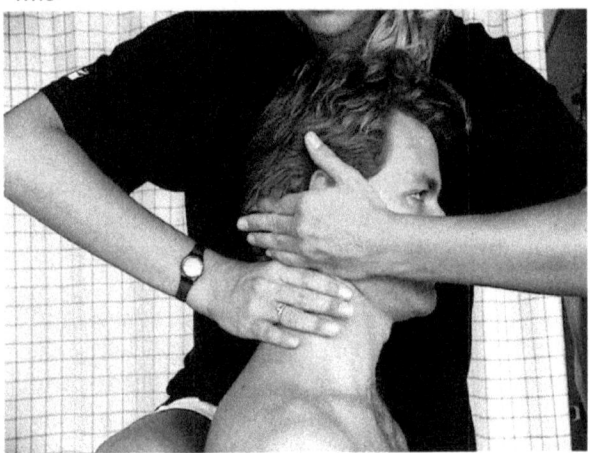

Abb. 3. Mobilisation an der HWS mit segmentalen Gegenhalt

fahr liegt auch darin, daß ohne erkennbare Ursache entstehende seltene Dissektionen der A. vertebralis in der Symptomatik einem zervikogenen Kopfschmerz sehr ähneln und auch Begleitblockierungen hervorrufen können. Auf diese Problematik wurde in einer Kasuistik der Neurologischen Universitätsklinik Heidelberg hingewiesen. Bei einem entsprechenden Verdacht sollte deshalb eine farbcodierte Duplex-Doppler-Untersuchung vorgeschaltet werden.

Blockierungsbefunde finden sich bei Kopfschmerzpatienten vor allem im Bereich der oberen Halswirbelsäule und hier wiederum besonders an den oberen und unteren Kopfgelenken. Besonders im Kopfgelenkbereich ist der vasospasmolytische Effekt der Manualtherapie hervorzuheben. Am schnellsten und sichersten führt auch hier die gezielte Manipulation (Abb. 2) zum Erfolg. Sie setzt allerdings gerade an der Halswirbelsäule eine qualifizierte Weiterbildung und ein absolut den Regeln der Kunst folgendes technisches Vorgehen voraus. Der manipulative Impuls ist nach den Regeln der sanften atraumatischen Manipulation nur als Minimalimpuls aus optimal gehaltenem Tiefenkontakt und optimal gehaltener Vorspannung heraus zu setzen. Vor allem bei Kindern und alten Patienten sind aber Techniken wie die ebenfalls sehr gut detonisierend wirkende (aber auch sehr vorsichtig dosiert einzusetzende) Kopfgelenkmobilisation aus dem Ellenbogenhang, die Einfingertechnik am Atlas (besonderer Entspannungseffekt bei doppelseitiger Einwirkung) und die vorsichtige Querdehnung der oberflächlichen und tiefen suboccipitalen Muskeln zu empfehlen. Die Mobilisationsbehandlungen (Abb. 3) sind unter ständiger Beachtung des Gelenk- und Gewebege-

fühls langsam durchzuführen und bei auftretenden nozireaktiven Zeichen sofort abzubrechen.

Beim chronischen oder rezidivierenden zervikozephalen Syndrom ist die Chirotherapie in ein therapeutisches Gesamtkonzept einzubauen, das alle Sekundärphänomene und das gesamte Rezidivpotential berücksichtigt. Zu letzterem gehören neben den bereits genannten muskulären Dysbalancen auch eine Fehlstatik, hypermobile reversible Dysfunktionen (Blockierungen) im oberen Thorakalbereich (BWS und Rippenwirbelgelenke) und Kiefergelenksdysfunktionen. Auf letztere weist uns der Patient häufig mit der Klage hin, daß der Schmerz auch zum Ohr ausstrahle. Dabei ist zu differenzieren zwischen dem Schmerz am Insertionspunkt, der hinter der Ohrmuschel angegeben wird und dem vom Kiefergelenk ausstrahlenden Schmerz, den der Patient direkt am Gehörgang lokalisiert. Bei Beteiligung der oberen BWS, der oberen Rippenwirbelgelenke, der Kiefergelenke und muskulärer Dysbalancen ist die Chirotherapie auch in diesem Bereich einzusetzen. Die Kiefergelenksmobilisation wirkt naturgemäß auch dehnend auf die Kaumuskulatur ein. Dieser Effekt ist durchaus erwünscht. Bei einer ins Gewicht fallenden muskulären Dysbalance zwischen dorsaler und ventraler Halsmuskulatur kann auch die „Kehlkopfmobilisierung" zur Detonisierung und Dehnung der Zungenbeinmuskulatur eingesetzt werden. Diese wird von den Patienten weitaus angenehmer empfunden als eine direkte manuelle Einwirkung am Zungenbein.

Auch die Kombination mit schmerztherapeutischen Injektionsverfahren kann erwogen werden. Dabei ist aber zu beachten, daß eine noch wirksame Lokalanästhesie im Behandlungsgebiet vor einer chirotherapeutischen Maßnahme einen schweren Behandlungsfehler darstellt, da damit die Warnfunktion der Rezeptoren bei der diagnostischen Probemobilisation ausgeschaltet wird. Bei hypermobilen Störungen ist eine Prolotherapie (Abb. 4) (Injektion bindegewebsproliferationsfördernder Substanzen in die Ligamenta interspinosa und das Ligamentum supraspinale) erfolgversprechend, wenn nicht eine hochgradige Instabilität vorliegt, die nur durch eine Spondylodese zu beseitigen ist. Desweiteren wird in diesen Fällen die Chirotherapie mit krankengymnastisch-physikalischen Behandlungen kombiniert, die auch unabhängig von manualtherapeutischen Maßnahmen beim Kopfschmerzpatienten zum Einsatz kommen.

Hier sind vor allem zu nennen:
- vorsichtig mobilisierende und anschließend stabilisierende krankengymnastische Anwendungen,
- Akupunktmassage, manuelle Lymphdrainage, Bindegewebsmassage,

- aus der Elektrotherapie vor allem Quergalvanisation und Diadynamik im HWS-Bereich,
- aus der Hydrotherapie die sog. Migränegüsse.

Bei der Krankengymnastik ist zu beachten, daß der Haltungsaufbau auch bei zervikaler Hypermobilität letztlich vom Becken her erfolgen muß, womit auch versucht werden soll, eine sagittale Fehlstatik zu korrigieren. Im Rahmen der Krankengymnastik werden dosierte schmerzfreie kyphosierende Traktionen (Abb. 5) genauso angewandt wie in der manuellen Therapie. Isometrische Muskelspannungen haben bei akuten und starken zervikozephalen Syndromen zunächst mit sehr geringem Krafteinsatz zu erfolgen (100 g). Nach Abklingen der akuten Symptomatik kann die eingesetzte Kraft gesteigert werden. Zunächst muß ein verspannter und verkürzter Muskel allerdings detonisiert bzw. gedehnt werden, da er sonst nicht auftrainierbar ist. Auch für den Aufbau der zervikalen Muskulatur können heute die Maßnahmen der medizinischen Trainingstherapie eingesetzt werden. Die durchaus auch in die Rezidivphrophylaxe einzubeziehende Korrektur einer horizontalen Fehlstatik erfordert in den meisten Fällen orthopädietechnische Maßnahmen.

Die genannten Massageformen dienen wiederum der Detonierung und einer dosierten Durchblutungssteigerung, weshalb bei der Bindegewebsmassage die Gewebereaktion sehr genau als Dosisparameter zu beachten ist. Bei einer großen Zahl von Kopfschmerzpatienten in unserer Klinik hat sich gezeigt, daß uns neben den angeführten manualmedizinischen und krankengymnastischen Maßnahmen besonders die manuelle Lymphdrainage – im subokzipitalen und okzipitalen Bereich eingesetzt – die Er

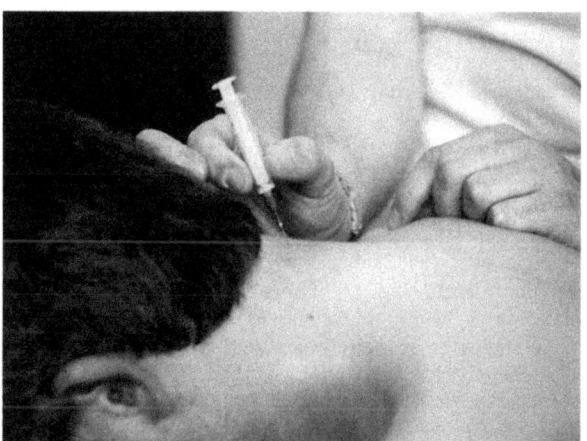

Abb. 4. Prolotherapie der Ligg. interspinosa an der HWS

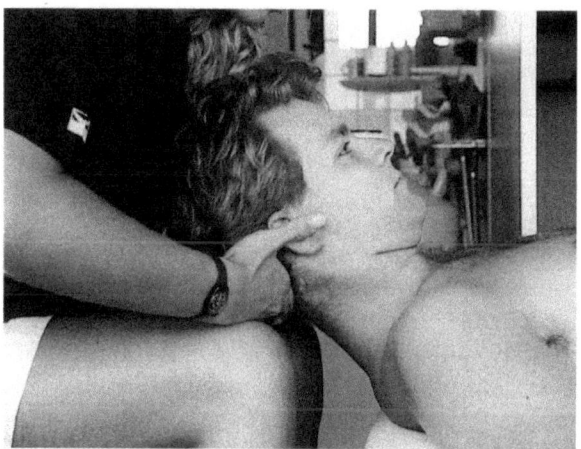

Abb. 5. Manuelle Traktion an der HWS

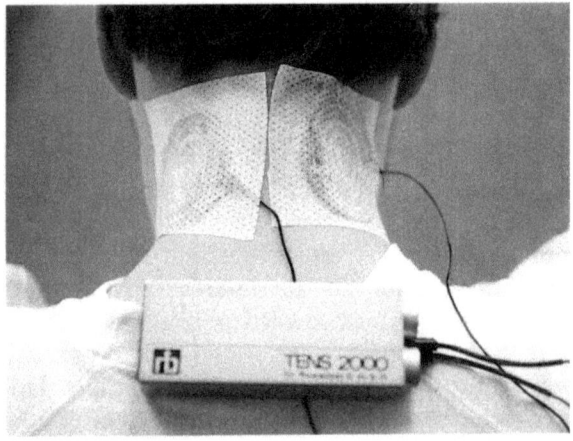

Abb. 6. Niederfrequenzanwendung beim zervikozephalen Syndrom

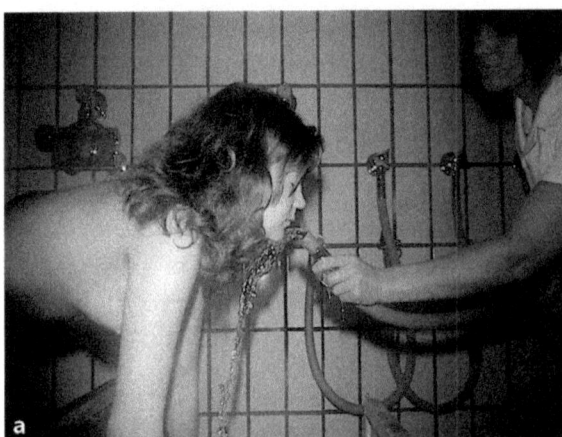

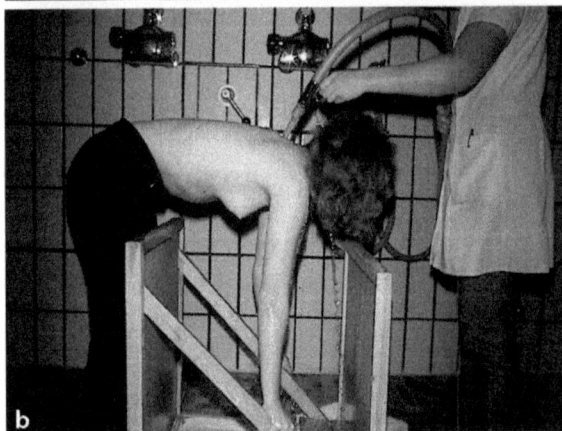

Abb. 7 a, b. Migräneguß

folgsquote deutlich erhöht. Es sollte versucht werden, diese Indikation in die Verordnungsweise der manuellen Lymphdrainage mit einzubeziehen.

Während die genannten Elektrotherapieformen (Abb. 6) mit ihren hyperaemisierenden, detonisierenden und analgetischen Effekten auch an der Halswirbelsäule als unproblematisch angesehen werden, wird von Ultraschallanwendun-

gen im Kopfgelenkbereich in der Literatur allgemein abgeraten. Im Bereich der unteren und mittleren HWS bestehen aber auch mit dem Ultraschall gute Erfahrungen.

Aus der Hydro- und Thermotherapie kommen neben den von der Kneipp-Therapie entlehnten Migränegüsse (Abb. 7 a und 7 b) auch dosierte Kälteanwendungen vor allem im Nakken und an den Schläfen zur Anwendung. Bei einer (seltenen) Unverträglichkeit der Kryotherapie können auch ebenfalls sorgfältig dosierte Wärmeanwendungen (lauwarmer Wickel im Nacken bis heiße Rolle im Nacken-Schulterbereich) eingesetzt werden. Anwendungen, die in etwa einem Migräneguß entsprechen, kann ein Patient auch nach Anleitung, bei Vorhandensein einer verstellbaren Dusche, selbst anwenden.

Chirotherapie und physikalische Therapie bieten in vielen Fällen eine bei sachgerechter Anwendung nebenwirkungsfreie Alternative zur medikamentösen Therapie oder mindestens eine sinnvolle Ergänzung derselben.

Literatur

1. Bischoff HP (1997) Chirodiagnostische und chirotherapeutische Technik – ein kurzgefaßtes Lehrbuch. 3. Aufl., Spitta, Balingen
2. Bertram M, Ringleb P, Fiebach J, Orberk E, Brandt T, Hacke W (1999) Das Spektrum neurologischer Symptome bei Dissektionen hirnversorgender Arterien. Sonderdruck Georg Thieme, Stuttgart New York 1990. Deutsche Med Wochenschr 124:273–278
3. Weingart JR, Bischoff HP (1996) Rekonstruktive Ligamenttherapie. Minimal Invasive Medizin 7 (4) Sonderdruck 145–150, ecomed, Landsberg
4. Bernau A, (1990) Zervikales Schmerzsyndrom – konservative Therapie. In: Springorum HW, Katthagen BD (Hrsg) Aktuelle Schwerpunkte der Orthopädie, Fortbildungskurse der DGOT, Georg Thieme, Stuttgart New York
5. Eder M, Tilscher H (1990) Chirotherapie, 2. Aufl., Hippokrates, Stuttgart
6. Heipertz W, tum Suden-Weickmann A (1985) Erkrankungen von Wirbelsäule und Rumpf. In: Cotta W et al (Hrsg) Krankengymnastik, Band 5. Georg Thieme, Stuttgart New York
7. Krämer J (1986) Bandscheibenbedingte Erkrankungen, 2. Aufl. Georg Thieme, Stuttgart New York
8. Lewit K (1987) Manuelle Medizin im Rahmen der medizinischen Rehabilitation, 5. Aufl. Urban & Schwarzenberg
9. Schmitt E (1991) Nicht-operative Stabilisierungsmaßnahmen bei Instabilität der Wirbelsäule. In: Fuchs GA (Hrsg) Die instabile Wirbelsäule. Georg Thieme, Stuttgart New York

KAPITEL 17

Injektionstherapie bei pseudoradikulärem Schmerzsyndrom

C. Plafki, R. Steffen, J. Ludwig, R. H. Wittenberg

Epidemiologie von Rückenschmerzen

Die Prävalenz von Rückenschmerzen in der deutschen Bevölkerung wurde in verschiedenen Studien ermittelt. Für die Punktprävalenz wurden Werte zwischen 27,0% und 48,8%, für die Jahresprävalenz zwischen 62,7% und 76,9% und für die Lebenszeitprävalenz zwischen 68,5% und 84,3% angegeben. Bereits bei den 18- bis 29jährigen zeigten sich dabei Lebenszeitprävalenzen zwischen 60 und 70%. Ein Graduierungssystem bezifferte die Punktprävalenz starker Schmerzen mit 10% aller Probanden. Die direkten und indirekten Kosten durch Rückenschmerzen werden auf 33 Milliarden Mark geschätzt. Der Erkrankungsverlauf bei Rückenschmerzen wird nach neuesten epidemiologischen Studien als chronisch-remittierend klassifiziert. Nur 27% der Befragten waren innerhalb eines Jahres schmerzfrei. Von 64% derjenigen Probanden, die zunächst eine negative Punktprävalenz angaben, entwickelten 60% im Folgejahr Schmerzen [40, 42, 43].

Neben den Radikulopathien wurden unterschiedliche anatomische Strukturen als Schmerzauslöser für Rückenschmerzen identifiziert. Der Ramus dorsalis der lumbalen Spinalnerven innerviert sowohl Faszien- und Bandstrukturen sowie die Wirbelgelenke sensibel. Durch eine Überlappung der segmentalen Versorgungsgebiete ist eine Zuordnung schwierig [38]. Frühe Studien konnten nachweisen, daß die Injektion hypertoner Kochsalzlösung in die lumbalen Muskelansätze, Lig. interspinosa [20] oder Wirbelgelenke Rücken- und Beinschmerzen provozieren kann [19, 26]. Diese Beobachtungen führten zur Entwicklung des Konzeptes des fortgeleiteten „pseudoradikulären" Schmerzes. Darüber hinaus kommt das Iliosakralgelenk als wichtige Schmerzursache in Frage, wobei auch von hier Beinausstrahlungen möglich sind [41].

Basierend auf diesen Beobachtungen sind unterschiedliche diagnostische Blockaden oder Provokationen zur Identifizierung der Schmerzquelle möglich [26]. Diese erlauben letztlich eine an anatomischen Strukturen orientierte Therapie. Die Anamnese und Untersuchung allein erlaubt keine Differenzierung der Schmerzursache. Auch die Korrelationen mit radiologischen und bildgebenden (CT und MRT) Befunden sind schlecht [2, 17, 28, 50].

Die Behandlung von Rückenschmerzen erfolgt primär konservativ mit physikalischer Therapie, Krankengymnastik und nichtsteroidalen Antiphlogistika. Dabei wird die orale analgetisch/antiphlogistische Therapie häufig verordnet. Unter den Injektionen stehen Triggerpunktinfiltrationen an erster Stelle [6, 53].

Das Facettensyndrom

Das Facettensyndrom geht von den Strukturen der kleinen Wirbelgelenke aus und gehört zu den mechanisch ausgelösten Rückenschmerzformen [25]. Als Schmerzauslöser kommen Arthrosen, Entzündungen oder Einklemmungen der Synovialis, Überlastungen der Gelenkkapsel sowie eine Aktivierung von nozizeptiven Nervenendigungen durch Neuropeptide wie z.B. Substanz P in Betracht. Als seltene Schmerzursachen wurden die villonoduläre Synovitis, Synovialzysten oder Infektionen beschrieben [5, 27, 45] (Abb. 1).

Der klinische Befund zeigt Schmerzen und Weichteilindurationen bei Tiefpalpation des betroffenen Gelenkes [48]. Unter Umständen läßt sich so auch die typische Schmerzausstrahlung provozieren. Eine vermehrte Dehnung der Gelenkkapsel bei Reklination und Seitneigung kann zur Schmerzprovokation führen. Diese Bewegungsrichtungen können entsprechend (schmerzhaft) eingeschränkt sein. Den wichtigsten Hinweis für die Diagnose „Facettensyn-

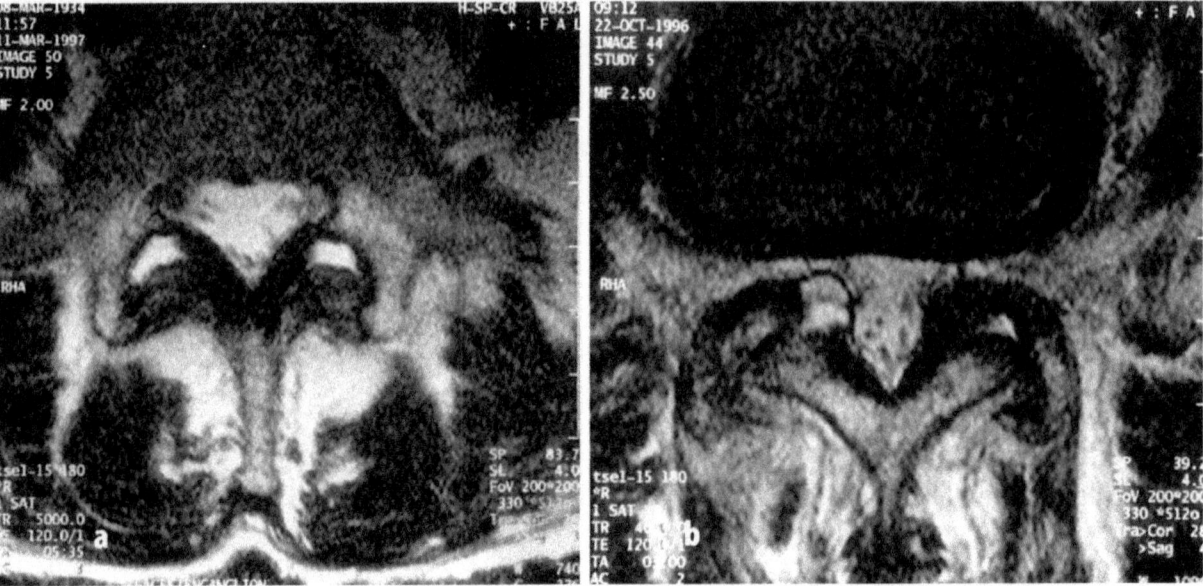

Abb. 1a, b. MRT-Darstellung einer ausgeprägten Facettenarthrose (**a**) im Segment L4/5 mit Gelenkerguß und Zystenbildung (**b**) am rechten Facettengelenk. (Aus: Der Orthopäde, Band 26, 6/97)

drom" liefert die Facetteninjektion einerseits durch die Auslösung des typischen, dem Patienten bekannten Schmerzes und andererseits durch die Schmerzausschaltung durch Lokalanästhetikainjektion [36, 44]. Diese beiden Kriterien sollten unabhängig von bildgebenden Befunden betrachtet werden, denn Korrelationen zwischen Schmerzlinderungen durch Facettenblockaden mit einem Lokalanästhetikum und klinischen Befunden ließen sich von zwei Arbeitsgruppen nicht darstellen [24, 50]. Schwarzer et al. [49] konnten einen Plazeboeffekt von 32% bei Facettenblockaden feststellen. Weitergehende Konsequenzen wie z.B. Operationsindikationen zur Spondylodese lassen sich daher aus den Ergebnissen der Facettenblockade nicht ableiten [8, 23, 56].

Durch Kortisonzusätze zur Lokalanästhetikuminjektion läßt sich ein zusätzlicher therapeutischer Effekt gewinnen. Hierbei wurden in der Vergangenheit verschiedene Ansätze beschrieben. Mooney und Robertson [35] berichteten 1976 über eine primäre Besserung bei 62% ihrer Patienten, die Kortisoninjektionen der drei unteren Facettengelenke der klinisch betroffenen Seite erhalten hatten. Besserungen nach 6 Monaten wurden bei 32% der Patienten beobachtet. Die Relevanz peri- gegenüber intraartikulärer Injektionen wird widersprüchlich beurteilt. Während Lynsch und Taylor [31] über

eine deutliche Reduktion des Erfolges bei periartikulären Injektionen berichteten, fanden Lilius et al. [30] keine signifikanten Unterschiede des Therapieerfolges zwischen peri- und intraartikulären Kortisoninjektionen. Die letztgenannte Arbeitsgruppe konnte ebenfalls keinen Unterschied in einem dritten Patientenkollektiv nachweisen, das eine intraartikuläre Kochsalzinjektion erhielt.

Die Indikation zur Facettenblockade wird prinzipiell dann gestellt, wenn Rückenschmerzen mit oder ohne pseudoradikuläre Schmerzausstrahlung weder spontan heilen noch durch analgetische/antiphlogistische Maßnahmen in Kombination mit einer Physiotherapie befriedigend zu bessern sind. Auch bei Schmerzausstrahlungen bis in die untere Extremität, radiologisch nicht nachweisbarer Facettenpathologie bei ggf. gleichzeitig bestehender asymptomatischer Bandscheibenpathologie ist die Facettenblockade indiziert. Bei derartigen Patienten kommt der Erstinjektion eine wichtige diagnostische Bedeutung zu.

Folgende Kontraindikationen sind zu beachten:
- lokale tiefe oder oberflächliche Infektionen,
- Wirbelsäulentumore,
- erhöhte Blutungsneigung (Medikamentenanamnese!),
- klares neurologisches Defizit.

Injektionstechnik

Bevor die Injektion unter üblichen sterilen Kautelen durchgeführt wird, muß der Patient über mögliche Risiken informiert werden. Weitergehende Maßnahmen sind nicht erforderlich.

Die Injektion sollte technisch so ausgeführt werden, daß eine maximale diagnostische Genauigkeit erzielt wird [39]. Daher ist eine Verifizierung der Nadellage unabdingbar. Hierzu eignet sich die Darstellung der Nadellage mittels Durchleuchtung oder CT (Abb. 2). Die Injektion einer geringen Kontrastmittelmenge von 0,2–0,3 ml dient zur Bestätigung der Nadelposition. Bei korrekter Nadellage wird ein geringes Lokalanästhetikum-Volumen von etwa 1 ml u.U. in Kombination mit einem Kortikosteroid injiziert. Ein größeres Injektionsvolumen birgt die Gefahr der Ruptur der Gelenkkapsel in sich [15, 18]. Ein daraus folgender periartikulärer Flüssigkeitsaustritt würde wiederum den diagnostischen Wert der Injektion einschränken. Eine sonographische Kontrolle der Injektion ist möglich, ob jedoch eine mit den beiden oben genannten vergleichbare Genauigkeit erreicht werden kann, ist z.Zt. noch ungeklärt [9] (Abb. 3).

Neben der intraartikulären Punktion, kommt die Blockade des medialen Astes des R. dorsalis in Betracht. Auch diese Injektion kann röntgenkontrolliert durchgeführt werden, wobei der Patient in Bauchlage gelagert wird. Die Punktionsstelle liegt etwa 1 cm lateral des Facettengelenkspaltes neben dem „Pedikelauge" in Höhe des oberen Drittels des Querfortsatzes. Durch die vorherige Injektion einer geringen Menge Kontrastmittels wird die Nadellage verifiziert und dokumentiert sowie eine intravasale Applikation ausgeschlossen. Anschließend wird 1 ml Lokalanästhetikum ggf. mit Kortikosteroidzusatz injiziert. Auf Grund der Überschneidung der nervalen Versorgung sollte das nächst höhere Wirbelgelenk ebenfalls blockiert werden [31].

Bei der Facettenblockade sind folgende grundsätzliche Überlegungen zu beachten:
- Wegen der hohen Spontanheilungsrate innerhalb der ersten Wochen sollten Facettenblockaden in diesem Zeitraum nur bei Therapieresistenz gegenüber anderen analgetischen Maßnahmen angewendet werden.
- Bei fehlender Schmerzreduktion trotz technisch einwandfreier Injektion müssen andere Schmerzursachen gesucht werden.

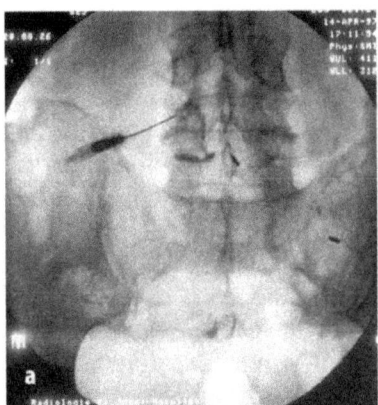

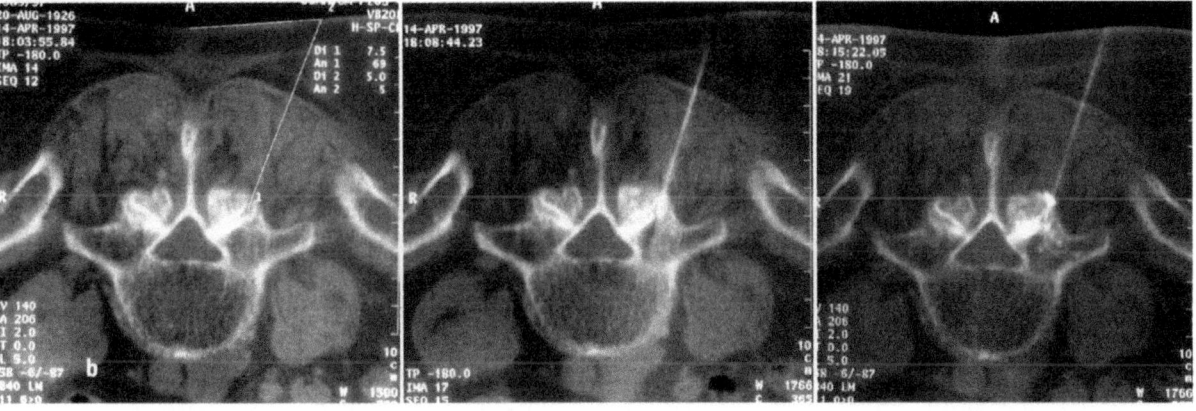

Abb. 2 a, b. Infiltration des Facettengelenks unter Durchleuchtungskontrolle/CT-Kontrolle. (**a**) Lokalisation des Facettengelenks im a.-p. Strahlengang und Kontrastmittel-Darstellung der Gelenkkapsel. (**b**) CT-gesteuerte Facettenpunktion (von li. nach re.: Planung, Nadellage, Kontrastmittel-Darstellung). (Aus: Der Orthopäde, Band 26, 6/97)

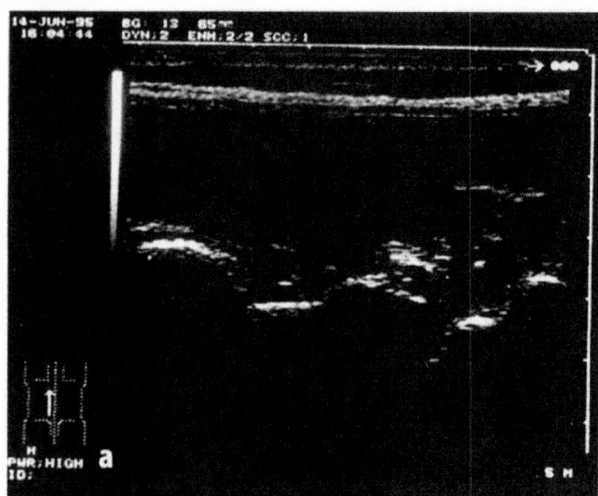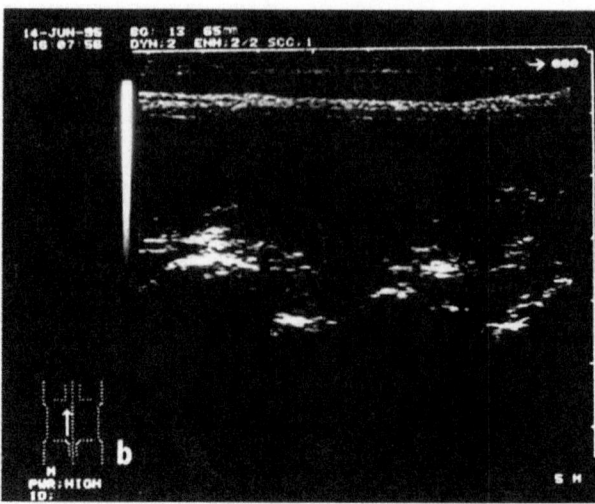

Abb. 3 a, b. Infiltration des Facettengelenks unter sonografischer Kontrolle. **a** Darstellung der Facettengelenke mit Totalreflektion und darüberliegender Gelenkkapsel mit Teilreflektion. **b** Bei der Injektion wird die Gelenkkapsel sichtbar abgehoben mit zusätzlicher Signalverstärkung (*linker Bildrand*). (Aus: Der Orthopäde, Band 26, 6/97)

- Die Punktion der Facettengelenke oder die Blockade des medialen R. dorsalis-Astes müssen kontrolliert durchgeführt werden. Dabei müssen immer die kranialen Nachbargelenke miteinbezogen werden. Kortikosteroidzusätze können zu Langzeitbesserungen führen.
- Bei Langzeitbesserungen durch Facettenblockaden kann eine Facettendenervation erwogen werden. Letztere ist bei fehlender Schmerzreduktion nach Injektion nicht erfolgversprechend [7, 25].

Schmerzsyndrome des Iliosakralgelenkes (ISG)

Das Iliosakralgelenk wird für bis zu 25% der Fälle von Rückenschmerzen verantwortlich gemacht [1]. Insbesondere bei Jugendlichen bildet es eine häufige Schmerzursache [34]. Die synoviale Gelenkkapsel und Bänder des ISG werden durch Nervenendigungen der Spinalwurzeln L4 bis S3 versorgt [3, 52]. Dies erklärt, daß neben lokalen Schmerzen auch Schmerzausstrahlungen in die Leisten- und Glutealregion, den dorsalen Oberschenkel sowie bis in den Unterschenkel vorkommen können. Der Schmerz ist i.d.R. einseitig lokalisiert und verstärkt sich bei Rumpfbewegungen sowie im Sitzen, während das Stehen oder Gehen eher Linderung bringt. Neurologische Ausfälle fehlen, bei distalen Schmerzausstrahlungen ähnelt das Bild u. U. jedoch einer inkompletten S1-Ischialgie.

Bei der Palpation findet sich ein Druckschmerz im Iliosakralgelenksbereich, in direkter Nachbarschaft zur Crista iliaca posterior. Bewegungen in der Sagittalebene (Flexion/Extension) sind schmerzhafter als die Seitneigung. Bestimmte manualtherapeutische Phänomene kennzeichnen Beschwerden von Seiten des Iliosakralgelenkes:

- Vorlaufphänomen,
- funktionelle Beinlängendifferenz,
- positives Viererzeichen,
- Gaenslen-Test.

Radiographische Befunde sind hier ebenfalls nicht richtungweisend, da mit zunehmendem Lebensalter oft degenerative Veränderungen zur Darstellung kommen. Bei der Differentialdiagnostik entzündlich-rheumatischer, infektiöser oder tumoröser Erkrankungen ist die Szintigraphie hilfreich [16, 46]. Neben allen anderen Schmerzsyndromen der Wirbelsäule muß auch eine Koxarthrose erwogen werden. Diagnostische Probleme entstehen dadurch, daß sich bei vielen Patienten eine zweite Schmerzursache nachweisen läßt [1].

Die Therapie schließt auch hier in erster Linie physio- und manualtherapeutische Maßnahmen ein. Bei Therapieresistenz ist eine Injektionsbehandlung indiziert. Auf Grund des schwierigen Zugangs zum ISG sollte die Punktion mittels CT- oder Durchleuchtungskontrolle, ggf. ergänzt um eine Arthrographie, durchgeführt werden (Abb. 4). Das Gelenk wird in drei Stufen im kranialen, mittleren und kaudalen Anteil punktiert. An jedem Punkt wird je 1 ml eines Lokalanästhetikum-/Steroidgemisches in die tie-

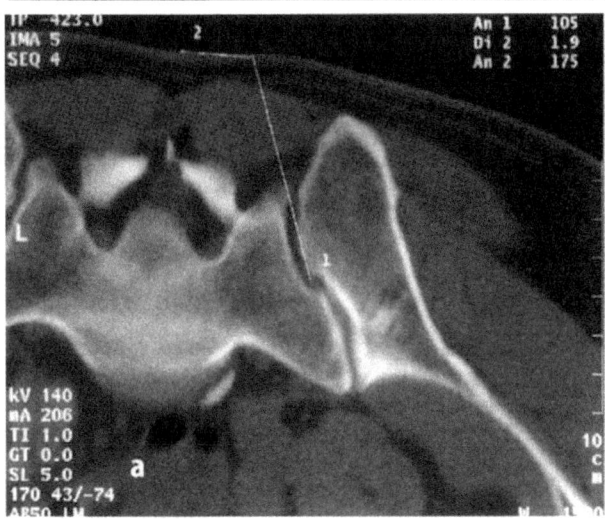

Abb. 4a, b. Infiltration der ISG Bandstrukturen unter CT-Kontrolle. **a** Nativ-CT mit Injektionsplanung. Hierzu wird der günstigste Injektionswinkel und der daraus resultierende Abstand zum Dornfortsatz bestimmt. **b** Die Kontrastmittelverteilung zeigt ein Depot an der Gelenkkapsel des ISG. (Aus: Der Orthopäde, Band 26, 6/97)

fen Kapsel-/Bandstrukturen und die oberflächlichen ligamentären Bereiche injiziert. Oft berichten die Patienten bei diesem Prozedere über eine Schmerzprovokation. Die Erfolgsrate wird mit 60–70% beziffert [37].

Myofasziales Schmerzsyndrom

Myofaszialer Schmerz nimmt seinen Ausgang von der aus Muskel und Faszie bestehenden Funktionseinheit. Die Diagnose wird klinisch auf Grund von Anamnese und körperlichem Untersuchungsbefund etabliert, wohingegen apparative Untersuchungen lediglich der Differentialdiagnostik dienen. Insgesamt stellt das myofasziale Schmerzsyndrom eine Ausschlußdiagnose dar. Die Grundlage der Diagnose bilden Triggerpunkte – umschriebene Gewebebezirke, die lokalen und entfernten Schmerz auslösen können. Derartige Triggerpunkte wurden für die meisten größeren Muskeln beschrieben (Abb. 5). Die Existenz eines Triggerpunktes wird erst durch die Schmerzerleichterung nach adäquater Behandlung verifiziert. Übergeordnete Auslöser von Triggerpunkten sind zu suchen [54].

Folgende Faktoren sind für die Erkennung eines Triggerpunktsyndroms bedeutsam [51]:
- Anamnese: muskuläre Überbeanspruchung oder einseitige Belastung, Schmerz bei Aktivität, in fortgeschrittenem Stadium auch Ruheschmerz.

- Schmerzcharakteristik: Patient berichtet über Muskelschmerz und übertragenen Schmerz in der Referenzzone (distal des Triggerpunktes). Letzterer läßt sich durch Druck auf den Triggerpunkt oder Punktion provozieren. Eine Lokalanästhetikainjektion beseitigt beide Schmerzformen.
- Triggerpunktlokalisation: empfindlichste Stelle des verhärteten Muskelstranges, Stimulierung durch Muskelzuckung nach mechanischer Manipulation.
- Zusätzliche muskuläre Dysfunktion und vegetative Störungen der Vaso- und Sudomotorik in der Referenzzone.

Myofasziale Beschwerden werden von einem großen Anteil der Patienten an Schmerzzentren geklagt [11]. Als Auslöser kommen Traumata, Fehl- und Überbelastungen, Fehlhaltungen und Bewegungsstereotypien sowie andere Erkrankungen des Skelettsystems und psychische Einflüsse in Frage [22].

Die Pathophysiologie des Triggerpunktsyndroms ist vielschichtig. Es wurden lokale Reduktionen des Sauerstoffpartialdruck und der ATP-Konzentration nachgewiesen [4]. Durch eine begleitende Funktionsminderung der Kalziumionenpumpe erhöht sich die Muskelspannung ohne nennenswerte Verkürzung [33]. Die EMG-Aktivität ist normal [54], da die Spannungserhöhung nicht durch Nervenstimuli erzeugt wird. Bereits geringe Mediatorenreize führen als Ausdruck einer Selbstsensibilisierung der Nozizeptoren zu Schmerzempfindungen [33]. Daher zeigt eine lokale Hemmung der Pro-

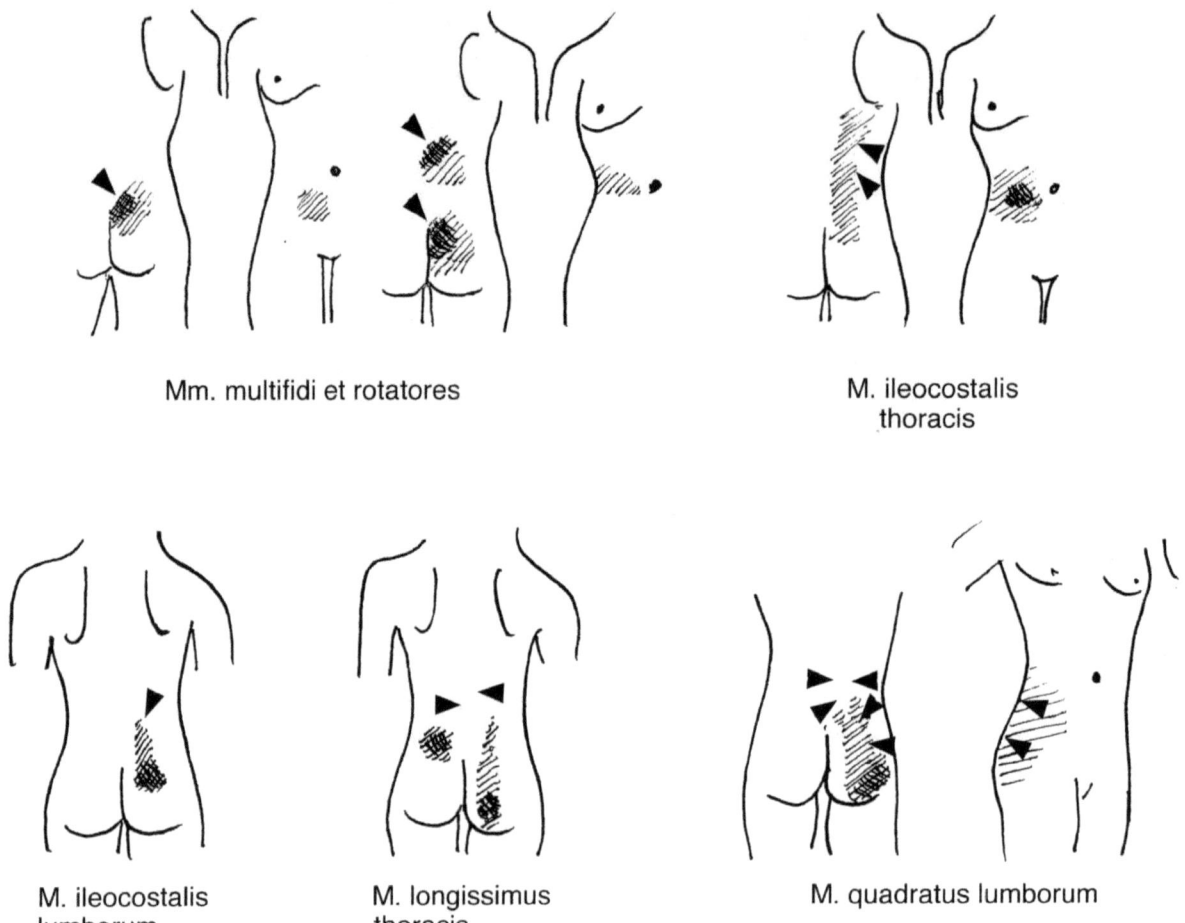

Mm. multifidi et rotatores

M. ileocostalis thoracis

M. ileocostalis lumborum

M. longissimus thoracis

M. quadratus lumborum

Abb. 5. Triggerpunkte (*Pfeile*) und Schmerzreferenzzonen (*Schraffur*) der dorsalen Stammuskulatur). (Aus: Der Orthopäde, Band 26, 6/97)

staglandinsynthese positivere Effekte als eine Lokalanästhesie [13]. Endogene Opiatsysteme scheinen ebenfalls eine Rolle zu spielen. Dies wird daran erkennbar, daß sich Lokalanästhetikaeffekte durch Naloxon im Vergleich zu einem Plazebo aufheben lassen [10]. Ebenso zeigt sich zu 71% eine Korrespondenz von Trigger- und Akupunkturpunkten als Ausdruck einer teilweisen Übereinstimmung sensibler Stimulationsmechanismen [32].

Auf den Hinterhornzellen konvergierende Afferenzen aus Haut, Viszera und Muskulatur werden nicht ausreichend differenziert [47]. Unterstützt durch experimentelle Beobachtungen [14, 21, 57] erklärt dieses Konvergenzmodell die Existenz der Referenzzonen.

Triggerpunkte können nach den o.g. Kriterien erfaßt werden, wobei bei chronischen Beschwerden immer deren Auslöser zu beachten sind. Die Evaluation von Behandlungsergebnissen erlaubt eine Diagnose ex juvantibus.

Die Differentialdiagnostik schließt alle Erkrankungen mit Schmerzausstrahlungen ein.

Lediglich die Abgrenzung von radikulären Schmerzen ist bei gleichzeitig vorhandenen neurologischen Defiziten unproblematisch. Störungen im Bereich von Gelenken zeigen Bewegungs- aber weniger Ruheschmerz. Kombinationen sind jedoch möglich. Ebenso können ligamentäre Triggerpunkte zu Schmerzen in Ruhe und bei monotonen Haltungen führen. Die Abgrenzung zur Fibromyalgie erfolgt über fehlenden übertragenen Schmerz und Alpha-Wellen im Non-REM-Schlaf-EEG [12]. Neben den klassischen Triggerpunkten sind bei der Fibromyalgie auch andere Punkte schmerzhaft. Diagnostische Kriterien bilden Steifigkeit und Schmerz an mindestens drei Regionen über drei oder mehr Monate.

Die Therapie myofaszialer Schmerzsyndrome beginnt mit einer sogenannten Probebehandlung, die der Identifizierung von Triggerpunkten dient. Dabei werden Kälteanwendungen am Triggerpunkt mit anschließender Muskeldehnung und die Triggerpunktinfiltration mit 1-2 ml Lokalanästhetikum angewendet. Die richtige

Injektionsstelle ist an der Verhärtung des Muskelgewebes bei Palpation erkennbar. Daran anschließend wird in einer Interventionsphase die Diagnose gesichert und ein Therapiekonzept aufgestellt. Die darauf folgende Rehabilitationsphase ist durch eine intensive Physiotherapie und ärztliche Kontrollen gekennzeichnet. Bei chronischen Schmerzen kann diese Phase bis zu einem Jahr dauern. Die Auswahl der Verfahren richtet sich nach dem individuellen Beschwerdebild und wird ggf. durch psychophysiologische Methoden ergänzt [29, 53, 55].

Bei allen Beschwerdebildern soll frühestmöglich mit einem adäquaten Belastungsaufbau begonnen werden. Dieser soll Sekundärfolgen und Chronifizierungen vorbeugen. Eine frühe und vollständige Rehabilitation des Patienten ist anzustreben.

Fazit

Auf Grund des teilweise uncharakteristischen Schmerzbildes ist nicht immer eine sichere Diagnose möglich. Die Therapie ist primär konservativ ausgerichtet. Operative Maßnahmen sind nur bei langfristigem Versagen aller konservativen Therapiemöglichkeiten indiziert.

Literatur

1. Bernard TN, Kirkaldy-Willis IH (1987) Recognizing specific characteristics of specific low back pain. Clin Orthop 217:266–280
2. Bden SD, Davis DO, Dina TS, Patronas NJ, Wiesel S (1990) Abnormal magnetic resonance scans of the lumbar spine in asymptomatic subjects. J Bone Joint Surg 72A:403–408
3. Bradlöy KC (1974) The anatomy of backache. Aust N Z J Surg 44:227–232
4. Brückle W, Suckfüll M, Fleckenstein W, Weiss C, Müller W (1990) Gewebe-pO2-Messung in der verspannten Rückenmuskulatur (M. erector spinae). Z Rheumatol 49:208–216
5. Campbell AJ, Wells IP (1982) Pigmented villo-nodular synovitis of a lumbar vertebral facet joint. J Bone Joint Surg 64A:145–146
6. Cherkin DC, Deyo RA, Wheeler K, Ciol MA (1995) Physician views about treating low back pain: The results of a national survey. Spine 20:1–10
7. Dreyfuss PH, Dreyer SJ, Herring SA (1995) Contemporary concepts in spine care. Lumbar Cygapophysial (facet) joint injection. Spine 20:2040–2047
8. Esses I, Moro JK (1993) The value of facet blocks in patient selection for lumbar fusion. Spine 18:185–190
9. Fett H (1988) Persönliche Mitteilung über sonografisch gesteuerte Facetteninfiltration
10. Fine PG, Milano R, Hare BD (1988) The effects of myofascial trigger point injections are naloxone reversible. Pain:15–20
11. Fishbain DA, Goldberg M, Meagher BR, Steele R, Rosomoff H (1986) Male and female chronic pain patients categorized by DSM-III psychiatric diagnostic criteria. Pain 26:181–197
12. Friction JR, Kroening R, Haley D, Siegart R (1985) Myofascial pain syndrome of the head and neck: a review of clinical characteristics of 164 patients. Oral Surg 60:615–623
13. Frost A (1986) Diclofenac versus lidocaine as injection therapy in myofascial pain. Scand J Rheumatol 15:153–156
14. Garrison DW, Foreman RD (1994) Decreased activity of spontaneous and noxiously evoked dorsal horn cells, ,during transcutaneous electrical nerve stimulation (TENS). Pain 58:309–315
15. Glover JR (1977) Arthrography of the joints of the lumbar vertebral arches. Orthop Clin N Am 8:37–42
16. Goldberg RP, Genant HK, Shimshak R, Shames D (1978) Applications and limitations of quantitative sacroiliac joint. Szintigraphy and Radiology 128:683–686
17. Gora A, Schwartz TA (1976) Relation between the low back syndrom and x-ray findings. Scand J Rehab 8:115–125
18. Hildebrandt J, Weyland A (1987) Die perkutane lumbale Facettenkoagulation. Z Orthop 125:154–159
19. Hirsch C, Ingelmark BE, Miller M (1963) The anatomical basis for low back pain. Acta Orthop Scand 33:1–17
20. Hockaday JM, Whitty CWM (1967) Patterns of referred pain in normal subjects. Brain 90:481–496
21. Hoffert M (1986) The gate control theory re-revisited. J Pain-Symptom-Manege 1986 Winter, 1 (1):39–41
22. Hopwood MB, Abram SE (1994) Factors associated with failure of trigger point injections. Clin J Pain 10:227–234
23. Jackson RP (1992) The facet syndrome: Myth or reality? Clin Orthop 279:110–121
24. Jackson RP, Jacobs CRR, Montesano PX (1988) Facet joint injection in low back pain- a prospective statistical study. Spine 13:966–971
25. Jerosch J, Castro WHM (1994) Das Facettensyndrom. Enke, Stuttgart
26. Kellgren JH (1938) Observations on referred pain arising from muscle. Clin Sci 3:175–190
27. Kraft GL, Vevinthal DH (1951) Facet synovial impingement. Surg Gynecol Obstet 93:439–443
28. Lawrence JS, Sharp J, Ball J, Beer F (1966) Osteoarthritis. Prevalence in the population and relationship between symptoms and x-rays changes. Ann Rheum 25:1–24

29. Lewit K (1981) Muskelfazilitations- und Inhibitionstechniken in der manuellen Medizin. Manuelle Med 19:12–17

30. Lilius G, Laasonen MM, Myyllinen, Lainen, Gronlund G (1989) Lumbar facet joint syndrome: A randomized clinical trial. J Bone Joint Surg 71B:681–684

31. Lynsch MC, Taylor JF (1986) Facet joint injection for low back pain. J Bone Joint Surg 68B:138–141

32. Melzack R (1981) Myofascial trigger point: relation to acupuncture and mechanism of pain. Arch Phys Med 62:114–119

33. Mense S (1991) Considerations concerning the neurobiological basis of muscle pain. Can J Physiol Pharmacol 69:610–616

34. Mierau DR, Cassidy JD, Hamin T, Milne RA (1984) Sacroiliac joint dysfunction and low back pain in school aged children. J Manipulative Phys Ther 7:81–84

35. Mooney RV, Robertson J (1976) The facet syndrome. Clin Orthop 115:149–156

36. Murtagh FR (1988) Computed tomography and fluoroscopic guided anaesthesia steroid injection in facet syndrome. Spine 13:686–689

37. Norman GF (1968) Saroiliac disease and ist relationship to lower abdominal pain. Am J Surg 116:54–56

38. Pedersen HE, Lunck FJ, Garnd ERE (1956) The anatomy of lumbosacral posterior rami and meningeal branches of spinal nerves (Sino-vertebral nerves). J Bone Joint Surg 38A:377–391

39. Percell-Jones G (1989) Paravertebral nerve block: A clinical radiographic and computed tomographic study in chronic pain patients. Anesth Analg 68:32–39

40. Pförringer W (1997) Rückenschmerz-„Cost-of-Illness"-Studie. Z Orthop 135:Oa10–11

41. Pitkin HC, Pheasant H C (1936) Sacrarthrogenetic telalgia. A study of referred pain. J Bone Joint Surg 18:111–133

42. Raspe HH, Kohlmann T (1994) Die aktuelle Rückenschmerzepidemie. Therapeutische Umschau 51:367–374

43. Raspe HH, Kohlmann T (1993) Rückenschmerzen – eine Epidemie unserer Tage? Dt Ärzteblatt 90:2929–2925

44. Revell ME, Listrat RVM, Chevalier X J et al. (1992) Facet joint block for a low back pain: Identifying predictors for a good response. Arch Phys Med Rehabil 73:824–828

45. Rush J, Griffiths J (1989) Suppurative arthritis of a lumbar facet joint. J Bone Joint Surg 71B:161–162

46. Ryan LM, Carrera GF, Lightfoot RW, Hoffman RG, Kozinka NF (1983) The radiographic diagnosis of sacroilitis. A comparison of different views with computed tomograms of the sacroiliac joint. Arthritis Rheum 26:760–763

47. Schmidt RR, Thews D (1987) Physiologie des Menschen. Springer-Verlag, Berlin, Heidelberg New York

48. Schwarzer AC, Aprill CN, Derby R, Fortin J, Bogduk N (1994) Clinical features of patients with pain stemming from the lumbar facet joints. Spine 19:1232–1237

49. Schwarzer AC, Wang S, Laurent R, Mc Naught P, Brooks PM (1992) The role of the cygapophysial joint in chronic low back pain. Aust N Z J Med 22:185

50. Schwarzer AC, Wang S, O'Driscoll D et al (1995) The ability of computed tomography to identify a painful cygapophysial joint in patients with chronic low back pain. Spine 20:907–912

51. Simons DG (1988) Myofascial pain syndromes of head, neck and low back. In: Dubner R, Gebhart GF, Bond MR (eds) Proceedings of the Vth World Congess on Pain, pp 186–200. Elsevier New York, Amsterdam

52. Solonen KA (1957) The sacroiliac joint in the light of anatomical, roentgenological and clinical studies. Acta Orthop Scand Suppl 27

53. Steindler A, Luck V (1938) Differential diagnosis of pain in the low back. A location of the source of pain by the procaine, hydrochloride method JAMA 110:106–113

54. Travell J, Simons DG (1983) Myofascial Pain and Dysfunction: The Trigger Point Manual, Vol. 1. Williams and Wilkins, Baltimore

55. Travell J, Simons DG (1992) Myofascial Pain and Dysfunction: The Trigger Point Manual, Vol. 2. Williams and Wilkins, Baltimore

56. Tsang IK (1993) Perspective on low back pain. Curr Opin Rheumatol 5:219–223

57. Winnie A (1989) The gate control theory of pain – revisited [editorial]. Reg Anesth 14:207

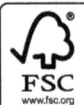

MIX
Papier aus verantwortungsvollen Quellen
Paper from responsible sources
FSC® C105338

If you have any concerns about our products,
you can contact us on
ProductSafety@springernature.com

In case Publisher is established outside the EU,
the EU authorized representative is:
Springer Nature Customer Service Center GmbH
Europaplatz 3, 69115 Heidelberg, Germany

Printed by Libri Plureos GmbH
in Hamburg, Germany